JN336.356

新体系看護学全書

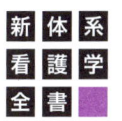

別巻 機能障害からみた成人看護学❺
運動機能障害／
性・生殖機能障害

メヂカルフレンド社

運動機能障害

◎編集

野口 美和子　前沖縄県立看護大学学長
中村 美鈴　　東京慈恵会医科大学医学部看護学科教授

◎執筆(執筆順)

内海 香子　　岩手県立大学看護学部教授　　第1章, 第2章
山本 洋子　　姫路獨協大学看護学部准教授　　第3章, 第4章B, C
大柴 幸子　　自治医科大学附属病院看護部　　第3章
軽部 真粧美　自治医科大学附属病院看護部　　第3章
大塚 由美子　日光市民病院看護部　　第4章A

性・生殖機能障害

◎編集

野口 美和子　前沖縄県立看護大学学長
中村 美鈴　　東京慈恵会医科大学医学部看護学科教授

◎執筆(執筆順)

日向 朝子　　聖マリアンナ医科大学病院看護部　　第1～4章
岡本 美香子　東京大学大学院医学系研究科　　第1～4章

まえがき

　「成人看護学」の枠組みを機能障害として世に問うたのは4年前のことであった．その初版の刊行以来，教育現場からは大きな反響があり高い評価を得てきた．しかし，新たな枠組みであるだけに様々なご意見もいただいた．
　今回，改訂の機会を得て，全体の見直しを行ったわけであるが，その主な内容は教育現場の声に応えることを主眼とし，機能障害の考え方をより明確に打出すことを目標とした．以下，「成人看護学」の総論・各論の位置づけ・内容および見直しの要点を示す．
　まず，成人看護の総論として，成人期にある人の特徴と，それらの人が抱える健康問題とその看護の考え方を『成人看護概論・成人保健』（本巻第14巻）で整理した．
　次に，機能障害をもつ成人の看護の切り口で構成した．
　　『呼吸機能障害／循環機能障害』
　　『消化・吸収機能障害／栄養代謝機能障害』
　　『内部環境調節機能障害／身体防御機能障害』
　　『脳・神経機能障害／感覚機能障害』
　　『運動機能障害／性・生殖機能障害』
　このシリーズを上記のような構成にしたのは，看護職が働きかける対象が，疾病や臓器ではなく，疾病により様々な機能障害を抱え，それぞれの機能に特有な生命の危機あるいは生活上の障害を合わせもっている人であるからに他ならない．つまり，生活者の健康の維持・回復に向けた看護実践を展開するうえで，"機能障害別の看護"は看護活動の必要性と内容を最も的確に示すことができる枠組みであり，看護の対象である人の健康生活の実現に向けての働きかけを最も適切に表現できると考えたからである．事実，現実の臨床では一人ひとりの患者に，また経過に沿って看護活動を適合させ実践していくのが看護専門職の働き方である．そのような看護の展開においては，看護目標の設定やケア方法の選択はこの枠組みで考えられ，判断されているという実感があったからに他ならない．
　各機能障害の具体的な展開をみてみる．
　第1章「機能とその障害」では，それぞれのメカニズムや担い手と，その障害された状況を，特に健康生活の支援という視点から捉えた．医学的視点から看護的視点への転換である．今改訂では，機能が障害された場合，どのような状態が起こるかをより明らかに示し，第2章とのつながりをより強調した．
　第2章「機能障害の把握と看護」では，第1章で学んだ機能障害によって，現れてくる状態（症状）別に看護活動を説明した．ここでのアセスメントは第1章で示された状態像が生かされるわけであるが，その点を今改訂でも重要視し，第1章と第2章のつながりが

明確になるよう配慮した．

　そして，3章「検査・治療に伴う看護」，第4章「機能障害と看護」では，第1章，第2章で学んだ知識を臨床現場につなぐ内容となっている．ここでも，機能障害という視点がより明確に出るような記述を心がけた．

　このシリーズで示した，機能障害の枠組みに基づく成人看護の考え方は，机上の空論ではない．臨床現場を大切にしなければならない看護にとって最も適した考え方であることを確信している．本シリーズは，今後も，教育現場の皆様方のご意見を頂戴しつつ，成長を続けて生きたいと考えている．忌憚のないご意見をお待ちする次第である．

　なお，成人看護各論については今回より自治医科大学看護学部の中村美鈴教授と共同で編集を担当させていただいたことを申し添える．

2006年12月

野口　美和子

目 次

運動機能障害

第1章　運動機能障害と日常生活　　3

① 運動機能とその役割 ── 4
A　運動機能とは何か ……………… 4
　1．姿勢機能　5
　2．移動機能　7
　3．作業機能　8
B　運動機能と生命・生活 …………… 9
　1．姿勢機能と生命・生活　9
　2．移動機能と生命・生活　10
　3．作業機能と生命・生活　11

② 運動機能とその障害 ── 13
A　姿勢機能とその障害 …………… 13
　1．姿勢機能とその担い手　13
　2．姿勢機能障害の発生のプロセスとその要因　15
B　移動機能とその障害 …………… 17
　1．移動機能とその担い手　17
　2．移動機能障害の発生のプロセスとその要因　18
C　作業機能とその障害 …………… 21
　1．作業機能とその担い手　21
　2．作業機能障害の発生のプロセスとその要因　21

③ 運動機能障害がもたらす生命・生活への影響 ── 24
A　姿勢機能障害がもたらす生命・生活への影響 …………… 25
B　移動機能障害がもたらす生命・生活への影響 …………… 27
C　作業機能障害がもたらす生命・生活への影響 …………… 28

第2章　運動機能障害の把握と看護　　31

A　起座困難 …………………………… 32
　1．起座困難の要因　33
　2．起座困難のある人のアセスメント　33
　3．起座困難のある人の看護　34
B　体位変換困難 ……………………… 36
　1．体位変換困難の要因　36
　2．体位変換困難のある人のアセスメント　37
　3．体位変換困難のある人の看護　40
C　歩行困難 …………………………… 46
　1．歩行困難の要因　46
　2．歩行困難のある人のアセスメント　46
　3．歩行困難のある人の看護　49
D　把持困難（作業機能の巧緻性の障害）……57
　1．把持困難の要因　57
　2．把持困難のある人のアセスメント　57

3．把持困難のある人の看護　58
E　網羅性の低下（網羅性の障害）……………60
　　1．網羅性の低下の要因　60
　　2．網羅性の低下のある人のアセスメント　60
　　3．網羅性の低下のある人の看護　61
F　日常生活活動（ADL）困難……………63
　　1．日常生活活動困難の要因　63
　　2．日常生活活動困難のある人のアセスメント　64
　　3．日常生活活動困難のある人の看護　69

G　運動機能に関係する痛み……………71
　　1．運動機能に関係する痛みの要因　72
　　2．運動機能に関係する痛みのある人のアセスメント　73
　　3．運動機能に関係する痛みのある人の看護　75
H　廃用性変化……………78
　　1．廃用性変化の要因　78
　　2．廃用性変化のある人のアセスメント　79
　　3．廃用性変化のある人の看護　81

第3章　運動機能障害の検査・治療に伴う看護　85

① 運動機能の検査に伴う看護　86

A　運動機能に共通する検査に伴う看護……87
　　1．X線単純撮影　87
　　2．X線断層写真　88
　　3．CT検査　88
　　4．MRI検査　88
　　5．RI検査（骨シンチグラフィー，ガリウムシンチグラフィー）　89
　　6．骨粗鬆症を調べる検査　89
　　7．炎症反応を調べる検査（炎症反応，白血球数，赤血球沈降速度，CRP）　91
　　8．悪性骨腫瘍を調べる検査（アルカリホスファターゼ）　92
　　9．関節リウマチを調べる検査　92
　　10．筋生検　93
　　11．コンパートメント内圧測定　93
　　12．筋電図検査　94
　　13．神経伝達速度測定（誘発筋電図）　94
　　14．テンシロンテスト　95
　　15．表在感覚検査　95
　　16．深部感覚検査　96
B　姿勢機能の検査に伴う看護……………97

　　1．脊髄造影，椎間板造影，硬膜外造影　97
　　2．脊柱の関節可動域（ROM）テスト　99
　　3．脊柱の徒手筋力テスト（MMT）　101
　　4．坐骨神経伸展検査（SLRテスト）　103
　　5．姿勢機能そのものの程度を把握する方法　103
C　移動機能の検査に伴う看護……………104
　　1．下肢の変形・拘縮　104
　　2．脚長差　104
　　3．関節造影　106
　　4．膝関節鏡検査　106
　　5．膝関節液検査　107
　　6．下肢の関節可動域（ROM）テスト　108
　　7．下肢の徒手筋力テスト（MMT）　108
　　8．深部腱反射　108
D　作業機能の検査に伴う看護……………110
　　1．上肢長差　110
　　2．上肢と手指の関節可動域（ROM）テスト　111
　　3．上肢と手指の徒手筋力テスト（MMT）　111
　　4．肘，手指の変形・拘縮　114
　　5．握力測定　114

② 運動機能障害の治療に伴う看護 ——115

A 運動機能障害に共通する治療に伴う看護 ……………………………116
   1．骨粗鬆症の治療　116
   2．重症筋無力症の治療　118
B 姿勢機能障害の治療に伴う看護…………118
   1．体幹のギプス固定　118
   2．骨盤牽引　120
   3．椎間板ヘルニア摘出術　122

C 移動機能障害の治療に伴う看護…………125
   1．下肢の骨折治療　125
   2．人工股関節全置換術　133
   3．下肢切断・離断術　139
D 作業機能障害の治療に伴う看護…………149
   1．上肢の骨折治療　149
   2．上肢切断・離断術　154
   3．腕神経叢損傷の治療　161

第4章　運動機能障害をもつ患者の看護　　　167

A 関節リウマチ（姿勢機能障害／移動機能障害／作業機能障害）患者の看護 ………168
B 椎間板ヘルニア（姿勢機能障害／移動機能障害）患者の看護……………………175
C 重症筋無力症（姿勢機能障害／移動機能障害／作業機能障害）患者の看護…………182

性・生殖機能障害

第1章　性・生殖機能障害と日常生活　　　191

① 性・生殖機能とその役割 ——192
A 性・生殖機能とは何か……………………192
B 性・生殖機能の成熟への理解……………192
   1．男性の性・生殖機能の成熟　193
   2．女性の性・生殖機能の成熟　193
C 性・生殖機能と生命・生活………………194
   1．生命維持への関与　194
   2．生活に及ぼす性・生殖機能の影響　194

② 性・生殖機能とその障害 ——196
A 性機能とその障害…………………………196
   1．性の過程　196
   2．性機能とその担い手　196
   3．性機能の障害　204
   4．性機能障害とその要因　205
   5．性機能障害がもたらす生活への影響　213
B 生殖機能とその障害………………………214
   1．生殖の過程　214
   2．生殖機能とその担い手　215
   3．生殖機能の障害　218
   4．生殖機能障害の要因　219
   5．生殖機能障害がもたらす生活への影響　223

第2章　性・生殖機能障害の把握と看護　225

1　男性に現れる症状と看護 —— 226
- A　性欲の減退……………………226
  1．性欲減退の要因　226
  2．性欲減退のある人のアセスメント　226
  3．性欲減退のある人の看護　228
- B　勃起不全………………………230
  1．勃起不全の要因　230
  2．勃起不全のある人のアセスメント　231
  3．勃起不全のある人の看護　232
- C　早漏・遅漏……………………233
  1．早漏・遅漏の要因　234
  2．早漏・遅漏のある人のアセスメント　234
  3．早漏・遅漏のある人の看護　235
- D　オーガズム障害………………235
  1．オーガズム障害の要因　235
  2．オーガズム障害のある人のアセスメント　236
  3．オーガズム障害のある人の看護　237
- E　不妊（男性側の要因による）……237
  1．不妊の要因　237
  2．不妊のある人のアセスメント　238
  3．不妊のある人の看護　239

2　女性に現れる症状と看護 —— 239
- A　性欲の減退……………………240
  1．性欲減退の要因　241
  2．性欲減退のある人のアセスメント　241
  3．性欲減退のある人の看護　242
- B　性的興奮障害…………………244
  1．性的興奮障害の要因　244
  2．性的興奮障害のある人のアセスメント　244
  3．性的興奮障害のある人の看護　246
- C　オーガズム障害………………246
  1．オーガズム障害の要因　246
  2．オーガズム障害のある人のアセスメント　246
  3．オーガズム障害のある人の看護　247
- D　性交障害………………………248
  1．性交障害の要因　248
  2．性交障害のある人のアセスメント　249
  3．性交障害のある人の看護　250
- E　不妊（女性側の要因による）……251
  1．不妊の要因　251
  2．不妊のある人のアセスメント　252
  3．不妊のある人の看護　253
  4．治療の終了に向けての援助　254

第3章　性・生殖機能障害の検査・治療に伴う看護　255

1　性・生殖機能の検査に伴う看護（男性） —— 256
1．血中ホルモン検査　256
2．男性性・生殖器の触診　257
3．陰部神経と脊髄の神経反射の検査　257
4．精管精囊造影の検査　257
5．心理テストと夜間勃起検査　258
6．バイアグラテスト　258
7．プロスタグランジンE_1テスト（PGEA）　259
8．精液検査・精巣生検　260

2　性・生殖機能の検査に伴う看護（女性） —— 261
1．女性性・生殖器の触診　261

2．腟 鏡 診　263
　　3．女性生殖器の超音波断層検査　264
　　4．血中ホルモン検査　265
　　5．細菌検査　265
　　6．基礎体温測定　265
　　7．頸管粘液検査　266
　　8．卵管疎通性検査　266
③ **性・生殖機能障害の治療に伴う看護（男性）**──267
　A　勃起障害の治療……………………268
　　1．勃起不全に対するカウンセリング・行動療法　268
　　2．勃起障害に対する薬物治療　269
　　3．陰圧式勃起補助具による治療　271
　　4．勃起障害に対する外科的治療　272
　B　射精障害の治療……………………273
　　1．早漏に対する行動療法　273
　　2．早漏に対する薬物治療　274
　　3．逆行性射精に対する薬物治療　274
　C　不妊（男性側の要因による）の治療……274
　　1．成熟した精子形成の障害に対する薬物治療　274

　　2．成熟した精子形成の障害に対する外科的治療　275
　　3．腟内への精子の排出障害に対する外科的治療（精路再建術）　275
④ **性・生殖機能障害の治療に伴う看護（女性）**──275
　A　性欲障害の治療……………………276
　　1．性欲障害に対する行動療法　276
　　2．性欲障害に対する薬物療法　276
　B　性的興奮障害の治療………………277
　　1．性的興奮障害に対する行動療法　277
　　2．性的興奮障害に対する薬物療法　278
　C　オーガズム障害の治療……………278
　　1．オーガズム障害に対する行動療法　278
　D　性交障害の治療……………………279
　　1．性交障害に対する行動療法　279
　　2．性交障害に対する薬物療法　279
　　3．性交障害に対する外科的治療　280
　E　不妊（女性側の要因による）の治療……280
　　1．成熟した卵形成の障害と排卵の障害への治療　281
　　2．受精と着床の障害への治療　282

第4章　性・生殖機能障害をもつ患者の看護　283

　A　前立腺癌（性機能障害）患者の看護……284
　B　子宮内膜症（性機能障害／生殖機能障害）患者の看護　……………………288
　C　性感染症（性機能障害／生殖機能障害）患者の看護　……………………………293
　D　乳癌（性機能障害）患者の看護…………296

索 引────────────────────305

運動機能障害

第1章　運動機能障害と日常生活　3

① 運動機能とその役割 ―― 4
② 運動機能とその障害 ―― 13
③ 運動機能障害がもたらす生命・生活への影響 ―― 24

第2章　運動機能障害の把握と看護　31

第3章　運動機能障害の検査・治療に伴う看護　85

① 運動機能の検査に伴う看護 ―― 86
② 運動機能障害の治療に伴う看護 ―― 115

第4章　運動機能障害をもつ患者の看護　167

第1章

運動機能障害と日常生活

1 運動機能とその役割

A 運動機能とは何か

　人間はよりよく生きるために考え，目的に向かって行動する．すなわち意思によって行動する存在である．運動機能は人間の考えを行動として実現させるために必要な機能である．

　人間は，運動機能があることで自分の過ごしたい日常生活を営むことができ，趣味や人づき合いなどで楽しみをもつことができる．また，楽しさ，嬉しさ，喜び，悲しみ，怒りなどの感情も，行動で表すことで相手に伝えやすくなり，コミュニケーションも円滑になる．

　つまり運動機能とは，動作・行動・活動など様々な身体運動を行う機能である．

　運動機能は，①姿勢機能，②移動機能，③作業機能の3つに分けて考えることができる（図1-1）．姿勢機能は移動機能，作業機能の基盤となる機能でもある．

　これら3つの運動機能の発現のメカニズムは同じである．すなわち，人間の「〜したい」という行動欲求が脳に生じ，発生した指令が脊髄を通り行動を発現させる筋肉を収縮させ，関節，骨を動かすことで，意思どおりの運動機能が発現される．

　運動機能が障害されることによって日常生活活動（activities of daily living；ADL）が困難になる．また，運動機能の低下は，呼吸機能，循環機能などの生命に直結する諸機能をも低下させる．さらに運動機能の低下は，活動範囲の縮小を引き起こし，社会的役割の遂行を難しくし，自己実現を困難にする．

図1-1 ● 運動機能

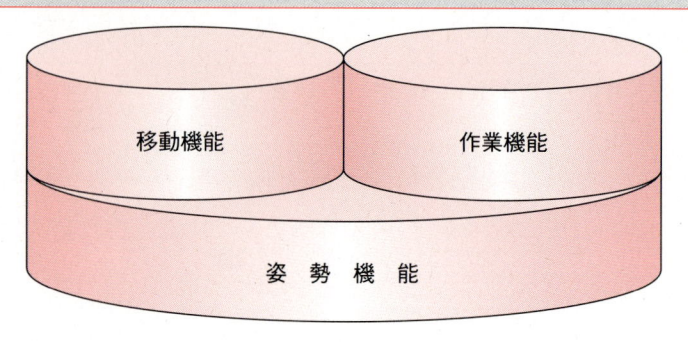

（移動機能／作業機能／姿勢機能）

看護は，運動機能障害の予防と改善を図り，また，日常生活活動の介助や工夫によって，患者のセルフケアや社会活動を支え，患者の自己実現を支援する役割をもつ．

1 姿勢機能

　姿勢機能とは，立位，座位，臥位などの姿勢をつくり，その姿勢を保持する機能である．安定した体位をつくり，動作をするための基盤をつくることで，移動機能と作業機能を支えている．

　姿勢機能は，姿勢の形成と姿勢の保持という2つの働きからなり，主に脊柱，骨盤，体幹の筋肉によって担われている（**図1-2**）．

1）姿勢の形成

　姿勢の形成とは，臥位から座位や立位になるというように体位を変更したり，寝返りをうつことなど，上肢や下肢の位置を変えて，目的に合った肢位をとる働きである．

　自分で姿勢を決定できない場合には，他者の介助を受けて良肢位をとる必要がある．

　上肢や下肢には基本肢位と良肢位とよばれる肢位がある（**図1-3**）．このうち**基本肢位**とは，すべての関節について解剖学的肢位で0°にしたものであり，関節の可動域表示ならびに測定法の基本になる肢位である．一方，**良肢位**とは，関節がたとえその位置で硬直したとしても，日常生活活動の障害を最小にとどめることができる肢位である．良肢位は，職業，生活環境，性別，生き方や，他の関節の状態，疾患の種類によっても多少異なってくる．

2）姿勢の保持

　姿勢の保持とは，ある姿勢になってから必要な時間だけ同一姿勢を維持する機能である．安定した姿勢を維持するために，人間は重心を固定し，微妙な重心のずれを修正することが必要となる．直立位の場合では，重心

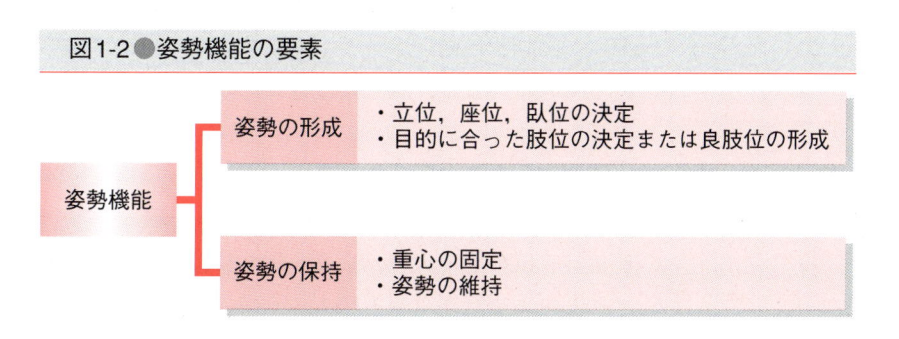

図1-2 ● 姿勢機能の要素

姿勢機能	姿勢の形成	・立位，座位，臥位の決定 ・目的に合った肢位の決定または良肢位の形成
	姿勢の保持	・重心の固定 ・姿勢の維持

1 運動機能とその役割

図1-3 ● 基本肢位と良肢位

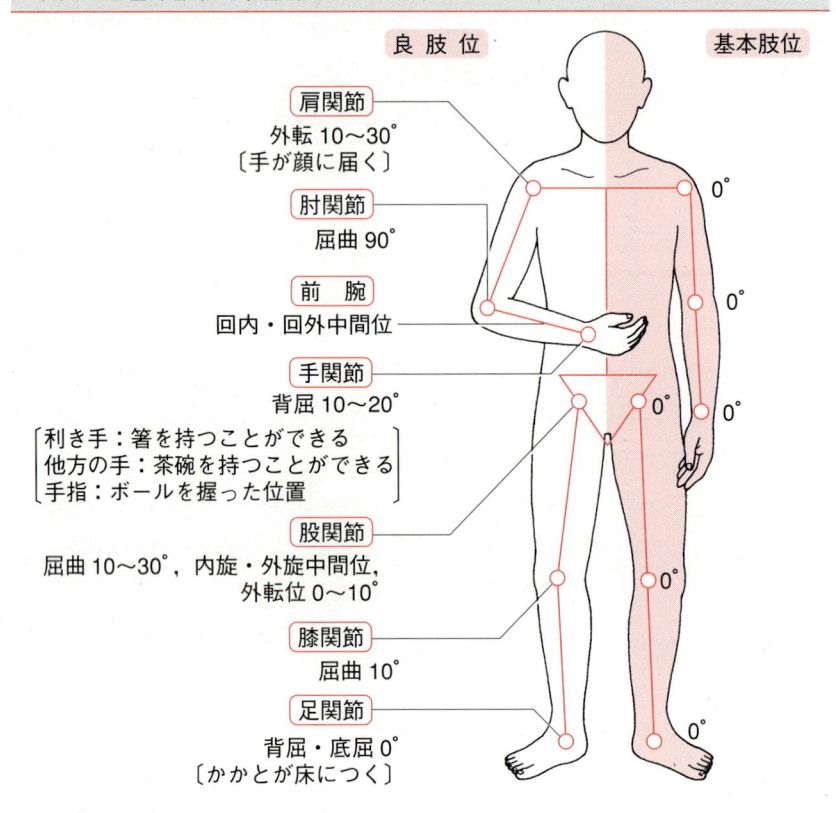

良肢位　　　　基本肢位

肩関節
外転10〜30°
〔手が顔に届く〕

肘関節
屈曲90°

前腕
回内・回外中間位

手関節
背屈10〜20°
〔利き手：箸を持つことができる
　他方の手：茶碗を持つことができる
　手指：ボールを握った位置〕

股関節
屈曲10〜30°，内旋・外旋中間位，
外転位0〜10°

膝関節
屈曲10°

足関節
背屈・底屈0°
〔かかとが床につく〕

　線は脊柱に頭がのる点から，重心（第5腰椎）を通り，股関節の直後，膝関節の前面，足関節の前面を通る．

　人間は日常生活において，眠るとき以外はほとんど立位か座位で過ごすことになる．そのために安定した姿勢がとれるよう，人間の脊柱には生理的な彎曲がある．この彎曲はSを伸ばしたような形をしており，**生理的アラインメント**（脊柱の理想的な位置関係）とよばれている（図1-4）．

　脊柱の生理的アラインメントに伴い，骨盤も30°前後前傾している．したがって人間は脊柱と骨盤の生理的アラインメントにより，重心が常に前方にかかるようになる．頸椎と腰椎は前彎であり，屈曲・伸展の範囲が大きく，頭部や体幹の重さを支えるのに都合よくなっている．そしてこの彎曲は，活動や運動によってかかる負荷を全脊椎に均等に分散できる構造をもっている．また，胸椎は後彎であり臓器の保持を行うため屈曲が制限されている．

　姿勢は，重心が低く支持基底面が大きいほど安定する．支持基底面は立位，座位，臥位の順で大きくなり，安定する．また，筋肉への負担は臥位，座位，立位の順で大きくなる（図1-5）．さらに，歩行中でもバランスを崩すことなく歩行ができるのも，姿勢の保持によって身体の安定が保たれて

図1-4 ●生理的アラインメントと重心

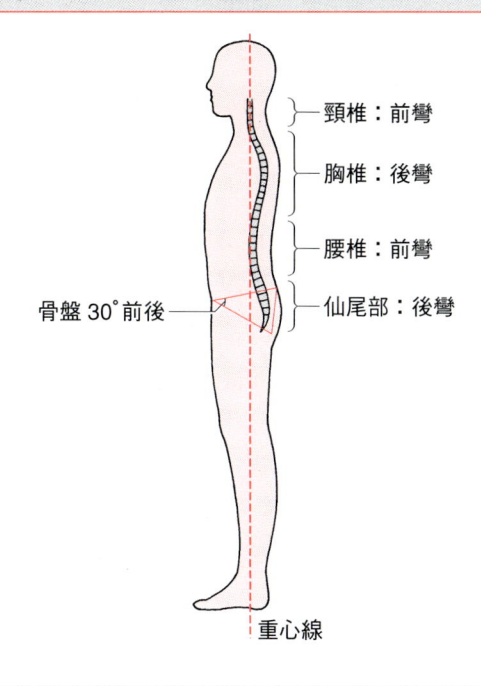

頸椎：前彎
胸椎：後彎
腰椎：前彎
仙尾部：後彎
骨盤30°前後
重心線

図1-5 ●姿勢による支持基底面と重心の変化

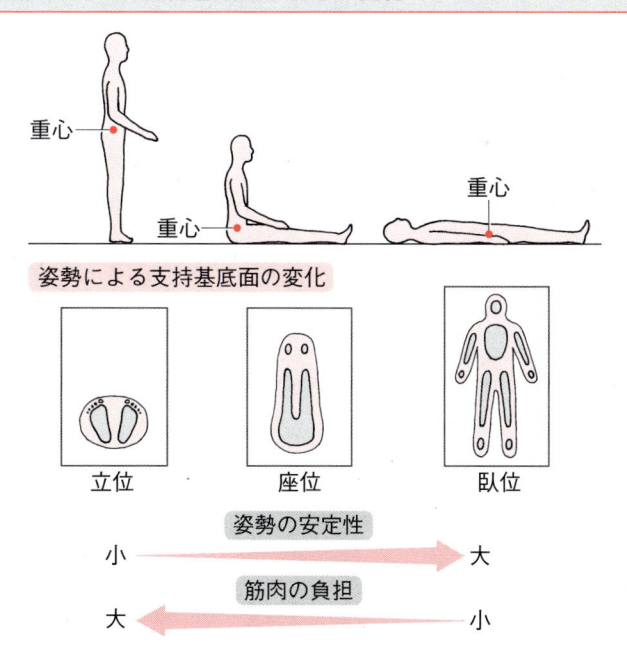

重心　重心　重心

姿勢による支持基底面の変化

立位　座位　臥位

姿勢の安定性
小 →　大

筋肉の負担
大 ←　小

いるからである．

2 移動機能

移動機能とは，自分の意思どおりの場所へ身体を移動させる機能であり，

図1-6 ● 移動機能の要素

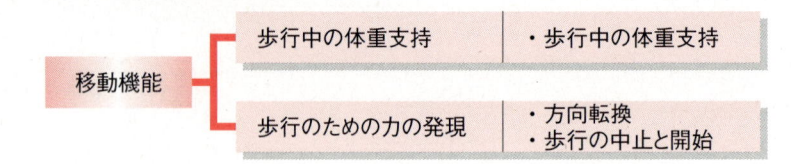

```
           ┌ 歩行中の体重支持 ──── ・歩行中の体重支持
移動機能 ┤
           └ 歩行のための力の発現 ── ・方向転換
                                      ・歩行の中止と開始
```

主に下肢を使用した歩行によって行われている．移動機能は，下肢の骨，関節，筋肉によって担われている．移動機能によって生活を拡大し，多くの人や物に接することができる．また，移動機能によって**運動**も行うことができ，身体の活動量が増して，体力を増進させる．

移動機能は，姿勢機能から影響を受ける．姿勢を維持し，重心を固定するという姿勢機能の働きがなければ，歩行することができない．つまり移動機能が十分に発揮されるためには姿勢機能が基盤として必要なのである．

移動機能は，歩行中の体重支持，歩行のための力の発現という2つの働きからなる（図1-6）．歩行中の体重支持とは，立位では通常，両下肢で支持している体重を，歩行中は片側下肢の踵を上げている間に，もう一方の側の下肢で体重を支持することである．

歩行のための力の発現とは，意思に応じて方向転換をしたり，止まろうと思えばいつでもすぐに止まることができたり，歩き始めようと思えば歩き始めることができる働きである．歩行中，下肢の筋群に持続的な収縮と緊張が起こることで，下肢を一定のリズムで交互に前または後ろに出せるため，どのような歩行速度でも，左右交互に下肢を出し，リズミカルに重心を移動させることができる．また，歩行中は接地した足底の皮膚感覚により，バランスを崩すことなく歩くことができる．

3 ｜ 作業機能

作業機能とは，つまむ，握る，持ち上げる，といった基本動作によって果たされる機能であり，この機能によって人間は生活をつくり出すことができる．

人間が作業機能を使って，自分の意思どおりに行動するためには，移動機能によって，作業を行う目的地へ移動することが必要となる．作業機能を十分発現するためには，姿勢を保持するという姿勢機能が基盤としてあることが不可欠である．このように作業機能の発現には，移動機能，姿勢機能が深く関与している．

作業機能は，巧緻性の確保と網羅性の確保という2つの働きからなる（図1-7）．

図1-7 ●作業機能の要素

作業機能
├ 巧緻性の確保 ・つまみ動作 ・握り動作
└ 網羅性の確保 ・姿勢機能，移動機能との共働 ・作業目標への上肢の可動

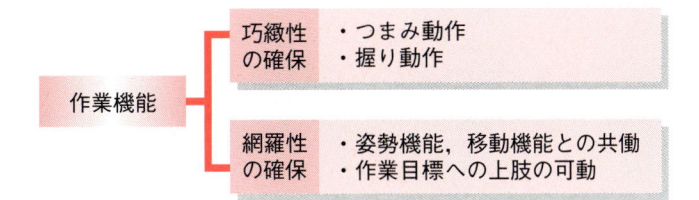

巧緻性の確保とは，つまみ動作や握り動作など，細かな作業を実現することで，主に手指の骨，関節，筋肉により担われている．

網羅性の確保とは，姿勢機能，移動機能と共働して巧緻性を実現させる手指を，自分の身体や作業目標まで届くようにすることである．このことによりセルフケアや自己実現を達成することができる．主に肩，上腕，前腕の骨，関節，筋肉によって担われる．

B 運動機能と生命・生活

人間は，運動機能があることで，自分の意思や感情を行動化して目的を達成できる．行動化される内容は，日常生活活動や趣味，職業生活や家庭生活にかかわる行動や活動である．したがって，すべての行動や活動には立位，座位，臥位を形成し保持する姿勢機能が必要である．

姿勢機能は，生活を支えるための基盤となる機能である．また，姿勢機能により血流や臓器への圧迫が予防されているため，生命が維持されている．何か行動をする際には目的の場所へ移動することが必要であるが，そのためには移動機能を発現できるような姿勢の形成と保持が基盤となる．また，作業機能を発現し，目的とする作業を行うためには，移動機能により目的の場所へ移動すること，姿勢機能により作業に都合のよい姿勢を形成し保持することが必要となる．

このように，すべての活動に姿勢機能，移動機能，作業機能が密接に関連しており，これら3つの機能を発揮することによって，人間はセルフケアを行い，自己を管理し，また，社会や文化を形成しているのである（図1-8）．

1 姿勢機能と生命・生活

姿勢機能は，移動機能，作業機能の基盤となる機能である．そのため姿勢機能は全身に影響を及ぼし，生活全般にかかわってくる．

重心の固定と姿勢の維持とによって，脊柱と骨盤の生理的アラインメントが保持される．その結果，長時間，安全で安楽な姿勢を保つことができ

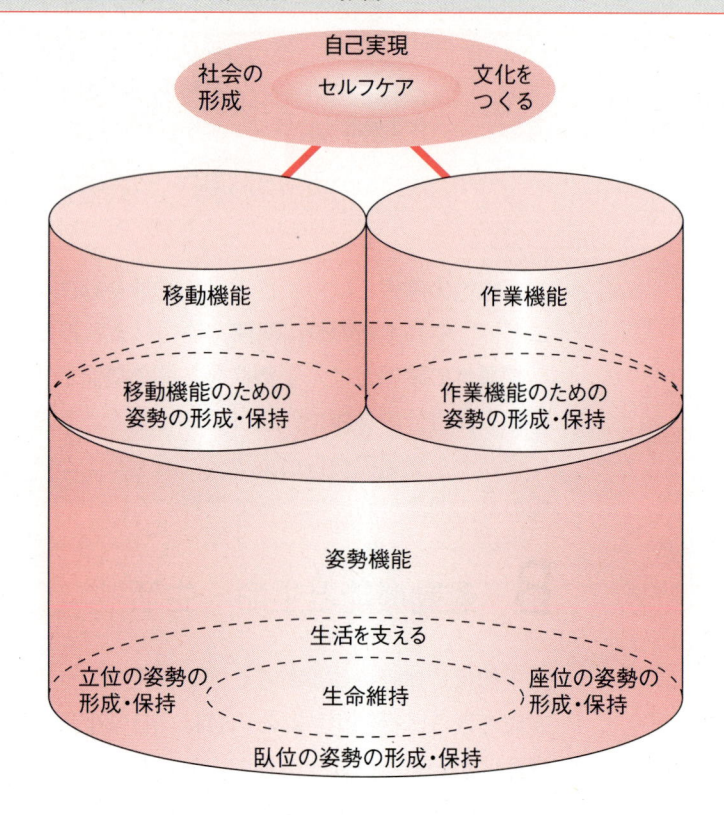

図1-8 ● 運動機能と日常生活への影響

自己実現
社会の形成　セルフケア　文化をつくる

移動機能　　　作業機能
移動機能のための姿勢の形成・保持　　作業機能のための姿勢の形成・保持

姿勢機能
生活を支える
立位の姿勢の形成・保持　　生命維持　　座位の姿勢の形成・保持
臥位の姿勢の形成・保持

る．また，胸郭の容量が保たれることで，肺が十分に拡張するスペースが胸腔内に確保され，換気が効果的に行われることになる．

　脊柱の前方への無理な彎曲がないことも，臓器が圧迫されないこと，そのため苦しさを感じないこと，視野がさえぎられないことにつながる．姿勢の保持により安全で安楽な体位を長時間保ち，作業機能を十分に発揮でき，生活が支えられている．また，姿勢の形成の働き（立位，座位，臥位の決定と目的に合った肢位の決定または良肢位）により，人間は意図的に姿勢を変更することができる．そのことにより転倒などの事故を回避したり，同一体位での体圧による血流障害を予防することができる（図1-9）．

2 移動機能と生命・生活

　移動機能は，自分の意思どおりの場所へ身体を移動させる機能である．移動の方法には，歩行のほかに，いざる，這うがあるが，歩行は，這う，いざるなどの移動に比べ効率的で，体力の消耗の少ない移動方法である．人間は日常生活活動を行うとき，その目的に応じて生活の場を移動する．たとえば，入浴の際は浴室へ，排泄の際はトイレへというように，日常生活活動に必要な移動がある．移動機能による生活の場の移動は，人間が自

図1-9 ● 姿勢機能と生命・生活

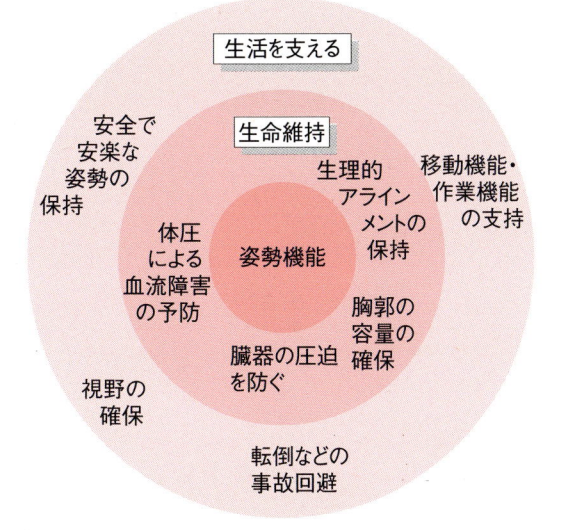

[図：同心円状の図。中心に「姿勢機能」、内側の円（生命維持）に「生理的アライメントの保持」「胸郭の容量の確保」「臓器の圧迫を防ぐ」、外側の円（生活を支える）に「安全で安楽な姿勢の保持」「体圧による血流障害の予防」「視野の確保」「移動機能・作業機能の支持」「転倒などの事故回避」]

立した生活を送るために不可欠である．

　また，歩行は全身運動であるため，歩行することで酸素の必要量が増加して呼吸機能，循環機能が刺激され，エネルギーの使用により消化・吸収機能が刺激されるなど，体力の維持および増進に効果がある．これらの諸機能の刺激のための活動量の確保という点からみると，歩行による活動の意義は大きい．運動機能の担い手である骨，関節，筋肉は，利用されることで形態を維持する器官であるため，移動機能によって運動機能が維持されているともいえる．

　歩行による移動に，車や電車，飛行機などの移動手段が加わることで人間の生活の場は拡大される．生活の場が広がることで他者との交流の機会が増える．そのため通勤，通学や趣味，仕事などが可能となり，社会の一員として活動し，目標をもって充実した生活を送ることができる．移動機能は，社会の形成，自己実現を可能にするのである（図1-10）．

3 ｜ 作業機能と生命・生活

　作業機能は，つまむ，握る，持ち上げるといった基本動作によって果たされる機能である．作業機能によって，人は食べる，着替えるといった日常生活活動を行い，セルフケアをすることができる（図1-11）．

　作業機能は，セルフケアだけでなく育児や介護といった他者の世話や教育，家事も可能にする．また，仕事に必要な動作や技術を発揮することも可能にする．さらに近年の社会では，専業化，分業化が進んでいるために，"技"や"職人芸"とよばれるような一つの作業に秀でた機能を発現する

図1-10 ● 移動機能と生命・生活

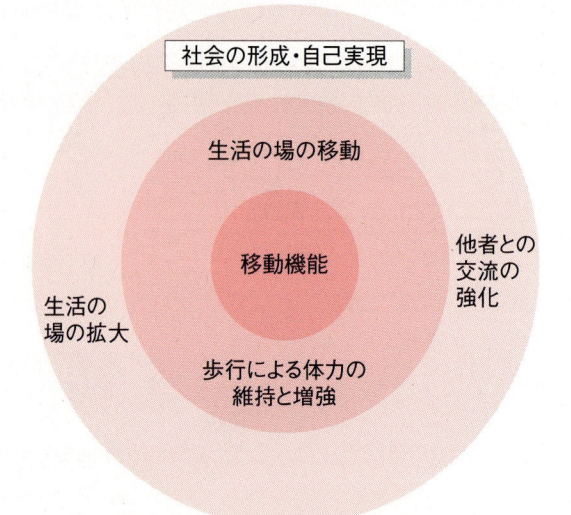

社会の形成・自己実現
- 生活の場の移動
- 移動機能
- 生活の場の拡大
- 他者との交流の強化
- 歩行による体力の維持と増強

図1-11 ● 作業機能と生命・生活

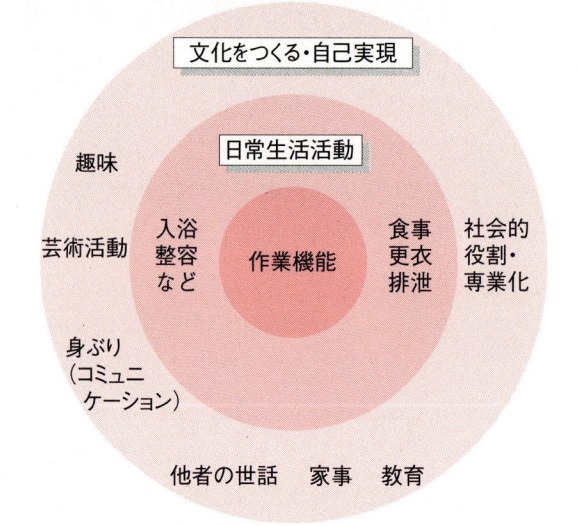

文化をつくる・自己実現
- 日常生活活動
- 趣味
- 芸術活動
- 入浴整容など
- 作業機能
- 食事更衣排泄
- 社会的役割・専業化
- 身ぶり（コミュニケーション）
- 他者の世話　家事　教育

場合も多くみられる．そのほか，身ぶりやタッチングなどのコミュニケーションを可能にしたり，趣味や芸術活動を支えることで，人が個性や創造性を発揮することを可能にする．

このように作業機能は，人間が自立し，かつ社会的役割を果たすために，さらには文化をつくり自己実現を果たすためになくてはならない機能である．

作業機能には主として上肢が利用されるが，上肢が欠損している場合は，下肢で代行する．しかし，下肢は構造上からいって，上肢のように細かい

作業を行うことは困難であり，訓練を要する．

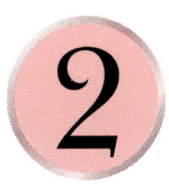

② 運動機能とその障害

　運動機能は，姿勢機能，移動機能，作業機能に分けられる．運動機能の担い手は，それぞれの機能を主に担う骨，関節，筋肉である．

　運動機能発現のメカニズムはどの機能においても同じである．人間の行動に対する欲求が生じ，脳から指令が神経を介して伝えられていく．神経末端でアセチルコリンなどの神経伝達物質が放出され，それを筋線維にあるアセチルコリンレセプターが受け取ることで，指令が伝わり，筋肉が収縮し，関節，骨が連動して，目的の行動を達成することができる（図1-12）．

　そのため，もし事故や手術で神経伝達経路が遮断されたり，重症筋無力症のような疾病のため筋肉に神経伝達物質受容体が欠如していると，指令が筋肉に伝わらず運動機能が発現されない．

A 姿勢機能とその障害

1 姿勢機能とその担い手

　運動機能の担い手は骨，関節，筋肉である．そのなかでも姿勢機能を中心的に担っているのは脊椎，骨盤，姿勢筋とよばれる脊柱起立筋（棘筋，最長筋，腸肋筋），板状筋，項靱帯，腹横筋，腹直筋，外腹斜筋，腸腰筋，

図1-12●脳から筋肉への指令の伝達

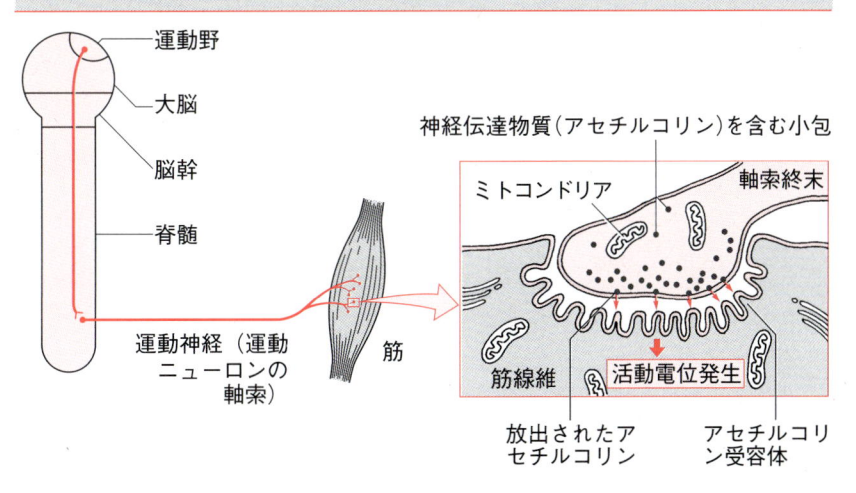

広背筋，頭板状筋である．図1-13に姿勢機能の担い手とその役割を示した．

脊柱起立筋（棘筋，最長筋，腸肋筋）は，脊柱の伸展状態を保っている．板状筋，項靱帯は，重い頭部による屈曲を防ぎ，頸部の伸展状態を保っている．腹横筋，腹直筋，外腹斜筋は脊柱の伸展を支え，起立時に内臓の突出を防止する．腸腰筋は座位時の重心の固定を維持し，起立時に下肢と体幹を一体化して固定する．また，重心の固定を維持するために，体幹の筋肉は持続的に収縮し，脊柱や骨盤を固定している．

脊柱は，関節が積み重なった分節構造をしており，わずかしか動かすことができないが，その動きを合計すると可動性が高くなり，滑らかな動きをつくり出す．脊柱の可動性は椎間板によって担われている．脊椎の分節構造によって重心の微妙なずれを巧みに修正することができ，長時間の安定した安楽な姿勢の維持が可能になる．

また，姿勢のバランスを保つのに上肢・下肢の骨，関節，筋肉が役立っている．上肢の骨，関節，筋肉による動作によって動作時のバランスが保ちやすくなり，動作時に重心の移動が容易となる．下肢の骨，関節，筋肉は立位，座位，臥位などの体位の決定にも関与している．また，特に関節

図1-13 ● 姿勢機能の担い手と役割

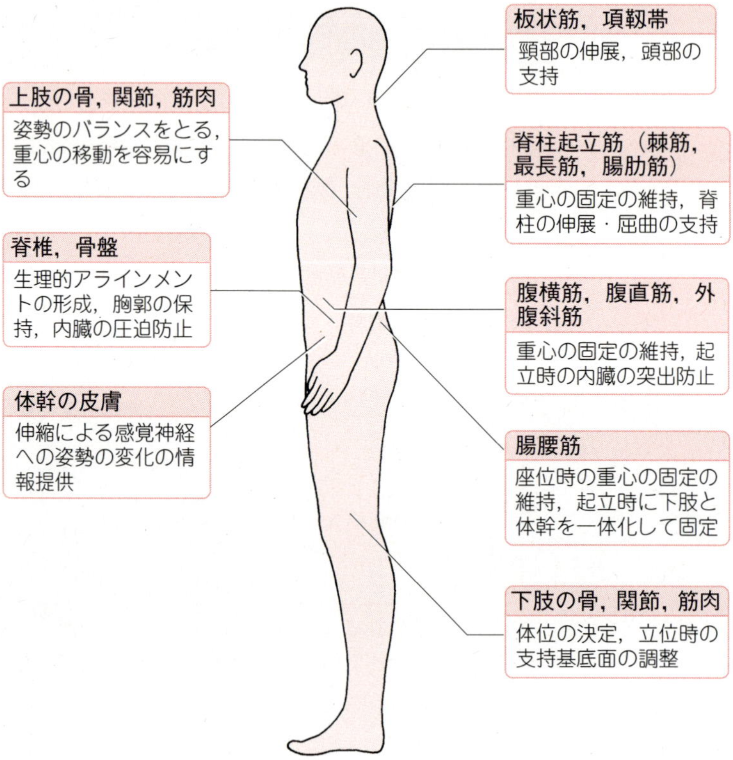

板状筋，項靱帯
頸部の伸展，頭部の支持

上肢の骨，関節，筋肉
姿勢のバランスをとる，重心の移動を容易にする

脊柱起立筋（棘筋，最長筋，腸肋筋）
重心の固定の維持，脊柱の伸展・屈曲の支持

脊椎，骨盤
生理的アラインメントの形成，胸郭の保持，内臓の圧迫防止

腹横筋，腹直筋，外腹斜筋
重心の固定の維持，起立時の内臓の突出防止

体幹の皮膚
伸縮による感覚神経への姿勢の変化の情報提供

腸腰筋
座位時の重心の固定の維持，起立時に下肢と体幹を一体化して固定

下肢の骨，関節，筋肉
体位の決定，立位時の支持基底面の調整

の角度によって立位時の支持基底面を調整する役割を担っている．

2 姿勢機能障害の発生のプロセスとその要因

1）姿勢機能障害の発生のプロセス（図1-14）

　姿勢形成の障害は，運動機能に関連した痛みや体幹の筋力低下，神経から筋肉への指令の伝達不能により筋力が十分に発現できなくなったことで生じる．

　また，生理的アラインメントの異常が起こると，身体が受ける負荷が均等に分散されなくなり，重心固定の維持が難しくなって姿勢保持の障害が起こる．

2）姿勢機能障害とその要因（図1-15）

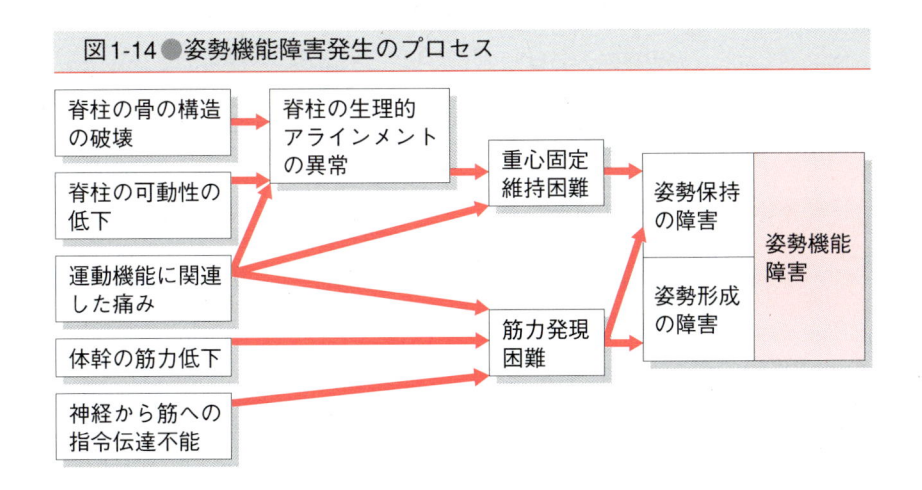

　姿勢機能障害の要因には，労働，スポーツ，生活習慣に関連する要因と，疾病，治療に関連する要因とがある．これらの要因は脊柱の生理的アラインメントの異常，脊柱の骨の構造の破壊，脊柱の可動性の低下，運動機能に関連した痛み，体幹の筋力低下，神経から筋肉への指令伝達不能などの障害に関連する異常を引き起こす．

(1) 労働，スポーツ，生活習慣に関連する要因

　労働，スポーツ，生活習慣に関連する要因には，偏った食事によるカルシウムやビタミンDの不足，低運動，中腰の立位での長時間の作業，重い物を運ぶ作業，労働・災害・公害による事故などがある．

　偏った食事によるカルシウム，ビタミンDの不足や低運動は骨粗鬆症を引き起こす．中腰・立位での長時間の作業や重い物を運ぶ作業は，椎間板ヘルニアを引き起こす．また，労働や災害による事故では脊柱の骨折，脱

図1-14●姿勢機能障害発生のプロセス

図1-15 ●姿勢機能障害の要因と障害に関連する異常

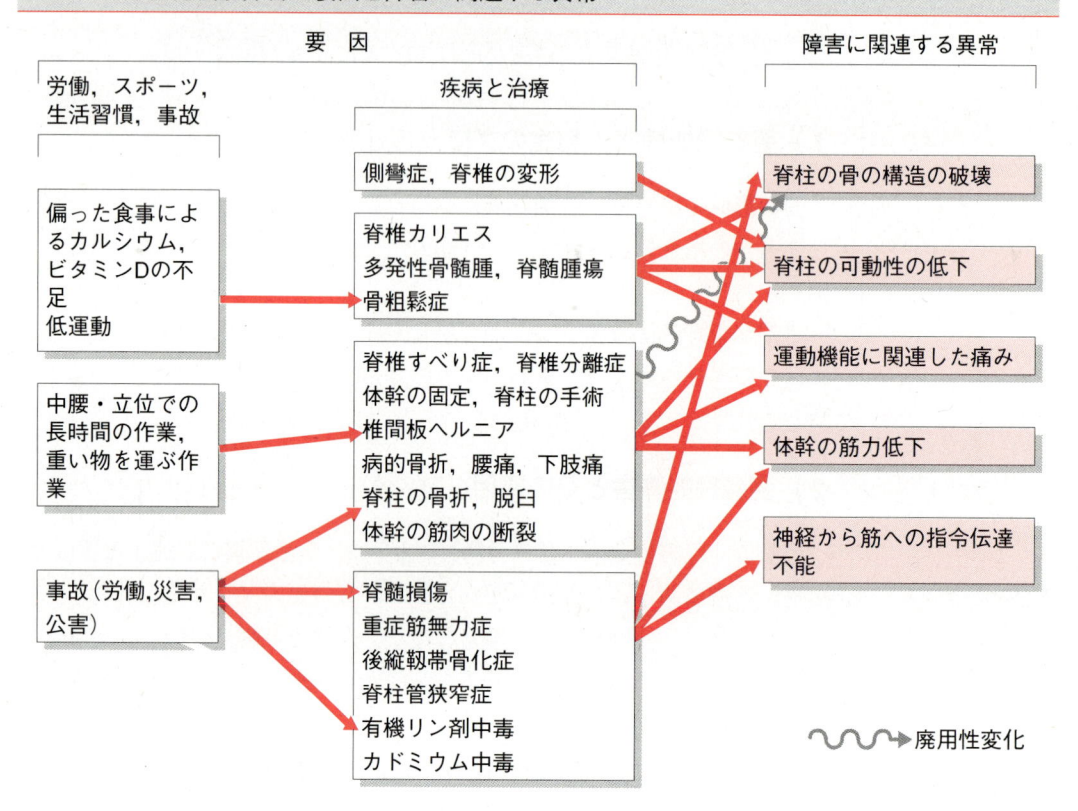

要因		障害に関連する異常
労働，スポーツ，生活習慣，事故	疾病と治療	

要因：
- 偏った食事によるカルシウム，ビタミンDの不足／低運動
- 中腰・立位での長時間の作業，重い物を運ぶ作業
- 事故（労働，災害，公害）

疾病と治療：
- 側彎症，脊椎の変形
- 脊椎カリエス／多発性骨髄腫，脊髄腫瘍／骨粗鬆症
- 脊椎すべり症，脊椎分離症／体幹の固定，脊柱の手術／椎間板ヘルニア／病的骨折，腰痛，下肢痛／脊柱の骨折，脱臼／体幹の筋肉の断裂
- 脊髄損傷／重症筋無力症／後縦靱帯骨化症／脊柱管狭窄症／有機リン剤中毒／カドミウム中毒

障害に関連する異常：
- 脊柱の骨の構造の破壊
- 脊柱の可動性の低下
- 運動機能に関連した痛み
- 体幹の筋力低下
- 神経から筋への指令伝達不能

〜〜→ 廃用性変化

臼，体幹の筋肉の断裂，脊髄損傷などを引き起こすことがある．さらに公害による事故では，カドミウム中毒などにより脊柱の骨の構造の破壊が起こることもある．

(2) 疾病と治療に関連する要因

疾病と治療に関連する要因には様々なものがあり，姿勢機能障害に関連する異常を引き起こす．たとえば，側彎症や脊椎の変形は脊柱の可動性の低下という異常を引き起こす．脊椎カリエスや骨粗鬆症，多発性骨髄腫，脊髄・脊椎腫瘍などは，脊柱の骨の構造の破壊や脊柱の可動性低下，運動に関連した痛みといった異常を引き起こす．

椎間板ヘルニア，脊椎すべり症，脊椎分離症，脊椎の骨折・脱臼，体幹の筋肉の断裂，体幹の固定，脊柱の手術は，脊柱の可動性の低下や運動機能に関連した痛み，体幹の筋力低下といった異常を引き起こす．

また，脊髄損傷，重症筋無力症，後縦靱帯骨化症，脊柱管狭窄症，有機リン剤中毒などは，体幹の筋力低下と神経から筋への指令伝達不能といった異常を引き起こす．

B　移動機能とその障害

1　移動機能とその担い手

　移動機能の担い手は，主に下肢の骨，関節，筋肉である．図1-16に移動機能の担い手とその役割を示した．移動機能は歩行中の体重支持と歩行のための力の発現に分けて考えられる．歩行中の体重の支持は，大腿骨，脛骨，腓骨などの下肢の骨と，股関節，膝関節，足関節，足アーチによって担われている．歩行中の体重支持には，体重そのものの重さの支持と，体重の移動によって生じる接地時の衝撃による荷重の支持とがある．

　股関節，膝関節，足関節，足アーチは，歩行中の体重支持だけでなく，接地時の衝撃の吸収と分散も行っている．直立二足歩行をする人間の下肢の骨と関節は，全体重を支えるために，上肢の骨や関節よりも大きく，強くなっている．

　歩行のための力の発現は，下肢の筋によって担われている．歩行のための力には，踵から足を挙上して踏み出すという足を持ち上げて運ぶための

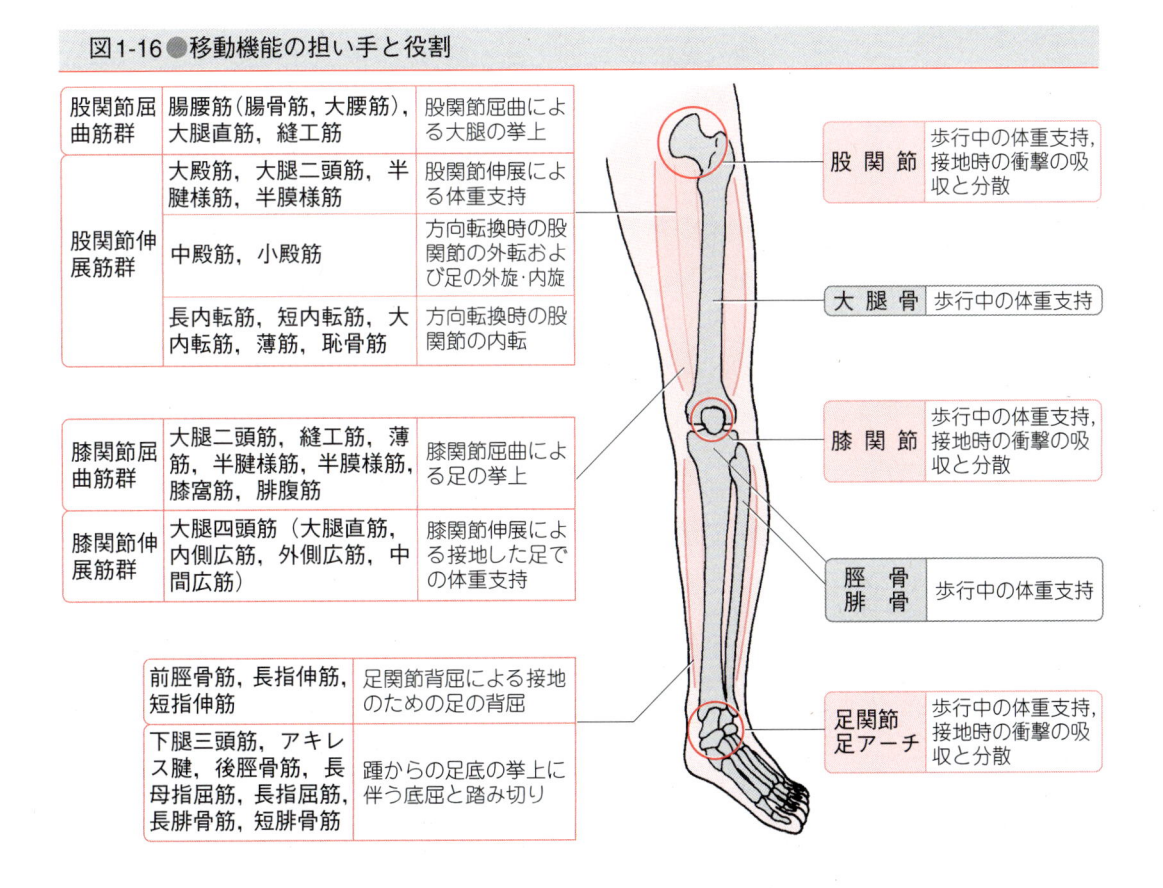

図1-16●移動機能の担い手と役割

股関節屈曲筋群	腸腰筋（腸骨筋，大腰筋），大腿直筋，縫工筋	股関節屈曲による大腿の挙上
股関節伸展筋群	大殿筋，大腿二頭筋，半腱様筋，半膜様筋	股関節伸展による体重支持
	中殿筋，小殿筋	方向転換時の股関節の外転および足の外旋・内旋
	長内転筋，短内転筋，大内転筋，薄筋，恥骨筋	方向転換時の股関節の内転
膝関節屈曲筋群	大腿二頭筋，縫工筋，薄筋，半腱様筋，半膜様筋，膝窩筋，腓腹筋	膝関節屈曲による足の挙上
膝関節伸展筋群	大腿四頭筋（大腿直筋，内側広筋，外側広筋，中間広筋）	膝関節伸展による接地した足での体重支持
	前脛骨筋，長指伸筋，短指伸筋	足関節背屈による接地のための足の背屈
	下腿三頭筋，アキレス腱，後脛骨筋，長母指屈筋，長指屈筋，長腓骨筋，短腓骨筋	踵からの足底の挙上に伴う底屈と踏み切り

股関節	歩行中の体重支持，接地時の衝撃の吸収と分散
大腿骨	歩行中の体重支持
膝関節	歩行中の体重支持，接地時の衝撃の吸収と分散
脛骨 腓骨	歩行中の体重支持
足関節 足アーチ	歩行中の体重支持，接地時の衝撃の吸収と分散

力と，その間に全体重をもう一方の足で支えるための力とがある．

歩行周期のなかで下肢の伸展筋群と屈曲筋群が交互に使われ，関節の動きが調節されている．足の挙上と踏み出しには，股関節屈曲筋群，膝関節屈曲筋群，足底の底屈筋群が利用されている．また，足が接地したときには，股関節伸展筋群，膝関節伸展筋群，足首の背屈筋が利用される．

歩行時の方向転換では，中殿筋と小殿筋が足の外転・外旋・内旋に使用され，長内転筋，短内転筋，大内転筋，薄筋，恥骨筋が足の内転に使用されている．下肢の筋肉は上肢に比べて太く，大きな力が発現できるようになっている．

大きな力を発現するためには酸素や栄養も多く必要とするので，酸素不足や栄養不足の影響を受けやすくなる．

2 移動機能障害の発生のプロセスとその要因

1）移動機能障害の発生のプロセス

移動機能障害は，下肢の欠損や骨の構造破壊，下肢の関節の可動性の低下，移動機能に関連した痛みにより体重の支持困難となり，歩行中の体重支持の障害が起こることで生じる．

また，下肢の関節の可動性の低下は，歩行中に生じる足への衝撃の吸収と拡散困難も起こし，歩行中の体重支持障害を助長する．

下肢の関節の可動性の低下，移動機能に関連した痛み，下肢の皮膚の破損，下肢の筋力の低下，神経から筋肉への指令の伝達不能，下肢に関係する神経叢の破損によって筋力発現困難となり，歩行のための力の発現が障害され，移動機能が障害される（図1-17）．

さらに，移動機能の基盤となる姿勢機能が障害されても移動機能は障害される．

2）移動機能障害とその要因

移動機能障害の要因には，労働，スポーツ，生活習慣にかかわる要因と，疾病，治療にかかわる要因とがある（図1-18）．これらの要因は，下肢の骨の構造破壊，下肢の関節の可動域の減少，移動機能に関連した痛み，下肢の筋力の低下，神経から筋肉への指令の伝達不能，下肢の神経叢破壊などを引き起こして移動機能を障害する．

(1) 労働，スポーツ，生活習慣に関連する要因

労働，スポーツ，生活習慣に関連する要因には，低運動，偏った食事によるカルシウムやビタミンDの不足，肥満，下肢の過度の使用，プリン体を多く含む食品の過剰摂取，合わない靴の使用，労働・災害・公害による

図1-17 ●移動機能障害発生のプロセス

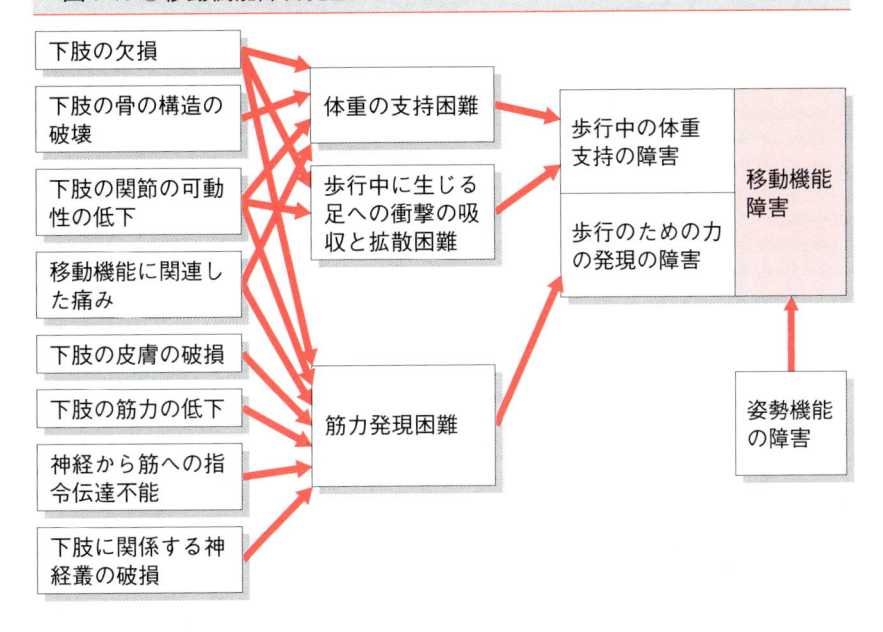

事故などがある．

　低運動や偏った食事によるカルシウム，ビタミンDの不足は，骨粗鬆症を引き起こし，肥満は関節の変形を引き起こす．下肢の過度の使用は，膝関節の変形や疲労骨折，脱臼を引き起こし，プリン体を多く含む食品の過剰摂取は，痛風性関節炎を引き起こす．また，合わない靴の使用は足の変形を起こす．

　労働・災害・公害による事故などは，骨折，脱臼，筋肉の断裂，神経叢の切断，有機リン剤中毒などによる神経から筋肉への指令の伝達不能を引き起こす．

(2) 疾病と治療に関連する要因

　疾病と治療に関連する要因には様々なものがあり，移動機能障害に関連する異常を引き起こす．たとえば下肢の骨折，骨粗鬆症，骨髄炎，骨腫瘍は下肢の骨の構造変化や破壊を引き起こす．骨腫瘍のなかでも骨軟骨腫は，下肢の骨の構造変化や破壊，下肢の関節の可動域の低下，移動機能に関連した痛みといった異常を引き起こす．関節の変形，下肢の骨折や脱臼，筋断裂，下肢の手術，関節リウマチは，下肢の関節の可動域の低下，移動機能に関連した痛み，下肢の筋力低下といった異常を引き起こす．

　また，滑液包炎，関節結核，化膿性関節炎，血友病性関節症，痛風性関節炎，足の変形は移動機能に関連した痛みを引き起こす．

　下肢の安静・固定は，下肢の筋力の低下を引き起こす．また，下肢を長期間使用しないことにより，下肢の骨の構造の廃用性変化を引き起こす．

図1-18 ● 移動機能障害の要因と障害に関連する異常

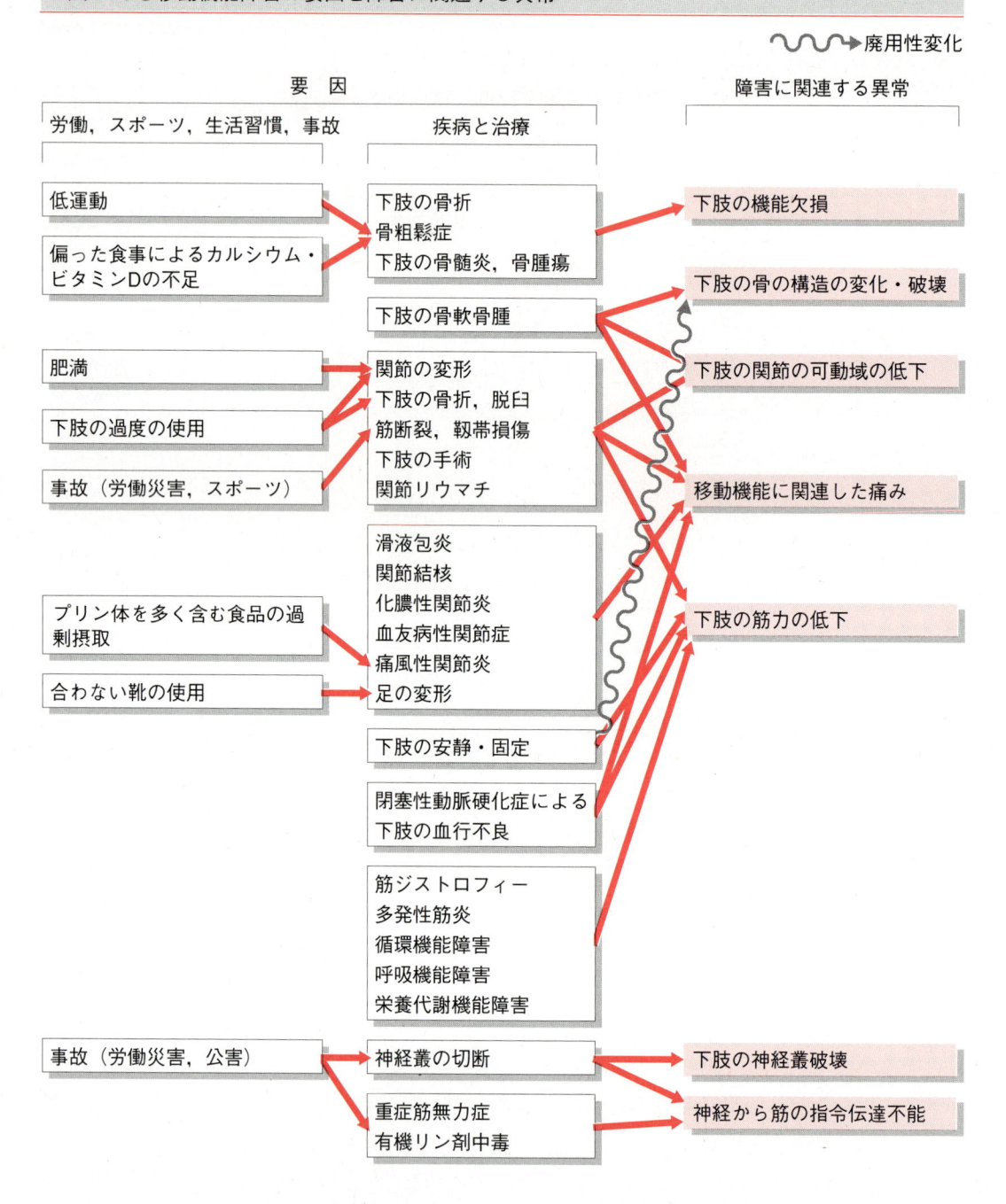

〰️➡ 廃用性変化

要因

労働，スポーツ，生活習慣，事故 ／ 疾病と治療

障害に関連する異常

- 低運動
- 偏った食事によるカルシウム・ビタミンDの不足

  → 下肢の骨折
  　骨粗鬆症
  　下肢の骨髄炎，骨腫瘍

  → 下肢の機能欠損

  下肢の骨軟骨腫

  → 下肢の骨の構造の変化・破壊

- 肥満
- 下肢の過度の使用
- 事故（労働災害，スポーツ）

  → 関節の変形
  　下肢の骨折，脱臼
  　筋断裂，靱帯損傷
  　下肢の手術
  　関節リウマチ

  → 下肢の関節の可動域の低下

- プリン体を多く含む食品の過剰摂取
- 合わない靴の使用

  → 滑液包炎
  　関節結核
  　化膿性関節炎
  　血友病性関節症
  　痛風性関節炎
  　足の変形

  → 移動機能に関連した痛み

  下肢の安静・固定

  → 下肢の筋力の低下

  閉塞性動脈硬化症による
  下肢の血行不良

  筋ジストロフィー
  多発性筋炎
  循環機能障害
  呼吸機能障害
  栄養代謝機能障害

- 事故（労働災害，公害）

  → 神経叢の切断 → 下肢の神経叢破壊

  重症筋無力症
  有機リン剤中毒

  → 神経から筋の指令伝達不能

　閉塞性動脈硬化症による下肢の血行不良は，移動機能に関連した痛みや下肢の筋力低下を引き起こす．また，筋ジストロフィー，多発性筋炎，循環機能障害，呼吸機能障害，栄養代謝機能障害は下肢の筋力低下を引き起こす．

　神経叢の切断は，下肢の神経叢の破損や神経から筋肉への指令伝達不能

を起こす．重症筋無力症や有機リン剤中毒は神経から筋肉への指令伝達不能を引き起こす．

C 作業機能とその障害

1 作業機能とその担い手

　作業機能の担い手は，主に上肢の骨，関節，筋肉である．作業機能は網羅性の確保と巧緻性の確保に分けて考えられる．図1-19に作業機能の担い手とその役割を示した．

　網羅性の確保は，上腕，前腕，手首，手掌の骨，関節，筋肉によって担われ，巧緻性の確保は手指の骨，関節，筋肉によって担われる．

2 作業機能障害の発生のプロセスとその要因

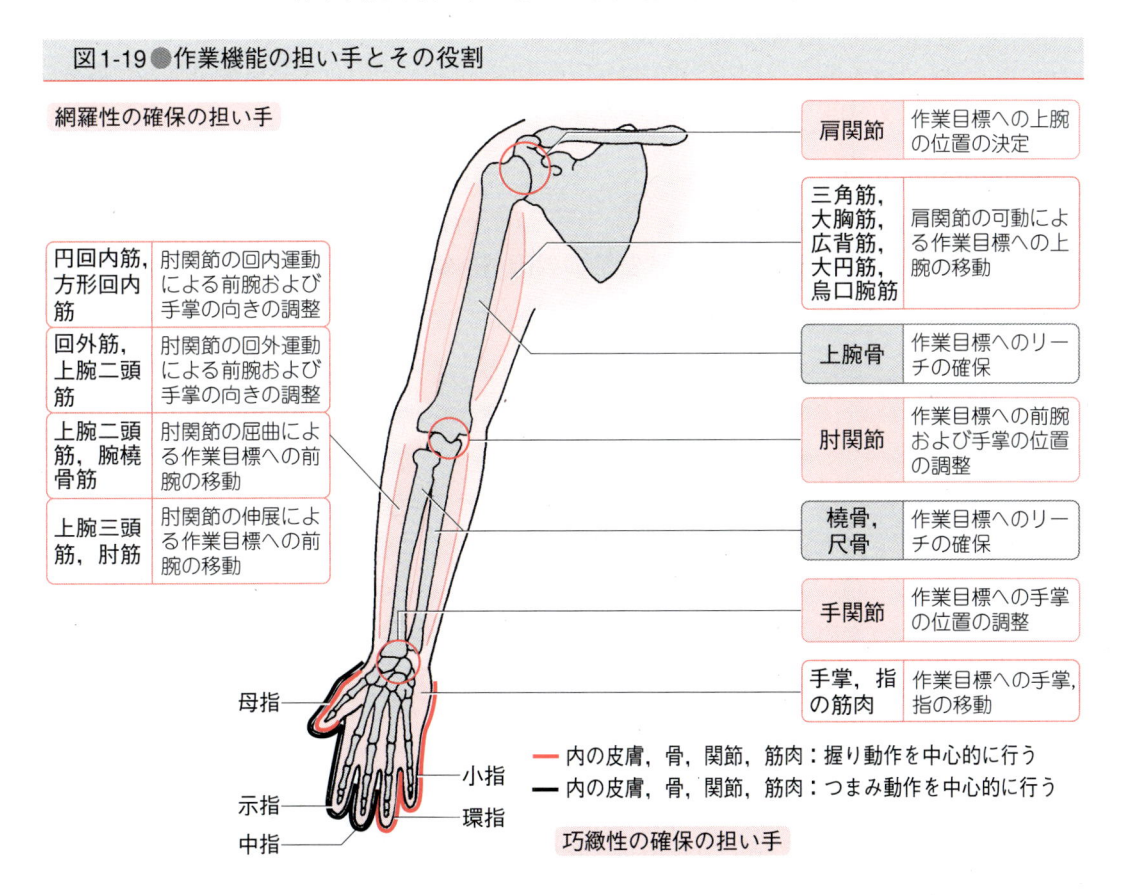

1）作業機能障害の発生のプロセス（図1-20）

　作業機能障害は，上肢の欠損や骨の構造破壊，上肢の関節の可動性の低

図1-19 ●作業機能の担い手とその役割

図1-20 ● 作業機能障害の発生のプロセス

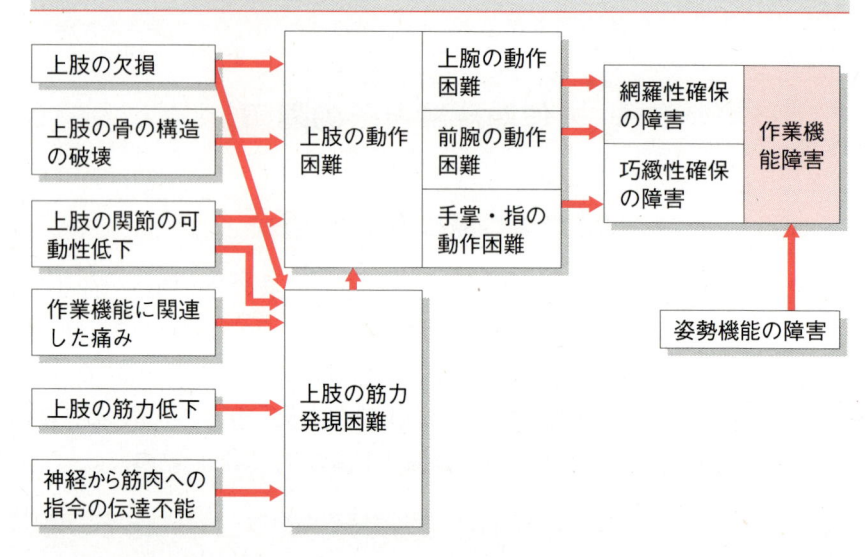

下により上肢の動作困難が生じることで起こる．また，上肢の欠損，上肢の関節の可動性の低下や，作業機能に関連した痛み，上肢の筋力低下，神経から筋肉への指令の伝達不能により，上肢の筋力発現が困難となり，上肢の動作困難が生じる．

　上肢の動作困難のなかでも上腕と前腕の動作が困難な場合には，網羅性確保の障害が起こる．手掌，指の動作が困難な場合には，巧緻性確保の障害が起こる．また，基盤となる姿勢機能の障害が起こると作業機能を発揮する姿勢の形成と保持が困難となり，結果的に作業機能が障害される．

2）作業機能障害とその要因（図1-21）

　作業機能障害の要因には，労働，スポーツ，生活習慣に関連する要因と，疾病と治療に関連する要因がある．

（1）労働，スポーツ，生活習慣に関連する要因

　労働，スポーツ，生活習慣に関連する要因には，偏った食事によるカルシウム・ビタミンDの不足，低運動，過度の使用，プリン体を多く含む食品の過剰摂取，労働・スポーツ・災害による事故などがある．作業機能の担い手は，職業や社会的役割によってもその利用のされ方が異なる．そのため，ある職業や社会的役割に特有の作業機能障害がある．

　偏った食事によるカルシウム，ビタミンDの不足，低運動は骨粗鬆症を起こし，ハンマーや金づちの過度の使用は，月状骨軟化症を起こす．

（2）疾病と治療に関連する要因

　疾病と治療に関連する要因は，移動機能障害の要因として取り上げたものとほぼ同様で，骨折，骨粗鬆症，骨髄炎，骨腫瘍，骨軟骨腫，関節炎，

図1-21 ● 作業機能障害の要因と障害に関連する異常

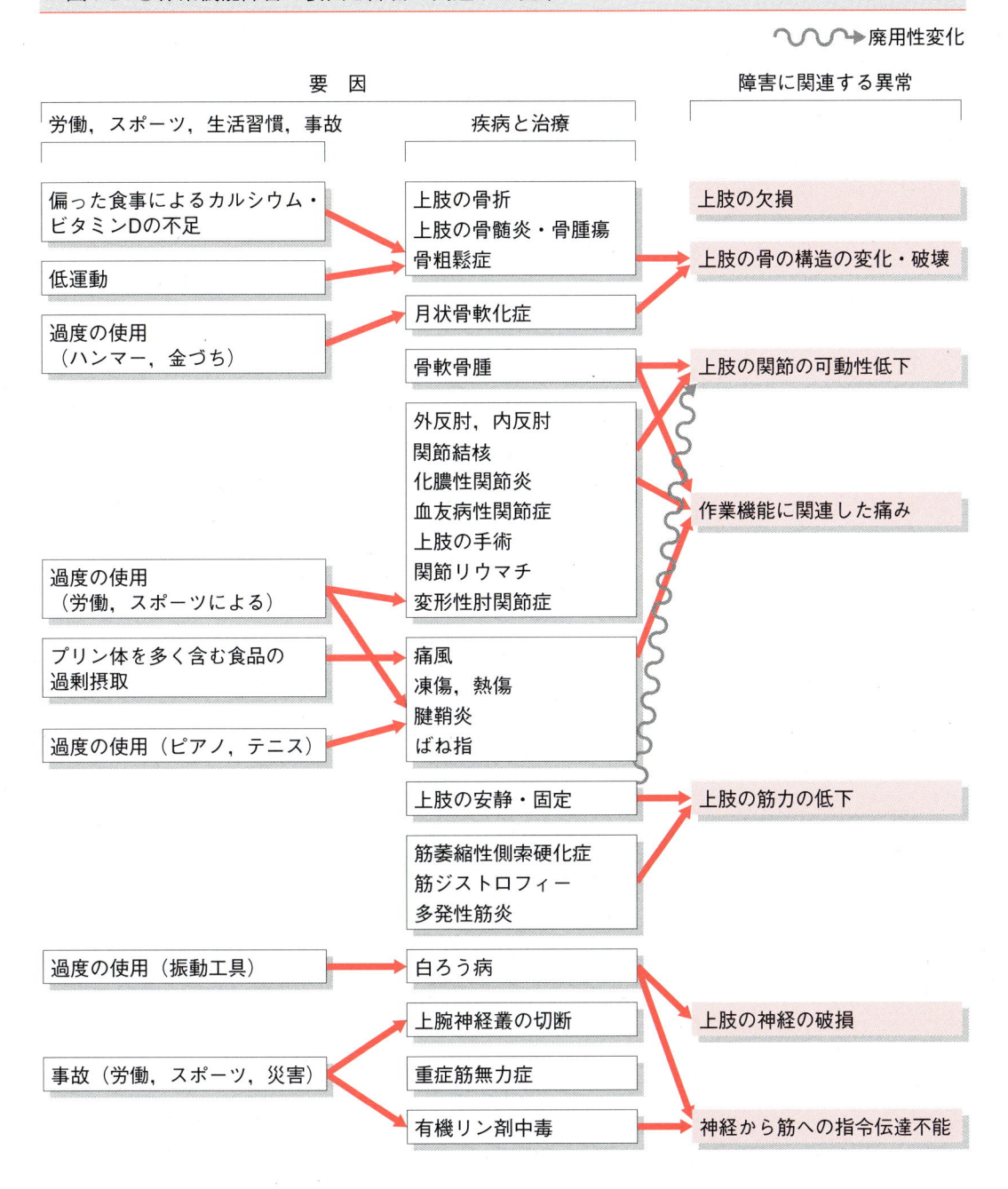

〰️➡ 廃用性変化

要因

労働，スポーツ，生活習慣，事故

- 偏った食事によるカルシウム・ビタミンDの不足
- 低運動
- 過度の使用（ハンマー，金づち）
- 過度の使用（労働，スポーツによる）
- プリン体を多く含む食品の過剰摂取
- 過度の使用（ピアノ，テニス）
- 過度の使用（振動工具）
- 事故（労働，スポーツ，災害）

疾病と治療

- 上肢の骨折
- 上肢の骨髄炎・骨腫瘍
- 骨粗鬆症
- 月状骨軟化症
- 骨軟骨腫
- 外反肘，内反肘
- 関節結核
- 化膿性関節炎
- 血友病性関節症
- 上肢の手術
- 関節リウマチ
- 変形性肘関節症
- 痛風
- 凍傷，熱傷
- 腱鞘炎
- ばね指
- 上肢の安静・固定
- 筋萎縮性側索硬化症
- 筋ジストロフィー
- 多発性筋炎
- 白ろう病
- 上腕神経叢の切断
- 重症筋無力症
- 有機リン剤中毒

障害に関連する異常

- 上肢の欠損
- 上肢の骨の構造の変化・破壊
- 上肢の関節の可動性低下
- 作業機能に関連した痛み
- 上肢の筋力の低下
- 上肢の神経の破損
- 神経から筋への指令伝達不能

関節症などである．上肢の骨折や骨髄炎，骨髄腫は，上肢の骨の構造変化や破壊を引き起こす．ただし，骨髄腫のなかでも骨軟骨腫では，骨の構造変化や破壊は起こらず，上肢の関節の可動性の低下と作業機能に関連した痛みを生じさせる．

外反肘，内反肘，関節結核，化膿性関節炎，血友病性関節症，上肢の手

❷ 運動機能とその障害

術，関節リウマチ，変形性肘関節症は，上肢の関節の可動性低下，作業機能に関連した痛みを引き起こす．

痛風，凍傷，熱傷，腱鞘炎，ばね指は作業機能に関連した痛みを引き起こす．また，上肢の安静・固定は，上肢の骨の構造の廃用性変化と上肢の筋力低下を起こす．さらに，筋萎縮性側索硬化症，筋ジストロフィー，多発性筋炎も上肢の筋力低下を引き起こす．

白ろう病や上腕神経の切断は，上肢の神経の破損と神経から筋肉への指令の伝達不能を引き起こす．また，重症筋無力症や有機リン剤中毒は，神経から筋肉への指令の伝達不能を引き起こす．

3 運動機能障害がもたらす生命・生活への影響

運動機能は，人間がセルフケアを行い，意思を実現するために必要な機能である．姿勢機能による姿勢の形成・保持が基盤となって，移動機能により目的とする生活の場の移動ができ，移動した場において作業機能による作業意図の実現がなされる．この姿勢機能，移動機能，作業機能は密接に関連しているので，いずれか一つに障害が起こると日常生活活動の低下が生じて，社会生活が困難となる．すなわち，日常生活活動や社会活動には，姿勢機能，移動機能，作業機能が協働することが不可欠なのである．このように，人間の活動を支える運動機能の障害は，人が自立して生活することや，人生の目標の自己実現を困難にさせる．

また，運動機能の障害により日常生活活動の低下が生じることで，循環機能をはじめとする諸機能が障害されてしまう．なぜならば運動機能は生活を創り出すだけでなく，からだを動かすことにより，循環機能や呼吸機能などの諸機能を維持する役割をもっているからである．運動量の減少や同一体位の持続は血液循環を悪くするため，循環機能の障害や褥瘡，肺炎などをもたらしやすくなり，生命の危機につながる場合もある．たとえ，生命の危機にまで影響が及ばなくても，廃用性変化は運動機能障害を助長し，自立した生活や自由を人間から奪ってしまう．

運動機能の担い手である骨，関節，筋肉は，日常生活やスポーツなどで利用されることにより強度を保ち，増強される性質がある．逆に，利用されないと，もろくなったり弱くなったりして働きを縮小させてしまう．運動機能障害のために，担い手である骨，関節，筋肉が長期間，利用されないことで廃用性変化が起こり，さらに，運動機能障害が拡大してしまう．

運動機能の障害は，運動機能の担い手である骨，関節，筋肉の痛みを伴って現れることが多い．担い手の痛みは運動機能障害を助長し，運動機能

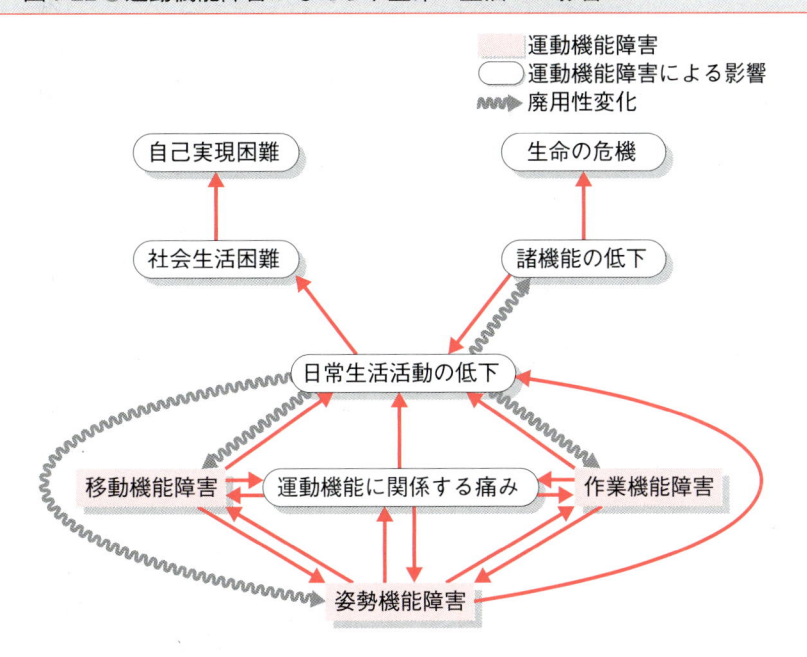

図1-22 ● 運動機能障害がもたらす生命・生活への影響

```
                                運動機能障害
                                運動機能障害による影響
                                廃用性変化

    自己実現困難              生命の危機
         ↑                      ↑
    社会生活困難              諸機能の低下
              ↖              ↗
               日常生活活動の低下
              ↗      ↑      ↖
     移動機能障害  運動機能に関係する痛み  作業機能障害
              ↘      ↓      ↗
                  姿勢機能障害
```

障害による担い手への無理な動きや酷使などの負担は，担い手の痛みを助長するという悪循環を招く．

運動機能障害がもたらす生命・生活への影響を図1-22に簡潔に示した．

A 姿勢機能障害がもたらす生命・生活への影響

姿勢機能は，姿勢を形成し，保持する機能である．そのため，この機能が障害されると起座困難や体位変換困難を生じ，身体を立位や座位の姿勢に変更したり，形成した姿勢を安定させることができなくなる．その結果，移動機能や作業機能を発揮することが難しくなり，日常生活活動や仕事，趣味を自分で行うことが困難になる．そして他者の手を借りなくては身の周りのことができなくなり，社会生活が成立しなくなる．また，活動や生活範囲の縮小も余儀なくされる．

このようなことからストレスや不安・不満が増大し，自尊感情が低下し，重度になると，うつや神経症となり，自殺願望を抱く者も出てくる．また，活動や生活範囲の縮小から興味・関心が低下することもある．

姿勢機能の担い手である脊柱の骨，関節，体幹の筋肉の障害のために座位や立位が保持できなければ，必然的に臥位で日常生活を過ごすしかなくなる．臥位で24時間を過ごすと，生活の場の範囲が縮小するだけでなく，視野が限定されたり，他者との交流が減少し，仕事や学業が難しくなる．

また，褥瘡などの皮膚障害を起こしやすくなり，呼吸運動が抑制され，換気量が減少する．さらに臥位が長期化すると，血圧の調節機能が低下し，起き上がったときにめまいや頭痛を起こす．また，運動不足や食事が摂取しにくい体位での食事であることから食欲が低下し，食事摂取量の減少が起こりやすい．

運動不足により消化管の蠕動運動が低下し，消化・吸収機能が低下するため，栄養代謝機能も十分発揮されなくなる．栄養代謝機能が不十分であれば身体組織の細胞のつくり変えがうまくいかず，栄養状態が低下したり，白血球やリンパ球などの身体防衛機能に必要な身体構成要素の不足が起こり，易感染となりやすく，重症であれば生命維持の危機を招く．

もし立位，座位の姿勢保持が可能であっても，脊椎カリエスや激しい腰痛のために，脊椎の生理的アライメントを適切に維持することが困難である場合には，臥位ほどではないが，呼吸運動が制限されたり，換気量が低下したり，喀痰の排出を効果的に行うことができなくなり，呼吸器感染を起こしやすくなる．

姿勢機能障害が長期にわたると，全身の骨，関節，筋肉の使用が減るため，廃用性変化や体力の低下，各種身体機能の低下がみられ，生命の危機

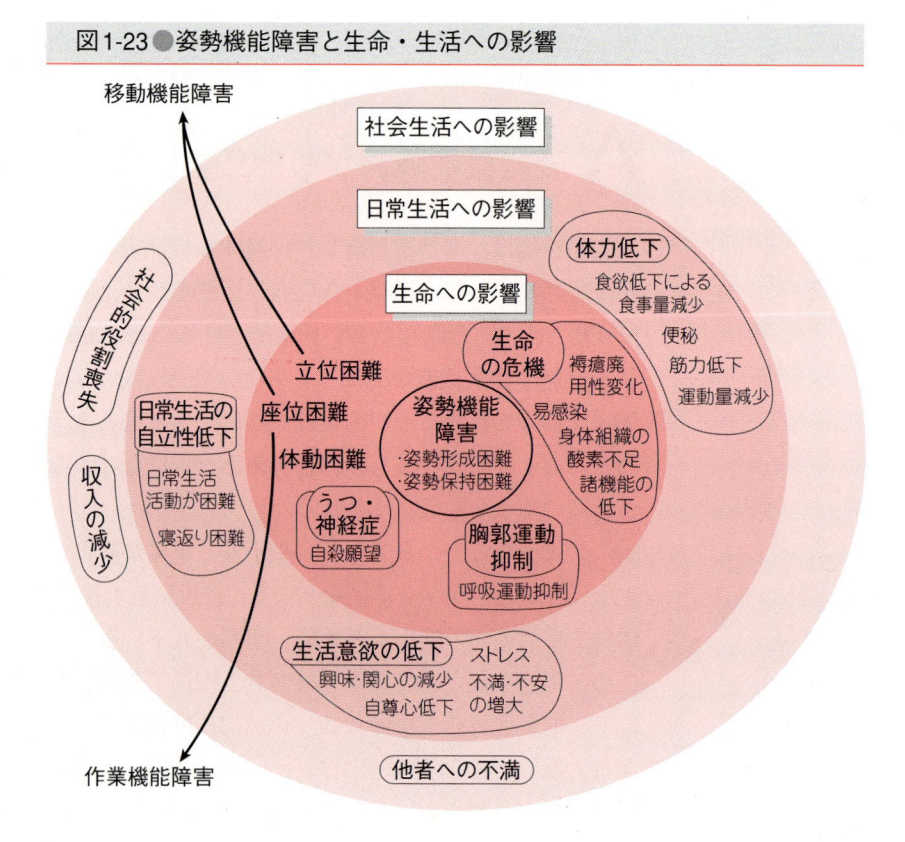

図1-23 ● 姿勢機能障害と生命・生活への影響

が生じやすくなる．また，社会的な活動が制限されるため，社会的な役割を喪失しやすくなり，収入の減少も生じる．さらには，自己実現が妨げられるため，意欲の喪失が起こりやすくなる（図1-23）．

B 移動機能障害がもたらす生命・生活への影響 (図1-24)

　移動機能は，人間が日常生活活動を行うために生活の場を移動させるという役割をもっている．しかし，移動機能障害が生じ歩行中の体重支持，歩行のための力の発現が困難になり，歩行が困難になると，日常生活活動に応じた生活の場での移動ができなくなり，それにより日常生活を自立して行うことが困難となって，結果的に他者からの援助を受けることが必要になってしまう．

　両下肢による歩行以外の残存した移動機能を用いた移動は大きな労力を必要とし，疲労が増強する．このような日常生活活動の自立性の低下や疲労感，自尊心の低下や不安・不満の増大から生活意欲の低下が生じやすくなる．また，外出が困難となり，他者との交流の機会が減少し，仕事や趣味なども制限されるため，興味，関心が低下し，生活が単調になりやすい．

図1-24 ●移動機能障害と生命・生活への影響

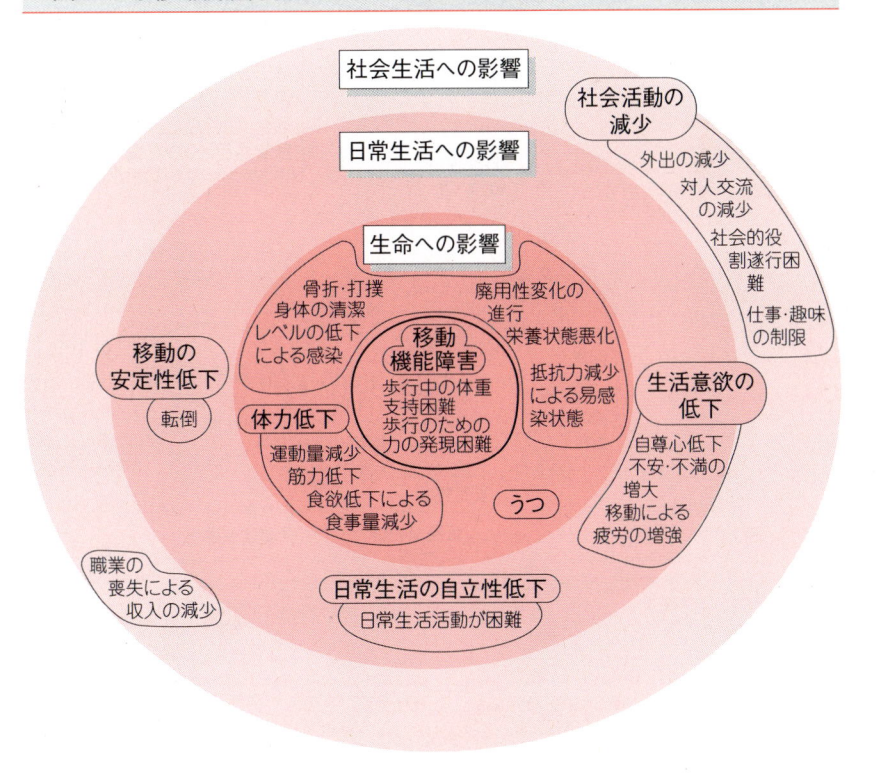

失職して収入が減少し，社会的役割を喪失することもあり，その場合は生活レベルや人生の目標を変更する必要が生じる．単調な生活や収入の減少，社会的な役割の喪失などは生活意欲をさらに低下させる．これらのことがうつ病発症の契機になる場合もある．

移動機能は，歩行運動により体力を維持する役割を担っている．移動機能が障害されることで，体力は低下しやすくなる．廃用性変化が進行しやすくなるため，生命の危機が生じることもある．体力の低下により抵抗力が減少し，感染しやすくなる．加えて入浴などの清潔行動ができないため尿路感染症などが起こることがある．

また，移動機能障害により移動の安定性が低下しているため，体力の低下とあいまって転倒などの事故の危険がより高まる．転倒により骨折や打撲が生じると患部の安静が必要となるが，運動量が減少することで体力の低下や廃用性変化を生じ，生命の危機に結びつくこともある．

C 作業機能障害がもたらす生命・生活への影響（図1-25）

作業機能は，人間が生活を営み，個性を発揮するための生活を支える役

図1-25 ● 作業機能障害と生命・生活への影響

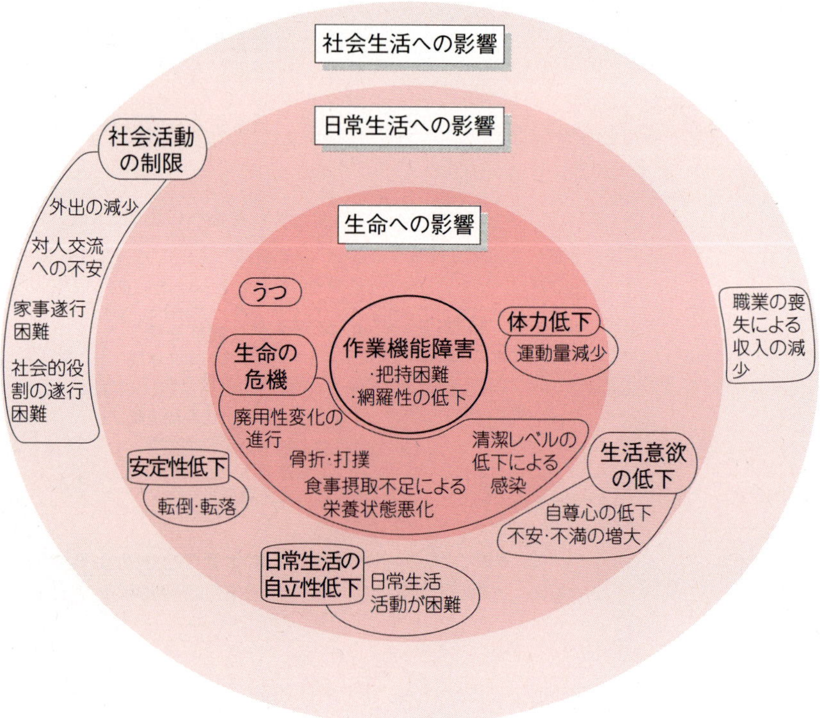

割をもっている．作業機能障害の結果，把持困難，網羅性の低下が起こる．そのため日常生活活動が困難となり，日常生活の自立性が低下する．また，ふだんそれほど意識していないが，私たちは上肢を使って姿勢の安定を得ていることが多い．電車のつり革や，階段の手すりなどを利用できない状態では，転倒や高所からの転落の危険が高くなり，移動の安定性が低下し，骨折・打撲が起こりやすくなる．

　日常生活活動の低下，姿勢の安定性の低下に加えて，お金を払う，電話をかけるなどの細かい動作が困難になると，外出に対して気構えるようになり，できない動作があることで羞恥心が生じて，外出の機会が減少することがある．外出の機会が減少したり，家事や育児，介護などの社会的役割が困難となるために，生活が単調となることに加え，自尊心の低下や不安・不満が生じて生活意欲が低下しやすい．時には職業の喪失により収入の減少が生じることもあり，このような生活の縮小と様々な喪失の体験により，うつ状態になることもある．

　作業機能障害は，移動機能障害ほど運動量に直接影響するわけではないが，運動量が減少して，食事摂取不足による栄養状態の悪化や，社会活動の制限による運動量の減少によって，体力が低下しやすくなる．

　体力の低下や清潔ケアの不足により感染しやすくなると，生命の危機に発展することにもなる．

第2章
運動機能障害の把握と看護

図2-1 ● 運動機能障害に関連する症状

```
        …運動機能障害
  〜〜〜 …廃用性変化
  白抜き …運動機能障害の結果起こる症状
  色文字 …担い手の障害に由来する症状
  太文字 …各機能障害の原因になる症状
```

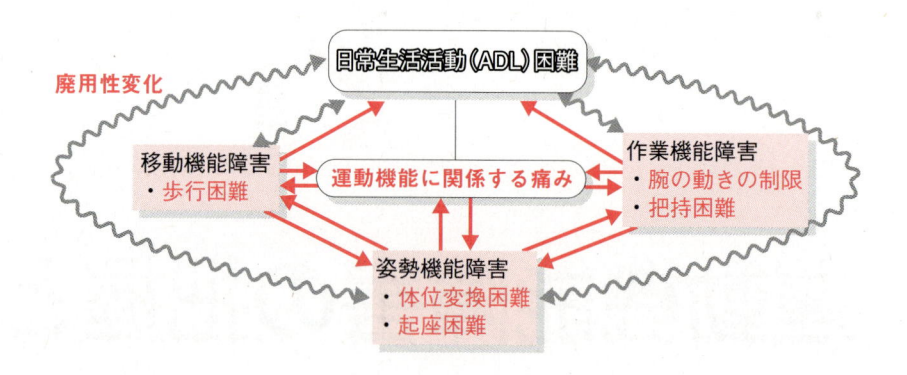

廃用性変化

- 日常生活活動（ADL）困難
- 移動機能障害
  ・歩行困難
- 運動機能に関係する痛み
- 作業機能障害
  ・腕の動きの制限
  ・把持困難
- 姿勢機能障害
  ・体位変換困難
  ・起座困難

　姿勢機能障害に由来する症状として，起座困難，体位変換困難がある．移動機能障害に由来する症状として歩行困難がある．作業機能の障害に由来する症状として把持困難，網羅性の低下がある．これらは各機能の担い手の障害の結果として起こる症状である．

　また，この3つの機能障害は相互に関係しており，その結果，運動機能障害が生じ，症状として日常生活活動（ADL）困難が起こる．

　各機能障害の原因となる症状としては，運動機能に関係する痛みと廃用性変化がある．痛みや廃用性変化は，運動機能障害の原因となる症状であると同時に，各機能の担い手の障害に由来する症状でもある．また，運動機能障害により，さらにこれらの症状が助長される場合もある．

　本章では，起座困難，体位変換困難，歩行困難，把持困難（作業機能の巧緻性の障害），網羅性の低下（網羅性の障害），日常生活活動（ADL）困難，運動機能に関係する痛み，廃用性変化について取り上げる（図2-1）．

A 起座困難

　起座困難とは，自力で座位になれない，または座位の維持が困難な状態をいう．この症状は，姿勢機能の担い手である骨，関節，筋肉に障害が生じた結果として起こる症状である．また，移動機能，作業機能の基盤となる機能でもあるため運動機能全般の障害へとつながり，日常生活活動（ADL）困難の一因となる症状でもある．

1 起座困難の要因

臥位から座位になるためには頸部や頭部の屈曲，腹部の筋力が必要である．また，補助的に上肢の力を利用して起座となる場合もある．

起座困難が生じるのは，姿勢の形成困難や保持困難があるために，姿勢機能を発揮できないためである．その原因として，脊椎の疾患や疼痛によるもの，重症筋無力症や脊髄損傷によるもの，あるいは上肢，下肢，頸椎，脊椎の骨，関節，筋肉の手術後の安静，ギプスによる固定や牽引などの治療によっても，自由な姿勢の形成と保持が障害されることがある．

治療のために起座困難となった場合は，安静に必要な期間が終了すれば起座困難は解消されるが，重症筋無力症や後縦靱帯骨化症のような疾患，事故による脊髄損傷などが原因であれば，起座困難が長期化するため，代行手段を使って自立した座位を形成する方法も考えていく必要がある．

座位の形成や維持が不可能になると，車椅子による移動が必要となったり，日常生活活動も困難となり，生命・生活の維持に様々な障害がもたらされる．

2 起座困難のある人のアセスメント

起座困難のある人では，①起座困難の原因と状況，予後の把握，②起座困難に伴うストレスの把握，③生活環境の把握，などについてアセスメントを行う．

1）起座困難の原因と状況，予後の把握

起座困難の原因である疾病や治療の内容について把握し，起座困難の期間がどのくらい続くのかを把握する．

自力で座位をとることができなければ，座位を形成するための援助が必要である．また，座位の形成はできるが維持が困難な場合には，姿勢を安定させるための援助が必要となる．このように援助方法が異なるので，どの程度の起座困難であるのかについても確認が必要である．

一方，座位になれないことや，座位の持続時間が短くなることから，視界が狭くなり，生活が単調になる場合がある．起座困難が，患者の生活にどのような影響を及ぼしているのかを把握する必要がある．

2）起座困難に伴うストレスの把握

様々な日常生活活動は，座位の形成が基盤となって行われることが多いため，座位を形成できないことは日常生活活動困難を招く可能性が高い．

患者が落ち着いた気持ちで療養に専念したり，現実を受け入れられるよ

うになるために，患者が感じているストレスの内容やストレスを表出できているかを確認する必要がある．

3）生活環境の把握

　姿勢の形成・保持機能が障害されており，自力で日常生活や労働に必要な姿勢をとることができなくても，電動ベッドなど座位になるための自助具や，姿勢の保持に役立つテーブルや枕などがあれば姿勢の形成や保持ができ，目的を達成することができる場合もある．このような生活環境は，入院中は整えられていることが多いが，在宅で過ごす場合には，患者や家族が用意しなくてはならない．そのため，このような自助具や物品をそろえられるか否かについて患者・家族に確認する．

　また，障害の程度によっては，特殊マットや寝台，体位変換器などの日常生活用具が給付されるので，患者の障害の程度を確認し，身体障害者の申請をしているか否か，認定された級，患者が認定された級で希望している日常生活用具の給付が受けられるか否かを確認する．

3 起座困難のある人の看護

　患者が自分で座位の形成ができない場合でも，作業機能は障害されていないことも多い．そのため看護師は，患者が主体性や生活への意欲を失わないように，他の機能をできるだけ活用して，患者が主体的に生活できるようにすることを心がけて援助を行う．また，このことが自尊感情の低下を予防することにつながる．

　起座困難のある人に行われる看護には，①座位の形成・保持への援助，②自立性の確保のための援助，③褥瘡や転倒などの危険を予防するための援助，④廃用性変化を予防するための援助，などがある．

1）座位の形成・保持への援助

　患者が自分で座位の形成ができない場合には，看護師が介助して座位を形成し，食事や洗面などの日常生活活動を行ってもらう．

　ベッドのギャッチアップにより，安定した座位の形成をすることができるが，患者の疾病や治療の経過，筋力や姿勢の立ち上がり反射の能力に応じて，端座位など，背もたれを使用しない方法に変えていく．

　患者自身で座位になれない場合には，座位の維持も困難であることが多い．そのような場合には，看護師が座位を形成した後で，姿勢の安定を長時間維持するため，左右に倒れないように両脇にクッションを置いたり，前後に倒れないようにするため，可能であれば下肢を軽度ギャッチアップしたり，脇や膝の下にクッションを入れるなどする．また，前にもたれか

けられるようにオーバーベッドテーブルを置くなども一つの方法である．

2）自立性の確保のための援助

　患者の意思どおりに，臥位から座位，座位から臥位へ姿勢を変更する方法として電動ベッドの使用がある．

　電動ベッドはスイッチ一つで頭や足を患者が安楽と思える角度に変えることができる．しかし，治療によって，下肢の挙上や内転などの動きが制限されている時期や，脊柱の屈曲が制限されている時期には，電動ベッドを利用して患者が自由に座位になったり，座位の角度を変えると，病状の回復が遅れたり，悪影響などが現れるので行わないように患者に説明する．

3）褥瘡や転倒などの危険を予防するための援助

　自力で座位の形成ができない場合には，臥位で過ごす時間が長くなりやすい．また，座位を介助で形成し，座位の保持のためクッションなどで肢位を固定すると，同一部位に圧迫を生じ，褥瘡が発生しやすくなる．圧迫部位に疼痛や皮膚の発赤などの変化がないか否かを観察する必要もある．

　一方，安定した座位の保持ができるようにクッションなどで肢位を整えなければ，前後，左右に患者が倒れて，打撲したり，ベッドから転落する危険がある．起座困難のある患者を座位にした場合は，転落予防のため必ずベッド柵をする．また，転落事故予防のため頻繁に病室を訪問して良肢位を保つように姿勢を整える．

4）廃用性変化を予防するための援助

　自分で起座になれない人の場合には，日常生活活動困難も生じており，その結果，骨，関節，筋肉の使用が減少し，廃用性変化を生じやすい．そこで，動かすことが可能な範囲で，介助により上肢，下肢の他動運動を行う．

　患者が自力で下肢や上肢の筋肉に力を入れることができる場合には，下肢伸展挙上運動や大腿四頭筋等尺性運動，プッシュアップ運動を行ってもらう（図2-2，3）．特にプッシュアップ運動は，上体の起き上がり，立ち上がりに役立つ．

　治療によって起座困難となっている場合は，これらの運動を行うことで筋力の低下が予防でき，離床をスムーズに進めることができる．関節拘縮予防のため，屈曲できる関節があれば，可能な範囲で関節を動かしてもらう．

図2-2 ● 下肢伸展挙上運動（左）と大腿四頭筋等尺性運動（右）

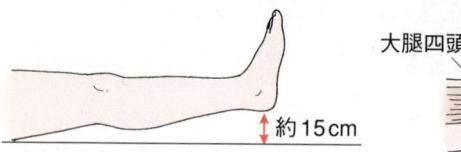

床面より約15cm挙上し，5秒間静止する．これを5回連続する．1日3回以上行う

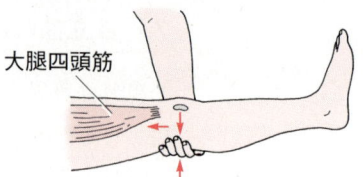

膝関節を下から支える術者の手を，押し下げるように力を加える

図2-3 ● プッシュアップ運動

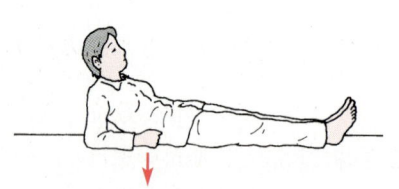

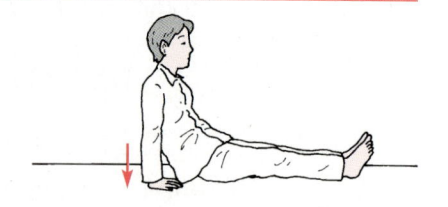

両上肢で肘を伸展し，体を持ち上げる

B 体位変換困難

体位変換困難とは，自力で寝返りなどを行えない状態をいう．

この症状は姿勢機能の担い手である骨，関節，筋肉に障害が生じた結果として起こる症状である．また姿勢機能は，移動機能，作業機能の基盤となる機能であるため，運動機能全般の障害へとつながり，日常生活活動（ADL）困難の一因となる症状でもある．

1 体位変換困難の要因

体位変換困難が生じるのは，重心の固定困難や姿勢の維持困難があるためである．つまり，姿勢の保持機能が発現できないことや筋力発現が困難なために，姿勢の形成機能を発現できないためである．

その原因には，以下のものがある．脊椎，上肢，下肢の骨，筋肉，関節の手術後のギプス固定や牽引によって一時的に体位変換が困難となることがある．また，脊髄損傷や後縦靱帯骨化症，脊柱管狭窄症，重症筋無力症などにより，神経から筋への指令の伝達が不能な場合には，長期的または生涯にわたり，自力での体位変換が困難となる．脳卒中の後遺症などが原因で，体位変換が行えない場合もある．

2 体位変換困難のある人のアセスメント

体位変換困難のある人では，①体位変換困難の原因と状況，予後の把握，②褥瘡の有無の把握，③生活環境の把握，④ストレスの表出の有無の把握，などについてアセスメントを行う．

1）体位変換困難の原因と状況，予後の把握

体位変換困難の原因である疾病や，治療の内容について把握し，体位変換困難がどのくらい続くのかを把握する．

体位変換が自力では困難な場合，臥床期間の長さにかかわりなく，褥瘡の予防を行う必要がある．また，体位変換が困難であれば，日常生活活動のすべてが困難になる．できるだけ患者の過ごしてきた今までの生活の仕方を尊重することを念頭におき，介助が必要な点は何かをアセスメントする．

2）褥瘡の有無の把握

体位変換が自力で自由に行える患者では，同一部位に圧迫を感じた場合，少しずつからだを動かして体圧を分散することができる．しかし，体位変換が自力で自由に行えない患者では，体圧を分散できないために褥瘡が発生しやすい．また，臥床していることでシーツにも湿潤やしわが生じやすくなり，褥瘡がいっそう発生しやすく，また悪化しやすい状況となる．

皮膚の状況を毎日観察し，褥瘡発生予測スケール，たとえばブレーデンスケール（図2-4），K式スケール（図2-5），OHスケール（大浦-堀田スケール）などを使用しながら，褥瘡発生の原因になる状況を改善していく．

すでに褥瘡が発症している場合には，褥瘡の状態をアセスメントするツール，たとえば褥瘡経過評価表（DESIGN，図2-6），褥瘡状態判定表（Pressure Sore Status Tool；PSST，図2-7），プッシュ（Pressure Ulcer Scale for Healing；PUSH，図2-8）などを使用してその状態を把握し，早期に治癒するように援助や治療を工夫する必要がある．

体位変換困難の期間が長期化する場合は，エアマット，ウォーターベッドなどの体圧分散寝具を使用する．

3）生活環境の把握

体位変換が自力で行えないことで，刺激の少ない単調な生活になりやすい．外からの刺激も少なく，社会から孤立した感じをもつ患者もいる．体位変換が困難になったことで日常生活活動にどのような変化が生じているのかを患者に聴いたり，患者の日常生活の様子を観察して把握していく．

図2-4 ● ブレーデンスケール

患者氏名：_____　　評価者氏名：_____　　評価年月日：_____

知覚の認知 圧迫による不快感に対して適切に反応できる能力	**1. 全く知覚なし** 痛みに対する反応（うめく，避ける，つかむ等）なし．この反応は，意識レベルの低下や鎮静による．あるいは，体のおおよそ全体にわたり痛覚の障害がある．	**2. 重度の障害あり** 痛みにのみ反応する．不快感を伝える時には，うめくことや身の置き場なく動くことしかできない．あるいは，知覚障害があり，体の1/2以上にわたり痛みや不快感の感じ方が完全ではない．	**3. 軽度の障害あり** 呼びかけに反応する．しかし，不快感や体位変換のニードを伝えることが，いつもできるとは限らない．あるいは，いくぶん知覚障害があり，四肢の1，2本において痛みや不快感の感じ方が完全ではない部位がある．	**4. 障害なし** 呼びかけに反応する．知覚欠損はなく，痛みや不快感を訴えることができる．
湿潤 皮膚が湿潤にさらされる程度	**1. 常に湿っている** 皮膚は汗や尿などのために，ほとんどいつも湿っている．患者を移動したり，体位変換するごとに湿気が認められる．	**2. たいてい湿っている** 皮膚はいつもではないが，しばしば湿っている．各勤務時間中に少なくとも1回は寝衣寝具を交換しなければならない．	**3. 時々湿っている** 皮膚は時々湿っている．定期的な交換以外に，1日1回程度，寝衣寝具を追加して交換する必要がある．	**4. めったに湿っていない** 皮膚は通常乾燥している．定期的に寝衣寝具を交換すればよい．
活動性 行動の範囲	**1. 臥床** 寝たきりの状態である．	**2. 坐位可能** ほとんど，または全く歩けない．自力で体重を支えられなかったり，椅子や車椅子に座る時は，介助が必要であったりする．	**3. 時々歩行可能** 介助の有無にかかわらず，日中時々歩くが，非常に短い距離に限られる．各勤務時間中にほとんどの時間を床上で過ごす．	**4. 歩行可能** 起きている間は少なくとも1日2回は部屋の外を歩く．そして少なくとも2時間に1回は室内を歩く．
可動性 体位を変えたり整えたりできる能力	**1. 全く体動なし** 介助なしでは，体幹または四肢を少しも動かさない．	**2. 非常に限られる** 時々体幹または四肢を少し動かす．しかし，しばしば自力で動かしたり，または有効な（圧迫を除去するような）体動はしない．	**3. やや限られる** 少しの動きではあるが，しばしば自力で体幹または四肢を動かす．	**4. 自由に体動する** 介助なしで頻回にかつ適切な（体位を変えるような）体動をする．
栄養状態 普段の食事摂取状況	**1. 不良** 決して全量摂取しない．めったに出された食事の1/3以上を食べない．蛋白質・乳製品は1日2皿（カップ）分以下の摂取である．水分摂取が不足している．消化態栄養剤（半消化態，経腸栄養剤）の補充はない．あるいは，絶食であったり，透明な流動食（お茶，ジュース等）なら摂取したりする．または，末梢点滴を5日間以上続けている．	**2. やや不良** めったに全量摂取しない．普段は出された食事の約1/2しか食べない．蛋白質・乳製品は1日3皿（カップ）分の摂取である．時々消化態栄養剤（半消化態，経腸栄養剤）を摂取することもある．あるいは，流動食や経管栄養を受けているが，その量は1日必要摂取量以下である．	**3. 良好** たいていは1日3回以上食事をし，1食につき半分以上は食べる．蛋白質・乳製品は1日4皿（カップ）分摂取する．時々食事を拒否することもあるが，勧められば通常補食する．あるいは，栄養的におおよそ整った経管栄養や高カロリー輸液を受けている．	**4. 非常に良好** 毎食おおよそ食べる．通常は蛋白質・乳製品は1日4皿（カップ）分以上摂取する．時々間食（おやつ）を食べる．補食する必要はない．
摩擦とずれ	**1. 問題あり** 移動のためには，中等度から最大限の介助を要する．シーツでこすれず体を動かすことは不可能である．しばしば床上や椅子の上でずり落ち，全面介助で何度も元の位置に戻すことが必要となる．痙攣，拘縮，振戦は持続的に摩擦を引き起こす．	**2. 潜在的に問題あり** 弱々しく動く．または最小限の介助が必要である．移動時皮膚は，ある程度シーツや椅子，抑制帯，補助具等にこすれている可能性がある．たいがいの時間は，椅子や床上で比較的良い体位を保つことができる．	**3. 問題なし** 自力で椅子や床上を動き，移動中十分に体を支える筋力を備えている．いつでも，椅子や床上で良い体位を保つことができる．	
				Total

＊Copyright：Braden and Bergstrom. 1988.
訳：真田弘美（金沢大学医学部保健学科），大岡みち子（North West Community Hospital.IL. U.S.A）
出典／北川敦子，真田弘美：褥瘡ケア最前線，訪問看護と介護，7（8）：620，2002.

図2-5 ● K式スケール（金沢大学式褥瘡発生予測尺度）

```
No.        患者氏名              記入日    /   /
                                                Version 8-3
[前段階要因] YES 1 点  日中（促さなければ）臥床・自力歩行不可   [前段階スコア    点]

[        ]              [        ]              [        ]
[自力体位変換不可]         [骨突出]                [栄養状態悪い]

・自分で体位変換できない    まず測定 ・仙骨部体圧40mmHg以上   まず測定 ・Alb3.0g/dl↓ or・TP6.0g/dl↓
・体位変換の意志を伝えられない                             Alb,TPが測定できない場合は
・得手体位がある           測定できない場合は               ・腸骨突出40mm以下
                         ・骨突出                       上記が測定できない場合は
                         （仙骨・尾骨・坐骨結節・           ・浮腫  ・貧血
                         大転子・腸骨稜）                  ・自分で食事を食べない
                         ・上肢・下肢の拘縮,円背            ・必要カロリーを摂取していない
                                                        （摂取経路は問わない）

[引き金要因] YES 1 点                                    [引き金スコア    点]

[体圧] [  ] ・体位変換ケア不十分〔血圧の低下（80mmHg未満），抑制，痛み増強，安静指示等〕の開始
[湿潤] [  ] ・下痢便失禁の開始，尿道バルン抜去後の尿失禁の開始，発熱（38℃以上）等による発汗（多汗）の開始
[ずれ] [  ] ・ギャッチアップ坐位等のADL拡大による摩擦とずれの増加の開始
```

・基礎疾患名＿＿＿＿＿＿＿＿＿＿＿＿＿＿＿＿　・実際　褥瘡→　有・無
・治療内容（健康障害の段階）＿＿＿＿＿＿＿　・発生日　　　部位　　　深度
急性期・術後回復期・リハビリ期・慢性期・終末期・高齢者　・発生日　　　部位　　　深度
・身長　　cm　・体重　　kg　・年齢　　・性別　男・女　・コメント
　　　　　　　　　　　　　　　　　　　　　　　・使用体圧分散寝具名

出典／北川敦子，真田弘美：褥瘡ケア最前線，訪問看護と介護，7（8）：621，2002．

　また，患者が在宅で療養生活を送る場合は，必要に応じて日常生活用具の給付制度などを紹介する必要があるので，必要な日常生活用具や住居・設備の改善の必要性についてもアセスメントする．

4）ストレス表出の有無の把握

　今まで自分の意思どおりに姿勢を形成し，保持し，日常生活活動や労働を行ってきた成人が，自力での体位変換や座位・立位の保持が困難になったり，日常生活活動に必要な姿勢や肢位ができなくなった場合には，ショックやいらだち，自分や周囲への不満は大きくなる．ほとんどの患者は，寝返りができなくなったり，日常生活活動をするための機能が使えなくなった不自由さを感じることになる．

　患者が自力で寝返りができないことや，日常生活活動に必要な肢位をと

図2-6 ● 褥瘡経過評価表（DESIGN）

	カルテ番号（　　　　　　　）　患者氏名（　　　　　　　）	日時	／

Depth　深さ　創内の一番深い部分で評価し，改善に伴い創底が浅くなった場合，これと相応の深さとして評価する

d	0	皮膚損傷・発赤なし	D	3	皮下組織までの損傷		
	1	持続する発赤		4	皮下組織を越える損傷		
	2	真皮までの損傷		5	関節腔，体腔に至る損傷または，深さ判定が不能の場合		

Exdate　滲出液

e	0	なし	E	3	多量：1日2回以上のドレッシング交換を要する		
	1	少量：毎日のドレッシング交換を要しない					
	2	中等量：1日1回のドレッシング交換を要する					

Size　大きさ　皮膚損傷範囲を測定：[長径(cm)×長径と直交する最大径(cm)]

s	0	皮膚損傷・発赤なし	S	6	100以上		
	1	4未満					
	2	4以上　　16未満					
	3	16以上　　36未満					
	4	36以上　　64未満					
	5	64以上　　100未満					

Inflammation／Infection　炎症／感染

i	0	局所の炎症徴候なし	I	2	局所の明らかな感染徴候あり(炎症徴候，膿・悪臭など)		
	1	局所の炎症徴候あり(創周囲の発赤，膨張，熱感，疼痛)		3	全身的影響あり(発熱など)		

Granulation　肉芽形成

g	0	治癒あるいは創が浅いため肉芽形成の評価が出来ない	G	3	良性肉芽が，創面の10%以上50%未満を占める		
	1	良性肉芽が，創面の90%以上を占める		4	良性肉芽が，創面の10%未満を占める		
	2	良性肉芽が，創面の50%以上90%未満を占める		5	良性肉芽がまったく形成されていない		

Necrotic tissue　壊死組織　混在している場合は全体的に多い病態を持って判断する

n	0	壊死組織なし	N	1	柔らかい壊死組織あり		
				2	硬く厚く密集した壊死組織あり		

Pocket　ポケット　毎回同じ体位で，ポケット全周(潰瘍面も含め)[長径(cm)×短径(cm)]から潰瘍の大きさを差し引いたもの

なし	記載せず	-P	1	4未満		
			2	4以上　　16未満		
			3	16以上　　36未満		
			4	36以上		

部位（仙骨部，坐骨部，大転子部，踵部，その他　　　　　　　　　　）　合計

れないことに対して，どのように感じているかを知る必要がある．そのため看護師は，患者がどのようなことを最も苦痛に感じているのかを傾聴し，ふだんの患者の行動から，苦痛やストレスの有無や程度，不安や不満の有無とその内容を観察するとともに，患者に確認をする．

3 体位変換困難のある人の看護

　体位変換困難のある人に行われる看護には，①意欲を失わずに日常生活活動が行えるための援助，②褥瘡を予防するための援助，③廃用性変化を予防するための援助，④不安，ストレスを緩和するための援助，などがある．

図2-7 ● 褥瘡状態判定表（PSST）

氏名 _____

この採点シートに記入して，褥瘡の状態を評価します．各項目について，最もよく当てはまる答え，その点数を該当する日付欄に書き入れて下さい．

位置：解剖学上の部位．下のリストの当てはまる部位を○で囲み右（R）か，左（L）を明記し，さらに身体の略図に×印を付けて位置を示して下さい．

_____ 仙骨および尾骨   _____ 外踝
_____ 転子   _____ 内踝   その他 _____
_____ 坐骨結節   _____ 踵

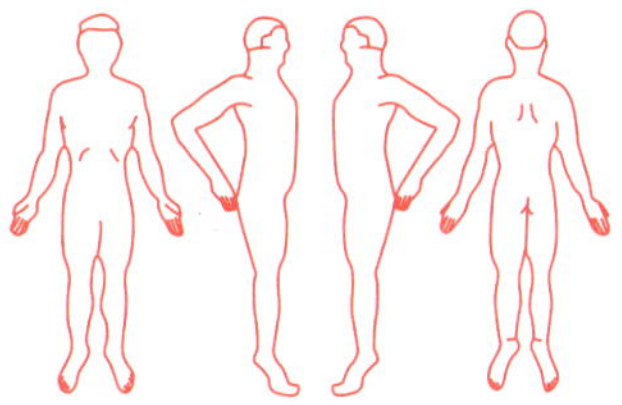

形状：創全体の型．周囲の長さと深さで評価します．
次の中から当てはまるものを○で囲み，日付を記入して下さい．

_____ 不規則   _____ 線形または細長い型
_____ 円形／楕円形   _____ おわん型／舟型
_____ 正方形／長方形   _____ 蝶型   その他 _____

項目	評価	/ 点数	/ 点数	/ 点数
1.表面積	1＝長さ×幅＜4cm² 2＝長さ×幅＝4〜16cm² 3＝長さ×幅＝16.1〜36cm² 4＝長さ×幅＝36.1〜80cm² 5＝長さ×幅＞80cm²			
2.深さ	1＝指で押しても白くならない紅斑が健康な皮膚上にある 2＝表皮，または真皮まで及ぶ分層創傷の皮膚欠損 3＝皮下組織の損傷や壊死を伴う全層創傷の皮膚欠損．それより下の筋膜に及ぶ場合も含むがそれを越えないこと．分層創傷と全層創傷が混合している場合，肉芽組織によって組織が不明瞭な場合も含む． 4＝壊死組織のため不明瞭 5＝広範囲に及ぶ損傷，組織の壊死，筋肉や骨，支持構造の損傷を伴う全層創傷性の皮膚欠損			
3.創辺縁部	1＝不明瞭である．創辺縁部がはっきりわからない． 2＝識別可能で，輪郭がはっきりわかる．創底に付着している． 3＝輪郭がはっきりしており，創底に付着していない． 4＝輪郭がはっきりしており，創底に付着していない．下に巻き込んでいる．肥厚． 5＝輪郭がはっきりしており，繊維化，瘢痕化または角質増殖（角質層の肥厚）が見られる．			
4.ポケット	1＝長さが2cm未満のポケットがある． 2＝創辺縁部の50％未満の範囲に，2〜4cmのポケットがある． 3＝創辺縁部の50％を超える範囲に，2〜4cmのポケットがある． 4＝4cmを超えるポケットがある． 5＝トンネルおよび／またはsinus tract（瘻孔）がある．			
5.壊死組織のタイプ	1＝なし 2＝白／灰色の死んだ組織，および／または密着していない黄色い壊死組織． 3＝ゆるめに付着している黄色い壊死組織． 4＝付着している柔らかな黒い壊死組織． 5＝強く付着している固く黒い壊死組織．			
6.壊死組織の量	1＝なし 2＝創面の25％未満 3＝創面の25％〜50％ 4＝創面の50％〜75％ 5＝創面の75％〜100％			

図2-7 (つづき)

項目	評価	/点数	/点数	/点数
7.滲出液のタイプ	1＝なしまたは，血性 2＝漿液血液混合．希薄で水様，淡い赤色またはピンク色． 3＝漿液性．希薄で水様，透明． 4＝膿様．希薄なものから濃厚なものまである．不透明な褐色か黄色． 5＝濃く，不透明な黄色か緑色の液で，悪臭を伴う．			
8.滲出液の量	1＝なし 2＝微量 3＝少量 4＝中等量 5＝多量			
9.創辺縁部の皮膚の色	1＝ピンク，またはその人の正常な肌の色． 2＝明るい赤色および／または指で圧迫すると白くなる． 3＝白または灰色あるいは色素脱失． 4＝暗赤色または紫色で，指で圧迫しても白くならない場合もある． 5＝黒または強い色素沈着．			
10.周辺組織の浮腫	1＝創辺縁部がわずかに硬くなっている． 2＝創辺縁部からの距離が4cm以内の周辺組織に指で圧迫しても陥没しない浮腫が見られる． 3＝創辺縁部からの距離が4cm以上の範囲まで，指で圧迫しても陥没しない浮腫が広がっている． 4＝4cm以内の周辺に指で圧迫すると陥没する浮腫が見られる． 5＝創辺縁部からの距離が4cm以上の範囲で，捻髪音を発するかまたは指で圧迫すると陥没する浮腫が見られる．			
11.周囲組織の硬結	1＝創の周りがやや硬い． 2＝創辺縁部からの距離が2cm以内の周辺組織が硬結している． 3＝2～4cm以内の周辺組織の50％未満が硬結している． 4＝2～4cm以内の周辺組織の50％以上が硬結している． 5＝4cmを超える範囲まで硬結が広がっている．			
12.肉芽組織	1＝皮膚損傷なし．または，分層創傷． 2＝明るい，牛肉のような赤色．創の75％～100％を埋めているか，あるいは組織の過形成が見られる． 3＝明るい，牛肉のような赤色．創の25％～75％未満の範囲を埋めている． 4＝ピンク，くすんで黒みがかった赤色，またはその組み合わせ．創の25％以下を埋めている． 5＝肉芽組織が形成されていない．			
13.上皮形成	1＝創は100％健康な上皮で覆われている． 2＝創の75％～100％未満を覆っている．あるいは創内部に延びている上皮組織が0.5cmを超える． 3＝創の50％～75％未満を覆っている．あるいは創内部に延びている上皮組織が0.5cm未満である． 4＝創の25％～50％未満を覆っている． 5＝創の25％未満を覆っている．			
点数合計：				
署　　名：				

褥創状態経過記録表
（Pressure Sore Status Continuum）

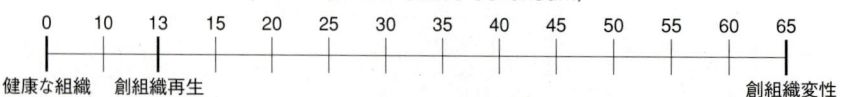

```
0   10  13  15  20  25  30  35  40  45  50  55  60  65
|---|---|---|---|---|---|---|---|---|---|---|---|---|
健康な組織  創組織再生                              創組織変性
```

合計点数をライン上に×印で記入し，印の下に日付を書き込んで下さい．×印を記入した所に点数と日付を記入していけば，一目で創組織の再生または変性が判断できます．

Copyright : Barbara Bates-Jensen, 1990. 訳：徳永恵子，大岡みち子 (Illinois, USA)

出典／日本看護協会認定看護師制度委員会創傷ケア基準検討会編：褥創ケアガイダンス〈創傷ケア基準シリーズ1〉，日本看護協会出版会，1999，p.94-95．

図2-8 ● PUSH

PUSHツール（バージョン3.0）

患 者 名：＿＿＿＿＿＿＿＿＿＿＿＿＿ 患者ID＃ ：＿＿＿＿＿＿
褥創の部位：＿＿＿＿＿＿＿＿＿＿＿＿＿ 日 付 ：＿＿＿＿＿＿

指針：褥創を観察し測定します．潰瘍の表面積，滲出液，ならびに外見に基づいて創部の分類を行ないます．これらの創部の特性について各々にサブスコアを記録します．それぞれから得られたサブスコアを合計して総スコアを得ます．時間経過にしたがって測定した総スコアの比較を行なうことで，褥創が改善されているものか悪化しているものかを示すことができます．

長さ×幅	0 0cm²	1 ＜0.3cm²	2 0.3-0.6cm²	3 0.7-1.0cm²	4 1.1-2.0cm²	5 2.1-3.0cm²	サブスコア
		6 3.1-4.0cm²	7 4.1-8.0cm²	8 8.1-12.0cm²	9 12.1-24.0cm²	10 ＞24.0cm²	
滲出液の量	0 なし	1 少量	2 中等度	3 多量			サブスコア
主な組織	0 閉鎖	1 上皮組織	2 肉芽組織	3 黄色壊死組織	4 黒色壊死組織		サブスコア
							総スコア

長さ×幅 ：センチメートル定規を使って，潰瘍の最大長（頭尾方向）と最大幅（横方向）を測定します．それら2つの値の積をとり（長さ×幅），表面積の推定値を平方センチメートル（cm²）で求めます．
　［注意］想像で値を求めないでください．必ずセンチメートル定規を用いて，長さを計測する際には同じ方法を用いるようにしてください．
滲出液の量：ドレッシング材（ガーゼ）を取り除き，創部に薬剤を塗布する前に滲出液（ドレナージ）の量を推定します．滲出液の量は「なし」「少量」「中等度」「多量」で推定します．
主な組織 ：これは，創底に存在する組織のタイプのことです．4点は黒色壊死組織が存在する時，3点は量にかかわらず黄色壊死組織あるいは黒色壊死組織が存在する時，2点は創は清浄化され肉芽組織で被われている時，1点は上皮が再生（上皮化）している時，0点は創が閉鎖した時と判断します．

・4点―黒色壊死：黒色もしくは茶色の組織が創部床もしくは潰瘍の縁部にしっかり付着していて，周囲の皮膚よりも硬い場合もあれば柔らかい場合もある．
・3点―黄色壊死：潰瘍床に黄色あるいは白色の組織が，糸状もしくはしっかり付着している．
・2点―肉芽組織：光り，湿ったつぶ状の外見をしたピンク色もしくは牛肉の赤い色のような組織．
・1点―上皮組織：創部表面の創縁もしくは部分的に新しいピンクもしくは赤い皮膚がもとの表面を覆っている．
・0点―閉鎖／再生：新しい組織が創部全体を覆っている．

バージョン3.0；1998年9月15日
©National Pressure Ulcer Advisory Panel

出典／日本看護協会認定看護師制度委員会創傷ケア基準検討会編：褥創ケアガイダンス〈創傷ケア基準シリーズ1〉，日本看護協会出版会，1999，p.98.

1）意欲を失わずに日常生活活動が行えるための援助

　看護師は，患者が残存した姿勢機能を最大限に発揮できるための方法を検討して援助する．また，上肢の骨，関節，筋肉が障害されていなければ，ベッド周囲の物品の置き方の工夫で，ある程度一人で用事を済ませることができる．他人の手を借りる機会が多いと，落ち込んだり，自尊感情が低下しやすくなるので，できるだけ患者が身の回りのことを一人でできるように工夫する．

　上肢が使用可能な患者であれば，電動ベッドを利用することもできる．また，手術後のギプス固定や牽引のために体位変換が困難な患者であれば，行動拡大の見直しを伝えながら励ましていく．患者は，それまで自分で行えてきたことを他人に依存しなければならないことに抵抗感を抱き，遠慮して頼まないことが多い．

　患者自身でできることは，残存機能を生かすために患者自身にやってもらうが，患者ができないことや援助を求めていることについては快く引き受け，援助する．

　また，臥位で長時間過ごすと，視界が狭いことから刺激が少なくなる．手鏡を利用するなどして外の景色が見えるように工夫することも，意欲を低下させない工夫の一つである．

2）褥瘡を予防するための援助

　自力で体位変換ができない場合には，褥瘡を予防するために，看護師によって体位変換が行われる．体位変換は最低2時間に1回は必要だが，皮膚の状態や褥瘡発生リスクの高さ，疾病，治療による制限などで間隔は異なる．

　褥瘡を発生させないように皮膚の状態をよく観察し，体位変換の間隔を決めていく．また，仰臥位での良肢位（図2-9）を保つようにするが，病変部位に支障がなければ，側臥位時には，30°側臥位（図2-10）をとると大転子や腸骨の除圧がされる．栄養状態を良好に保つことや，皮膚の湿潤環境を改善することも褥瘡の発生を予防する．

3）廃用性変化を予防するための援助

　座位や立位の保持ができないことは，様々な日常生活に大きな影響を及ぼす．家事はもちろんのこと，日常生活活動すべてに介助が必要となり，社会的役割を果たすためにも大きな制約を抱えることになる．そしてさらに，このような状態に，運動不足や不安による食欲不振など様々な要素が加わり，廃用性変化を起こし，生命活動にも影響が及ぶようになる．

図2-9 ●仰臥位

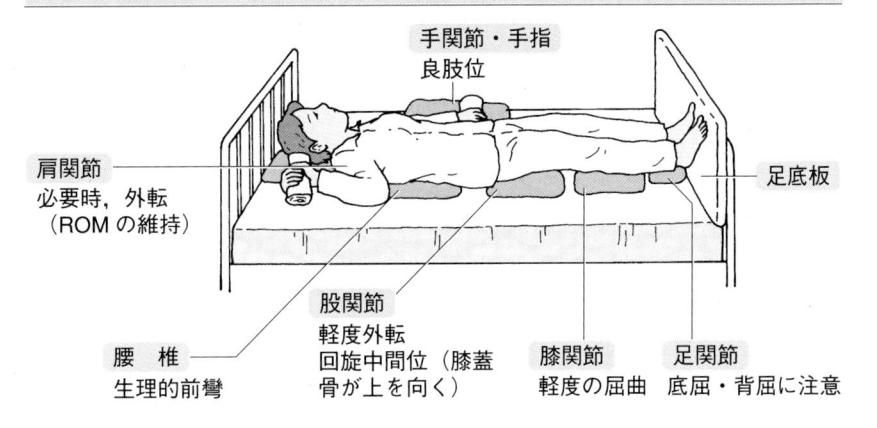

手関節・手指
良肢位

肩関節
必要時，外転
（ROMの維持）

足底板

腰椎
生理的前彎

股関節
軽度外転
回旋中間位（膝蓋骨が上を向く）

膝関節
軽度の屈曲

足関節
底屈・背屈に注意

図2-10 ● 30°側臥位

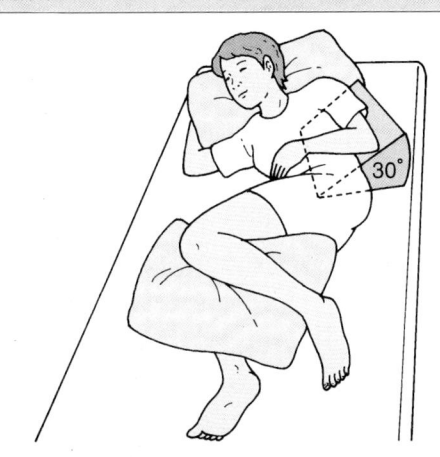

30°

　可能であれば下肢の伸展挙上運動や，大腿四頭筋等尺性運動，プッシュアップ運動を患者自身に行ってもらう．また，自分でできなければ，関節の拘縮予防と筋肉の萎縮防止のために，看護師が動かしてもよい関節や筋肉の他動運動を実施する．

4）不安，ストレスを緩和するための援助

　患者は，体位変換困難や生活範囲の縮小があることに対して不安や不満があっても，ストレートに表現しないこともある．たとえば看護師の援助に不満や怒りを表したり，自分が最優先されないと不満を述べたり，ほかの患者から看護師が呼ばれても，自分を置いていかないでほしいという場合などである．看護師はふだんの援助のなかから，患者が不安や不満を抱いていないかを観察する．もし不安や不満がみられる場合には，患者がストレスや不安，不満を十分に表出する場があったのか否かを考え，じっく

り患者の不安や不満を聴いたり，時には患者の怒りのはけ口となる役を買って出ることも必要である．

C 歩行困難

歩行困難とは，何らかの原因によって歩行が不能であったり，跛行（はこう）などのために自力でのスムーズな移動に困難が生じた状態をいう．跛行とは，左右の対称性が失われた歩行異常を指す．

この症状は，移動機能の担い手である下肢の骨，関節，筋肉に障害が生じた結果として起こる症状である．また，姿勢機能や作業機能と協働して運動機能を形成しているため，運動機能全般の障害へとつながり，日常生活活動（ADL）困難の一因となる症状である．

1 歩行困難の要因

歩行困難の要因には，移動機能の担い手である下肢の骨，関節，筋肉の疾患や，生活，労働，スポーツ中の事故，過度に使用されたことによる筋肉の断裂や，骨折後のギプス固定や牽引療法によるものなどがある．また，運動機能に関係する痛みや，脊椎の手術などで姿勢機能が発現できない場合，そして神経から筋肉への指令の伝達が不能な場合にも歩行困難は生じる．

足底の皮膚感覚が鈍い場合や，足のアーチ（土踏まず）の形が変形していると，バランスが崩れて歩行困難になることがある．また，脳・神経機能の障害によっても歩行困難は生じるが，これについては別巻『脳・神経機能障害』を参照されたい．

2 歩行困難のある人のアセスメント

歩行困難のある人では，患者が日常生活や社会生活を不自由なく送ることができ，自己実現を果たすのに必要な援助を明らかにするために，①歩行困難の原因と程度，今後の見通しの把握，②歩行困難による日常生活，社会生活への影響の把握，③ストレスの表出の有無の把握，などについてアセスメントを行う．

1）歩行困難の原因と程度，今後の見通しの把握

歩行は，セルフケアに必要な生活の場における移動手段である．私たちは，排泄，入浴などを，それぞれの目的に応じた場で行っている．したがって，どの程度まで自力で移動できるかということは，生活の自立に大きくかかわってくる．

歩行困難の程度の把握のために，歩行困難の原因，長期に及ぶか否か，移動の自立性がどの程度確保されているかを確認する．移動機能のうち，歩行中の体重支持ができるのか，歩行のための力の発現ができるのかを確認し，歩行が可能か否かを把握する．

　安静の必要性があったり，痛みから体重の支持ができないために，歩行困難がある場合には，杖や歩行器，車椅子などを使用すると体重の支持が可能になる．また，移動機能に関連した痛みや疼痛のために使用しないことに起因する下肢の筋力低下がある場合，事故などで神経が切断され，筋力の発現が困難である場合は，歩行困難の期間は長期的になったり，車椅子による歩行の代行が必要となる．

　歩行が可能であれば，スムーズな歩行か，跛行か，自力でどのくらいの距離を移動できるのか，杖や装具が必要なのかを確認する．跛行は，移動機能の担い手のどの部分が障害されているのかを示す場合も多く（表2-1），どのような跛行であるかを観察することも大切である．

　ふだん何気なく行っている歩行だが，一度障害されると，そのメカニズ

表2-1 ● 異常歩行（跛行）の種類と原因と特徴

種類		特徴	原因
逃避性跛行		疼痛を避けるための歩容異常　浮状跛行と滞留跛行がある	疼痛
	浮状跛行	疼痛のある側の接地は短時間で，健側の足を急に出す	下肢の疼痛，坐骨神経痛
	滞留跛行	患肢側の接地を長くし，歩行時の疼痛を軽減するように一歩一歩，歩行する	下肢の骨折
麻痺性跛行		麻痺のために歩容に異常をきたす．原因により中枢神経麻痺または末梢神経麻痺による異常歩行に分類される	中枢神経麻痺または末梢神経麻痺
	痙性跛行	尖足位で股関節を内転，内旋位にして両下肢を交差させるはさみ歩行をする	中枢神経障害（脳性麻痺，脳卒中など）
	末梢神経麻痺による異常歩行	麻痺筋の分布により跛行の形が異なるポリオ（急性灰白髄炎），腓骨神経麻痺では足関節背屈筋の麻痺により下垂足となり，膝を高くもち上げるように歩くので鶏歩行となる	末梢神経障害
失調性跛行		つまずきやすく上体が左右，前後によろめき，千鳥足のように歩く	小脳障害，前庭器官の障害
墜落性跛行		歩行時肩が下がる	一側下肢の短縮，股関節外転筋（中殿筋）の機能不全がある場合
	硬性	短い方の足で立つと，そちら側の方に骨盤が下がる	一側下肢の短縮
	弾性（軟性）	患側下肢で起立すると反対側の骨盤が下降し，バランスをとるために上体が患側に傾く状態（トレンデレンブルク現象）	先天性股関節脱臼，内反股で股関節外転筋（中殿筋）の機能不全がある場合

ムがいかに複雑で精巧か，転倒しないで前に進むことがいかに難しいかに気づくことが多い．歩行の安全性を観察し，障害物を避けることができるか，方向を自由に転換できるかといった歩行の柔軟性も含めてアセスメントする．

安全性の把握に必要な情報として次のことを確認する．

歩行は安定しているか，障害物は避けられるか，段差を乗り越えられるか，方向転換は安定しているか，振り向きができるか，人通りの多い所を移動できるか，滑った場合やよろけた場合に立ち直りができるか，転倒の可能性を患者自身が自覚しているか，などである．

歩行困難があっても代行用具により機能が補われることで，日常生活や社会生活に十分対応できることも多いので，車椅子などの代行用具が必要か，他者の介護が必要か，交通機関を利用できるか，を確認する．また，歩行困難が長期に及ぶ場合には，代行用具を使用していく場合が多いため，車椅子の貸与など，利用できる福祉制度の情報が得られているかを確認する必要がある．

2）歩行困難による日常生活，社会生活への影響の把握

歩行困難があっても，生活環境の工夫や車椅子などの代行用具の使用による移動手段の工夫で，患者の自己実現のニーズが達成されることが多い．歩行困難により日常生活や社会生活にどのような影響が及んでいるかについて情報収集し，歩行困難が患者の自己実現のニーズ達成の妨げとなっていないかを把握する．

歩行は目的があって行われるものである．目標の時間に目的地まで到着することができるかという視点は，移動の実用性を評価するために必要である．そこで実用性の把握について，時間に間に合うか，移動目標に到達できるか，患者の行きたい場所はどこか，歩行可能な持続時間はどれくらいか，などについても情報収集する必要がある．

歩行の能力が低下した場合は，ほんの小さな段差や障害物でも転倒することがある．また逆に，手すりが設置されていたり，凹凸がないというだけで移動能力が最大限に発揮されることもある．移動能力に見合った移動環境であるかどうかという視点から，段差の有無，手すりやスロープの有無，床は滑らないか，柔らかくないか，凹凸はないか，目的地までに混雑が予想される場所を通るか，などについて情報収集する必要がある．

患者が行っている歩行困難への対処の工夫について確認し，その方法の実用性や安全性をアセスメントする必要がある．

3）ストレスの表出の有無の把握

　歩行による移動ができないために，生活の自由と自立が奪われることもある．他者の手を借りないと環境の変化が得られないということは，大きなストレスとなる．

　患者がどのような不安や不満をもっているのかを把握するために，患者が不安や不満を表出できているか，患者の不安や不満はどのようなものか，移動を含め，日常生活で患者を支えてくれる人はだれか，などを確認する．

3 歩行困難のある人の看護

　歩行困難のある人に行われる看護には，①日常生活を自立して行うための援助，②移動方法の指導，③転倒を予防するための援助，④歩行困難による廃用性変化を予防するための援助，⑤不安，ストレスを緩和するための援助，などがある．

1）日常生活を自立して行うための援助

　歩行困難があることで障害されている日常生活活動について知り，必要とされている援助を行う．意欲の低下や廃用性変化を予防するために，できるだけ，患者ができることは患者自身に行ってもらうとよい．その場合には，患者が安心して動作ができるように，見守ることも大切である．たとえば，看護師がそばにいて，倒れそうになったらすぐに支えてもらえるとか，立ち上がるときに必要であれば支えてもらえるなど，患者が安心して行動できる態勢づくりである．また，日常よく使用する物品の配置の工夫をすることも一つの方法である．

　患者が遠慮なく必要な援助を求められるように，日頃からのコミュニケーションを円滑にすることも大切である．また，廊下や入口の広さなど，生活環境のわずかな違いで，移動が行いやすくなる場合も多い．患者の日常の生活を観察し，不自由さや不安を感じている施設，設備，居住環境について聴きながら，できるだけ改善する．

2）移動方法の指導

　歩行は日常生活活動や社会生活の目的を達成させるために行われることが多い．そのため，歩行が不可能である場合や，可能ではあっても，疼痛や転倒などの危険があり安全に行えない場合，移動に時間がかかり，目的とする行動を達成できない場合などには，移動方法の工夫が必要となる．移動に時間がかかる場合には，早目に移動を開始するといった工夫ができないかを相談していく．

下肢・体幹機能の障害がある場合には，車椅子の使用を考慮する．また，歩行中の体重支持に障害がある場合には，歩行器や杖を使用した歩行を指導する．股関節，膝関節に障害があり体重を支持できない場合には，下肢装具を使用することで下肢の体重支持機能が代行でき，歩行が安定する．

　歩行器や杖，装具は，支持基底面を広くして安定した歩行をすること，腰や股関節への荷重吸収，変形の防止や矯正を目的として使用するので，患者の下肢の状態に適したものが医師により選ばれる．

(1) 車椅子の使用

　歩行のための力の発現障害があれば，上肢の運動機能を利用した車椅子による移動を習得する必要がある．車椅子には様々な種類があり，上肢の運動機能も低下している場合には，ボタンを押すと発進・停止が可能な電動車椅子を使用するなど，患者の全身の機能を考慮して代行手段を選ぶ必要がある．

　患者が使用方法に慣れるまでは観察が必要である．車椅子の操作はできても，疾病や治療の影響で車椅子への移乗が行えない場合もあり，看護師2名で車椅子への移乗を介助する．

(2) 歩行器の使用

　歩行器には，ピックアップ式歩行器，キャスター付き歩行器，ローレーター型歩行器などの種類がある（図2-11）．

　ピックアップ式歩行器の使い方は，両手で歩行器の手すりを持ち，健側の手すりを前に出し，床に歩行器の杖先が着いたら，足を前に出し，姿勢が安定したら，次に患測の手すりを前に出し，床に歩行器の杖先が着いたら，足を前に出す．左右交互にこれを繰り返していく．図2-11では左足から進む場合を示した．

(3) 杖の使用

　杖には様々な種類がある．支持基底面確保の代行のための杖には，T字型杖，3点支持杖，4点支持杖などがある．立位保持の代行のための杖としては，松葉杖（木製松葉杖，前腕支持金具付き松葉杖，上腕三等筋支持松葉杖），ロフストランドクラッチ，アンダーアームクラッチ，エルボークラッチなどがある（図2-12）．

　杖を使用する場合は，患者に適した長さのものを選ぶ．松葉杖・T字杖の長さの決め方と松葉杖での歩き方を図2-12に示した．杖を使用するときは，歩き方を説明し，正しく安全に使用されているか否かを観察する．松葉杖は，腋窩部に直接体重がかかることで橈骨神経が圧迫され，麻痺を生じることがある．そのため松葉杖を使用するときは杖と腋窩の間に2～3横指の隙間をつくり，上腕によって胸部に押しつける．

　松葉杖の使い方が不適切だと，腋窩の皮膚に損傷を起こす危険がある．

図2-11 ●歩行器の種類

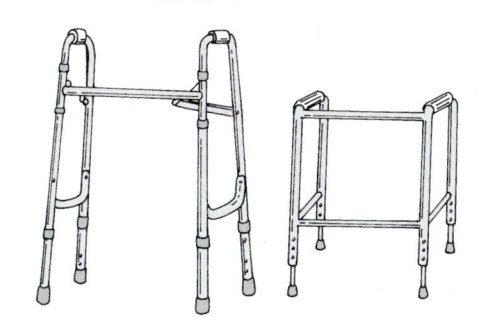

ピックアップ式歩行器

ピックアップ式歩行器を使った歩き方

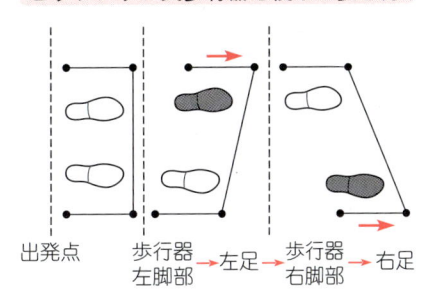

出発点　歩行器左脚部　→左足　→歩行器右脚部　→右足

キャスター付き歩行器

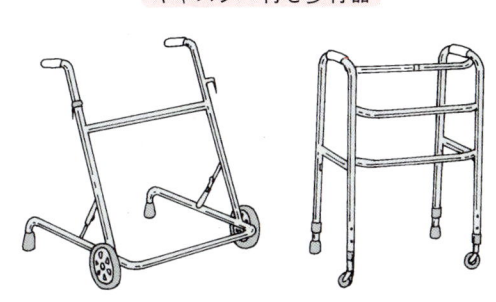

ローレーター型歩行器

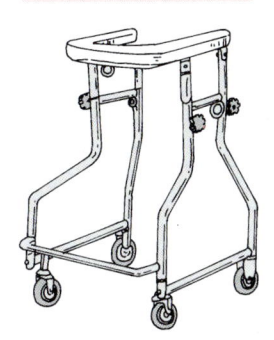

　立位時には，杖に腋窩で体重をかけていないか，上肢に圧迫部位や発赤，筋肉痛がないか，医師から許可された範囲での荷重が行えているか，荷重による下肢関節の疲労がないかを観察する．必要な観察事項を伝え，患者もこれらに気をつけて杖を使用できるようにする．

　杖使用時は両手が使えるように，リュックやショルダーバッグを肩からたすき掛けにして持つようにする．杖歩行に慣れるまで，歩行の際には患者の患側に立ち，いつでも患者を支えられるようにする．そして少しずつ歩行距離を伸ばしていくようにする．松葉杖を使用する場合には，上肢と腹筋，背筋の筋力増強訓練を行う（図2-13）．

(4) **下肢装具の使用**

　下肢装具には，骨盤帯付き硬性長下肢装具，ばね付き長下肢装具など，様々な種類がある（図2-14）．股関節，膝関節に障害があり，体重を支持できないため下肢装具を使用している場合は，正しく安全に装着されているか否かを，立位時，歩行時，歩行後に観察する．患者には必要な観察事項を伝え，患者も自分で観察できるようにする．

　生活上の注意としては，しゃがみ動作が困難になるので，洋式トイレやテーブルと椅子を使用するなど，洋式のライフスタイルにしてもらう．ま

図2-12 ● 杖の種類・長さの決め方・歩き方

杖の種類

① ② ③
松葉杖
①木製松葉杖
②前腕支持金具付松葉杖
③上腕三頭筋支持松葉杖

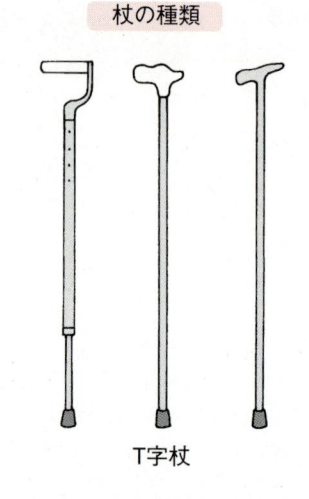

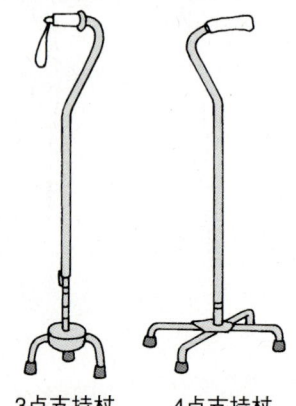

T字杖　3点支持杖　4点支持杖

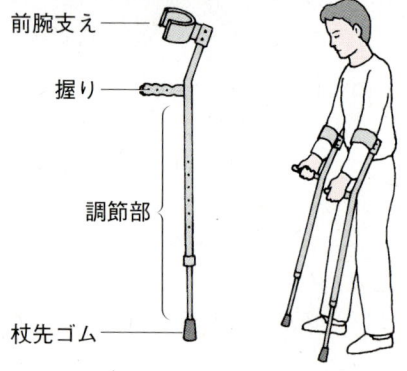

前腕支え
握り
調節部
杖先ゴム

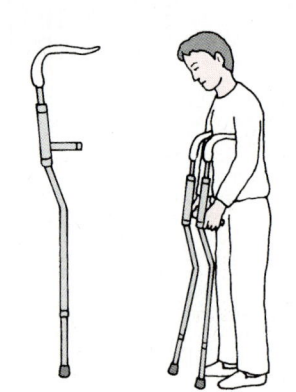

ロフストランドクラッチ　アンダーアームクラッチ　エルボークラッチ

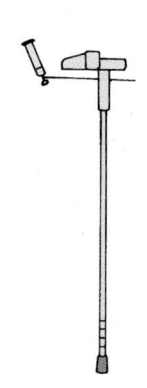

杖の長さの決め方

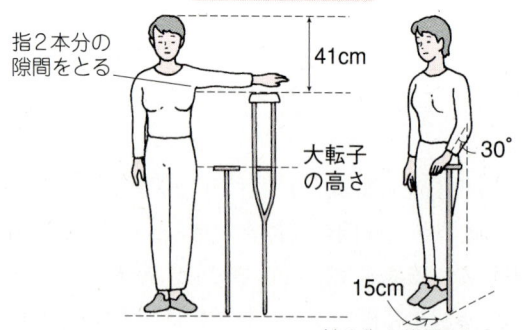

指2本分の隙間をとる
41cm
大転子の高さ
30°
15cm
杖の先を体側15cm外方，15cm前方に置き，肘を30°屈曲して握れる高さにする

松葉杖での歩き方

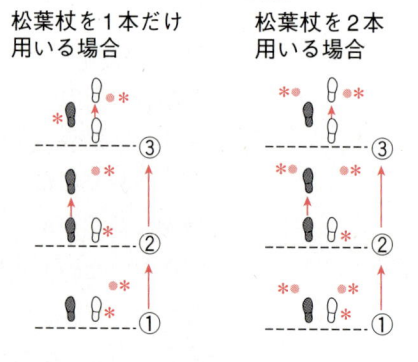

松葉杖を1本だけ用いる場合　　松葉杖を2本用いる場合

健足　患足　●松葉杖　＊体重のかかる所

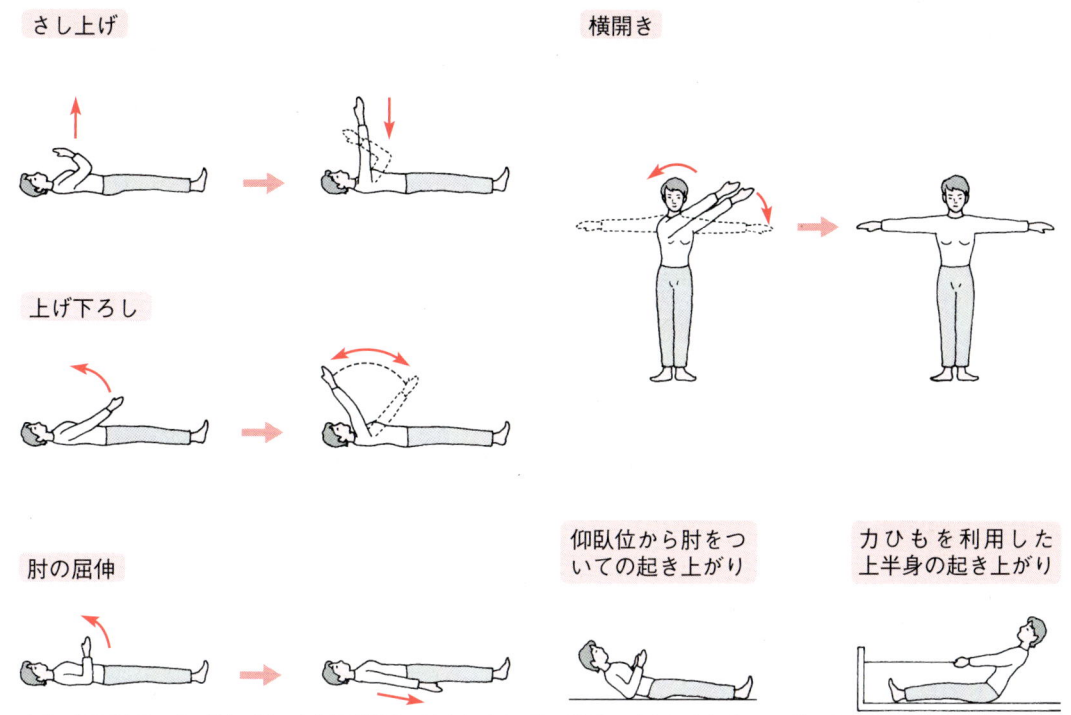

図2-13 ● 松葉杖を使用するための上肢・腹筋・背筋の筋力増強訓練

さし上げ

横開き

上げ下ろし

肘の屈伸

仰臥位から肘をついての起き上がり

力ひもを利用した上半身の起き上がり

出典／前原澄子，野口美和子監：身体運動機能の障害と看護／排尿機能の障害と看護（図説 新臨床看護学全書13），同朋舎，1991, p.178.

た，入浴などで装具をはずす場合には，転倒を避けるため椅子に座るなど，安定した姿勢ではずすよう指導する．装具をはずした後も，手すりや介助者につかまりながら安全に移動する．このような方法を患者自身が知り，身につけられるように学習を支援することも大切な援助の一つである．

3）転倒を予防するための援助

歩行困難がある場合には，転倒が起こりやすい．転倒によって骨折や筋の断裂または治療部位の悪化を生じることがあるので，転倒を予防することが大切である．

患者の歩行の安全性については，アセスメントした事柄をもとに，何が転倒の危険につながるのかを考え，ベッド周囲や病室，廊下の環境を整え，床のすべり具合に注意する．また，障害物があると避けることが難しいので，障害となるようなものを患者の周辺にはできるだけ置かないようにする．

一方で，歩行困難が長期的に続く場合には，患者が自ら気をつけて，障害物を安全に避ける方法を学習することが大切である．それは，入院中であれば医療者が安全な環境を整えてくれるが，家庭や職場などの社会生活

53

図2-14 ● 歩行中の体重支持の代行装具の例と皮膚圧迫部位

骨盤帯付き硬性長下肢装具
- 骨盤帯
- バタフライ
- 肢継手
- 大腿上部カフ
- 外側支柱
- 大腿下部カフ
- 膝継手
- 膝当て
- 下腿カフ
- 足継手
- 靴

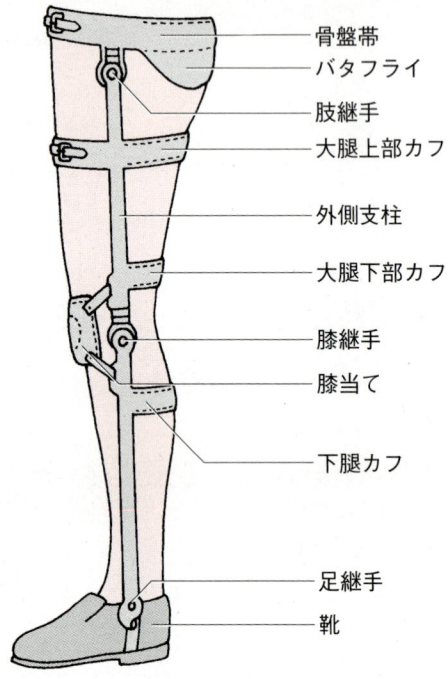

股関節の支持，膝関節の支持，足部の形態の矯正

ばね付き長下肢装具（徳島大式）

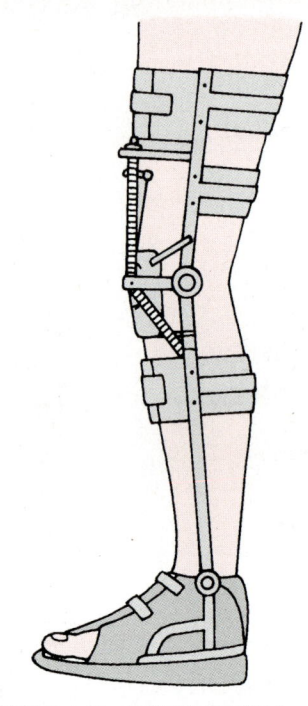

膝関節の支持，足部の形態の矯正

膝折れ矯正用膝装具

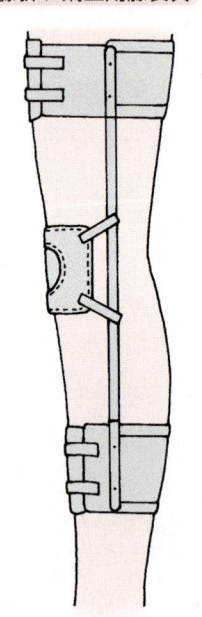

荷重時の膝の屈曲を防止

プラスチックH型膝装具

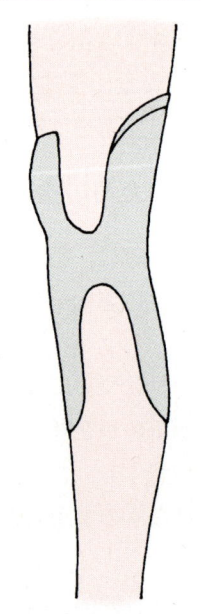

膝関節側方の支持

アーチサポート

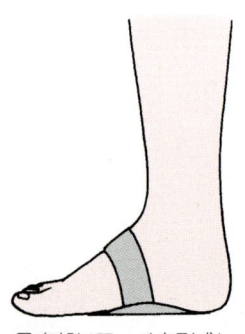

足底部にアーチを形成し，荷重吸収を促進

54　第2章　運動機能障害の把握と看護

図2-14 （つづき）

プラスチック短下肢装具

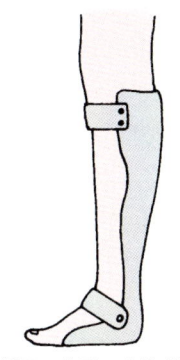

足関節の矯正，荷重の支持（接地の保持）

軟性短下肢装具

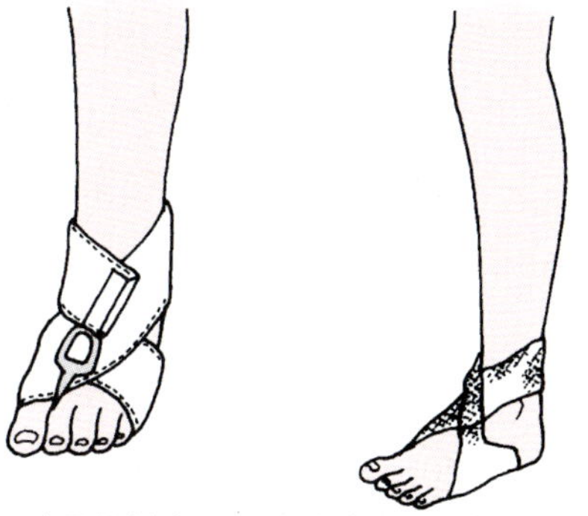

内反足を矯正し，足底接地面を確保

皮膚圧迫部位

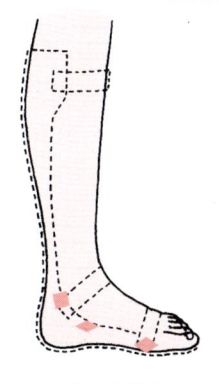

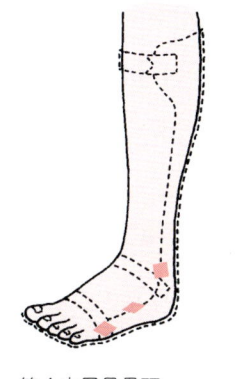

内果，舟状骨，
第1中足骨骨頭

第1中足骨骨頭，
骨底，外果

観察のポイント
◎立位時
・足底全体が床に接地しているか
・股関節，膝関節，足関節に荷重したとき，関節の動揺や痛みはないか
・装着部位の皮膚の圧迫はないか
◎歩行時
・歩行時に痛みや皮膚の圧迫はないか
・つま先や装具の重さで足を引きずっていないか
◎歩行後
・筋肉痛の生じた箇所はないか
・装着部位に発赤や傷はないか

出典／前原澄子，野口美和子監：身体運動機能の障害と看護／排尿機能の障害と看護（図説　新臨床看護学全書13），同朋舎，1991，p.173.

に復帰した場合には，いつも安全な環境が整えられているとはかぎらないからである．そのためにも患者が自ら安全に気をつけなければならないのである．

4）歩行困難による廃用性変化を予防するための援助

歩行困難により，臥床や安静が必要な場合，下肢の骨，関節，筋肉を使う機会が少なくなり，廃用性変化が生じる危険がある．廃用性変化を予防するために，許可範囲や健肢の下肢筋の収縮力を維持し，関節の拘縮予防ができる運動を患者に指導する．

運動の必要性を患者に説明し，理解を得るとともに，日課として取り入れることを勧め，実行の努力を認めて継続を促したりすることが必要である．また，自力での歩行が困難である場合は，他動運動も取り入れ，骨，

筋肉，関節を動かしていく．筋肉の疲労や緊張が強くなることがあるので，状態をみてマッサージを行う．

　呼吸機能障害や消化・吸収機能障害，栄養代謝機能障害などのため2次的に歩行困難が生じる場合がある．そのような場合でも，運動を行わないことで廃用性変化は進み，さらに歩行困難が助長される．しかし担い手の障害はないので，原因となっている機能障害が回復されれば，必然的に歩行困難も改善することが期待される．したがって，他の機能障害のために2次的に歩行困難が生じている場合には，障害されている機能の回復に向けて援助を行うことを優先し，できるだけ早期に歩行が可能な身体状態になり，移動機能を発現できるようにする．

　たとえば，肺疾患などで身体の酸素不足がある場合は，運動訓練よりも原疾患の治療を優先させる．また，消化・吸収機能や栄養代謝機能の障害があり，栄養状態の低下が著しい場合には，栄養の補充のための援助が優先される．なぜならば，運動による体力維持のメリットよりも，体力消耗のリスクのほうが大きいからである．食欲不振がある場合は，運動によって空腹感を感じ，食事摂取量が増えることが期待されるため，運動を無理のない範囲で行うよう勧める．

5）不安，ストレスを緩和するための援助

　健常者の場合，通常は歩行の重要さをあまり意識することなく生活しているが，いったん歩行困難になり，意思どおりに移動できなくなると，日常生活活動や社会生活に影響が出ることで，大きなストレスを感じる．また，将来のことや，歩行困難の原因となっている疾患についても不安を感じるようになる．そのような不安や心配は，患者だけではなく家族も同様に抱いていることが多い．看護師は，患者や家族が抱く不安やストレスの有無や内容，他者に相談できているのか，うまく緩和できているのかなどを，ふだんの生活をとおして観察し，機会をみて思いを傾聴することが必要である．

　骨折や筋の断裂などの治療で，ギプスや牽引，安静を必要とし，歩行困難となっている場合には，治療を続ければ歩行可能となる．このような患者へは，歩行困難の期間がどのくらいになるかを伝えながら励まし，ストレスの表出が周囲にできているかを確認する．また看護師も，患者が歩行困難をストレスに感じているかどうかについて傾聴し，日常生活上，工夫できることがあれば改善していく．

D 把持困難（作業機能の巧緻性の障害）

把持困難とは，つまむ，握るという動作が困難になることであり，作業機能の巧緻性の障害が生じる．

この症状は，作業機能の担い手である骨，関節，筋肉に障害が生じた結果として起こる症状である．また，姿勢機能，移動機能と協働して運動機能を形成しているため，日常生活活動（ADL）困難の一因となる症状でもある．把持困難が障害されると日常生活活動に大きな支障をきたすことが多く，患者の生活の質（quality of life；QOL）が低下しやすい．

1 把持困難の要因

把持困難の要因には，上肢の骨，関節，筋肉の異常や上肢の痛みがある．つまむ，握るという動作は，手のひら，指の骨，関節，筋肉で行われるが，手のひらの向きを変えたり，力を入れたりするときには上腕や前腕の骨，関節，筋肉も協働する．そのため，たとえ手のひらや指に問題がなくても，上腕や前腕の損傷，痛みがあると，手のひら，指の動きも制限されて，把持困難な状況が発生することがある．

つまみ動作は，母指，示指，中指と手のひらが用いられ，握り動作には，母指，環指，小指と手のひらが用いられるが，これらは母指との対立位が保たれていることによって力が発揮される．どの指の欠損があっても把持困難となるが，特に母指の欠損が起きると，つまみ動作，握り動作ともに困難となる．手のひらが損傷されると指先の動きが制限されたり，対象物との適合ができなくなったりするために把持困難が生じる．

また，つまむ，握るという動作には微妙な力加減や指先の感覚が必要になるため，脳・神経機能障害により，脳からの運動の指令が適切でなかったり，神経から筋肉への指令の伝達に困難が生じたり，指先の感覚がはっきりしないときなどは把持困難となる．

2 把持困難のある人のアセスメント

把持困難のある人では，①把持困難の程度の把握，②把持困難の原因と予後の把握，③把持困難が生活活動に与える影響の把握，などについてアセスメントを行う．

1）把持困難の程度の把握

把持困難が利き手側か，利き手でない側の手か，その両方に生じているのかによって巧緻性の障害の程度が異なる．つまみ動作と握り動作のどち

らか一方が不可能なのか，両方とも不可能なのか，把持のための指や手掌がないのか，力が入らないだけなのか，などによっても可能な作業が異なってくる．把持困難による日常生活活動の低下とともに，関節可動域や握力，痛みの程度などの情報を収集する．

2）把持困難の原因と予後の把握

　把持困難となる期間が短期であるのか，長期に及ぶのか，また，つまみ動作と握り動作がどの程度回復できるのかによって，患者に必要な指導や援助の内容が異なる．たとえば，骨折などによって一時的な把持困難が生じている場合は，まず，患部の安静が行われ，その後，筋力を回復するための運動が開始される．

　しかし，事故によって指が欠損したり，神経が切断されて，長期に把持できない状態が続く場合は，必要な自助具を紹介したり，廃用性変化を予防するための援助が必要になる．把持困難が生じた原因から，把持困難の回復の見込みや必要とする期間について，ある程度の予測をすることが必要である．

3）把持困難が生活活動に与える影響の把握

　把持困難は，日常生活活動の低下を生じやすい．困難な動作や不可能な動作は何かを患者に聴いたり，患者の生活を観察して明らかにする．そして，困難な生活状況に対して，必要な自助具が用いられているか，生活上の工夫がなされているかなどを把握する．また，把持困難は，他者による代行や自助具などで困難な状況を解決できることも多い．把持困難となっている手の機能維持や回復のための運動が不足していると，廃用性変化が生じることがある．廃用性変化の予防をしているか否かについても患者に聴く必要がある．

　そのほか，把持困難の期間の長さによって，患者の社会生活の影響が異なる．長期にわたる場合は，失業して収入がなくなったり，介助者を雇うための費用などの支出が増えたりして，経済的な負担が増えることがある．

3 把持困難のある人の看護

　把持困難のある人に行われる看護には，①日常生活を自立して行うための援助，②日常生活に必要な介助を安心して受けるための援助，③手の廃用性変化を予防するための援助，④把持困難による不安を緩和するための援助，などがある．

1）日常生活を自立して行うための援助

　把持困難により日常生活活動が低下した患者には，様々な自助具が用いられる．食事動作では，把持しなくても手にスプーンを固定できたり，握りやすくしたり，握らなくても持ち上げられるコップなどがある．このような自助具を把持困難の程度に合わせて選択し，患者に紹介することで，患者が自分で食事をすることが可能となる．また，自助具を使わなくても，口や足を使って行う方法を指導することで可能な動作が増える．

　利き手側の把持困難が生じ，それが長期化する場合には，利き手交換が必要になる．利き手ではないほうの手を急激に使うことで，筋肉疲労による痛みなどが生じやすいので注意する．

　理学療法や作業療法を受けている場合，患者の訓練室での様子や訓練内容などを聴き，患者が日常生活で訓練の成果が発揮できているかという視点で，患者の日常生活を見つめてみることも必要である．患者は自分ではできないと思い込んだり，うまくできないのを人に見られることで恥ずかしさを感じたりして，能力を発揮できないことがある．患者の把持困難の程度を客観的に判断できる看護師が，患者の生活を整えることが大切である．

2）日常生活に必要な介助を安心して受けるための援助

　自助具や生活上の工夫では解決できないような日常生活上の困難は，他者の介助を受けなくてはならない．患者が必要なときに介助を安心して求められるように環境を整えることが求められる．たとえば，ナースコールを握らなくても押せるような形態にしたり，患者が声をかけやすい雰囲気をつくることが必要である．また，介助は，患者の日常生活のやり方を尊重して行うことが大切である．

3）手の廃用性変化を予防するための援助

　マッサージや他動運動，筋力維持のための運動などが日常生活に取り入れられるように指導する．手背や指の浮腫が生じている場合は，お湯と水に交互につける交換浴を行うことも効果的である．

　痛みによる把持困難は，骨折による痛み，筋肉の痛み，リウマチなどによる関節の痛みなどによる．患部の安静が必要な場合以外は，痛みの緩和を図るとともに，無理のない範囲で行うように説明する．

4）把持困難による不安を緩和するための援助

　把持困難によって社会的役割を果たすことができないと，失業や，他者

に家事の代行をしてもらう必要が生じることがある．失業や他者による家事の代行は，患者の生きがいの喪失や自尊心の低下を招きやすい．失業したり，家事の代行を有料で他者に依頼する場合には，収入の減少や家計の支出の増加による経済的な不安も生じやすい．そのため，福祉との連携を図り，患者に有用な公的制度についての情報を提供する．

　把持困難が長期化することによって患者が人生の目標を変更しなくてはならなくなった場合は，そのことを納得するまでに時間がかかることがある．患者のつらい思いを傾聴し，前向きな気持ちになるまで見守ることが大切である．また，患者がどのような生活を送りたいと考えているのかについての情報も収集し，実現可能な方法を一緒に探したり，紹介したりすることも必要である．

E　網羅性の低下（網羅性の障害）

　網羅性の低下とは，上肢の外転・内転，外旋・内旋，回内・回外が困難な状態をいう．作業目標に手のひらを近づけることができないために巧緻性が発揮されず，日常生活で様々な困難が生じる．

　この症状は，作業機能の担い手である骨，関節，筋肉に障害が生じた結果として起こるものである．また，姿勢機能，移動機能と協働して運動機能を形成しているため，日常生活活動（ADL）困難の一因となる症状でもある．

1　網羅性の低下の要因

　網羅性の低下の要因には，肩関節から手首までの骨，関節，筋肉に異常がある場合や痛みがある場合，神経から筋肉への指令の伝達困難などがある．また，脳・神経機能の障害により脳からの指令が適切でない場合は，不自然な手の動きになり，作業目的を果たすことができなくなる．

2　網羅性の低下のある人のアセスメント

　網羅性の低下のある人では，①網羅性の低下の程度の把握，②網羅性の低下の原因と予後についての把握，③網羅性の低下による影響の把握，などについてアセスメントを行う．

1）網羅性の低下の程度の把握

　網羅性の低下が，片腕か，両腕か，利き腕側かなどにより，日常生活困難の程度が異なる．また，網羅性には，肩関節や肘関節の可動域が大きく影響している．肩関節はからだのなかで最も広い可動域をもつ関節であり，

肘関節は，回内・回外という下肢にはない動きが可能な関節である．これらの関節の動きにより，手の位置を微妙に調節し，複雑な動きが可能になる．そのため，関節に異常が起きると網羅性は大きく障害されるので，関節可動域について把握する必要がある．

網羅性を発揮するには，腕の自重と，把持したものを持ち上げるための上肢の筋力が必要である．上肢の筋力の状態や筋力発現時に痛みが生じないかについて把握しておく．

2）網羅性の低下の原因と予後についての把握

網羅性の低下が一過性であるのか，長期に及ぶのかによって，患者に必要な指導や援助が異なる．また，網羅性の低下の原因が，骨折のような予後のよいものか，関節リウマチのように徐々に網羅性が低下していくものなのかについても把握する．

3）網羅性の低下による影響の把握

上肢の動きの困難さは，遠くの物を取ることに対しては，移動機能を用いたり，日常生活を工夫したりすることで，ある程度解消される．しかし，自分で自分にさわることができる範囲が狭くなって日常生活に支障が生じることに対しては，自助具を用いたり，日常生活の工夫をしてもなかなか解消されにくい．時には他者からの介助を必要とすることもある．患者が網羅性の低下により，日常生活上で，どのようなことに困難を感じているかについて情報を収集する．

また，網羅性の低下によって上肢の運動量が減少し，廃用性変化を起こすことがあるので，患者の上肢に，筋肉の減少や血行不良による冷感，変色などがないかを観察する．患者の廃用性変化の危険性への認識と，予防のための知識の有無を把握することも必要である．

網羅性の低下は，時に巧緻性の低下を伴うことがある．治療による固定・安静が必要になったり，筋力が十分に発揮されなかったりするためである．手作業が中心の職業をもった患者の場合には，失業する可能性もある．患者の社会生活や収入への影響についても把握する．

3 網羅性の低下のある人の看護

網羅性の低下のある人に行われる看護には，①日常生活を自立して行うための援助，②日常生活に必要な援助を安心して受けるための援助，③上肢の廃用性変化を予防するための援助，④網羅性の低下による不安を緩和するための援助，などがある．

1）日常生活を自立して行うための援助

　網羅性の低下には，リーチャーとよばれる自助具が用いられることが多い．この自助具は，関節リウマチの患者などによく用いられており，カーテンを閉めたり，足元のシーツを手元に引き寄せたりするのに都合がよい．使用法は練習して体得する必要があるので，患者がうまく使えるようになるまでは，介助や指導が必要である．

　関節リウマチのような関節可動域の低下による網羅性の低下のある人は，日常生活の様々な場面で困難が生じる．患者の困っていることを，日常生活の観察だけでなく，患者自身に話してもらい，確認して援助していくようにする．

　上肢の骨折や脱臼などの場合は，上肢の固定・安静のために網羅性が低下するものの，片手だけの場合が多いため，日常生活活動の低下はそれほど大きくはない．ただし，治癒までの期間は数か月かかることがあるので，片手で日常生活活動が行えるような方法を指導する必要がある．

　重症筋無力症や筋ジストロフィーなど，筋肉の変性が起きる疾患では，筋力の発現が困難なために網羅性が低下する．このような場合には，腕を反対側の手で下から支えるようにして動作を行うことや，上肢をテーブルにのせて，腕の自重を支えなくてもいいようにして作業をすることなどを指導するとよい．

2）日常生活に必要な援助を安心して受けるための援助

　巧緻性の障害と同様に，網羅性の障害の場合も，自助具の使用や日常生活上の工夫だけでは自立できない動作がある．このようなときは，他者からの介助を気兼ねなく受けられるようにすることが大切である．患者が援助を求めやすい雰囲気をつくるとともに，患者が介助を求めていないか，常に注意を払うことが大切である．

3）上肢の廃用性変化を予防するための援助

　上肢の廃用性変化を予防する運動を指導する際には，安全に運動が行われるように患者にとって適切な運動量や，運動中と運動後に注意すべき症状についても説明する．

4）網羅性の低下による不安を緩和するための援助

　網羅性の低下が長期に及ぶ場合や巧緻性の低下を伴う場合は，患者の社会生活に多くの影響が及ぶことがある．一生，不自由な生活をしなくてはならなくなった場合や，人生の目標をあきらめなければならなくなった場

合は，精神的ショックが大きくなる．このようなときには，患者のつらい思いや不安を傾聴し，共感的態度で接する必要がある．

F 日常生活活動（ADL）困難

日常生活活動（activities of daily living；**ADL**）**困難**とは，一人で日常生活活動が行えなくなり，行う場合には努力を要する状態をいう．この症状は，運動機能に障害が生じた結果として起こるものである．

日常生活活動とは，身の回りの動作（食事動作，整容動作，更衣動作，トイレ動作，入浴動作），生活関連動作（炊事，洗濯，掃除，買い物，乗物利用），移動動作，コミュニケーション，生活の管理活動などをいう（図2-15）．特に移動動作，コミュニケーション，生活の管理行動は，身の回りの動作や生活関連動作の基盤となる活動である．

1 日常生活活動困難の要因

日常生活活動困難は，姿勢機能障害，移動機能障害，作業機能障害が単独かあるいは組み合わさって起こる．また，これら3つの機能に影響を及ぼす運動機能に関係する痛み，廃用性変化も日常生活活動困難の原因となる．

姿勢機能が障害されると日常生活活動に必要な体位や臥位の形成と保持

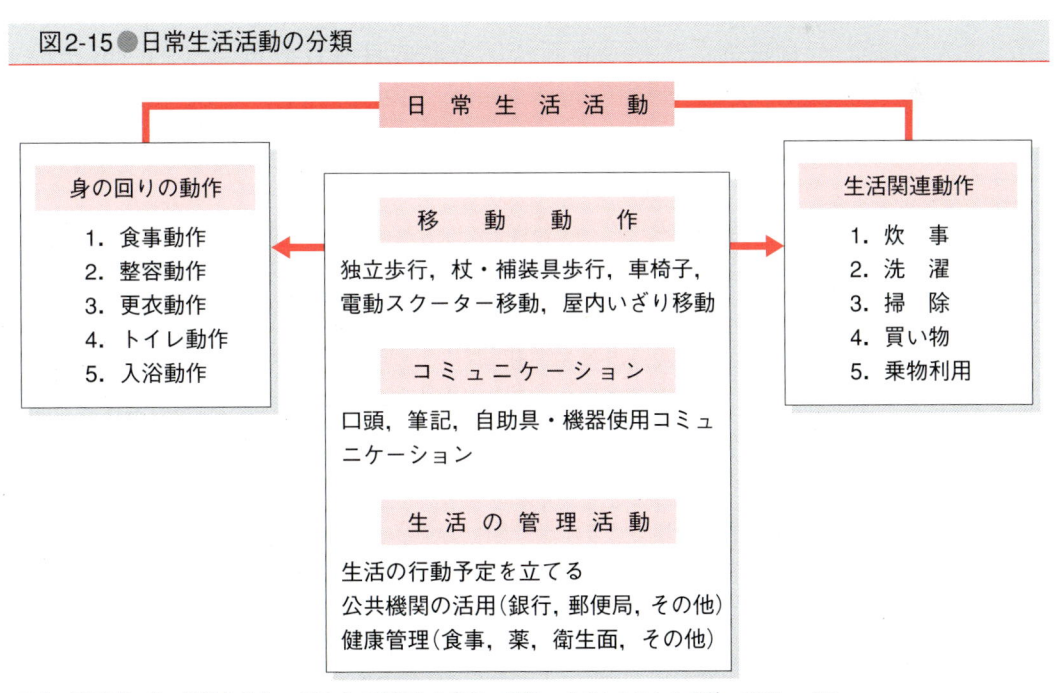

図2-15 ● 日常生活活動の分類

日常生活活動

身の回りの動作
1. 食事動作
2. 整容動作
3. 更衣動作
4. トイレ動作
5. 入浴動作

移動動作
独立歩行，杖・補装具歩行，車椅子，電動スクーター移動，屋内いざり移動

コミュニケーション
口頭，筆記，自助具・機器使用コミュニケーション

生活の管理活動
生活の行動予定を立てる
公共機関の活用（銀行，郵便局，その他）
健康管理（食事，薬，衛生面，その他）

生活関連動作
1. 炊事
2. 洗濯
3. 掃除
4. 買い物
5. 乗物利用

出典／斉藤宏，他：姿勢と動作；ADLその基礎から応用，新版，メヂカルフレンド社，2000, p.180.

が困難となる．

　移動機能が障害されると，排泄，入浴などの目的に合わせた移動動作が行えなくなるため，身の回りの動作や生活関連動作に支障が生じ，日常生活活動を行う場所や方法の変更が余儀なくされる．

　作業機能が障害されると，手の網羅性の確保や巧緻性の確保が障害されるため，物を取る，つまむなどの細かな動作が障害される．その結果，身の回りの動作，炊事，洗濯，掃除などの生活関連動作や，指・手掌を使った合図や動作，ジェスチャー（例：手招き，じゃんけん，ピース）などのコミュニケーションが困難になる．

2　日常生活活動困難のある人のアセスメント

　少しでも患者の生活の質が高められ，かつ廃用性変化が起こらないよう考えて援助を行うために，①日常生活活動困難な状況の把握，②日常生活活動困難な原因の把握，③患者が行っている工夫とその効果についての把握，④ストレスや不安の有無についての把握，などについてアセスメントを行う．

1）日常生活活動困難な状況の把握

　日常生活活動がどの程度困難なのかについて，日常生活を観察しながら，身の回りの動作，生活関連動作，移動動作，コミュニケーション，生活の管理活動の視点から情報収集を行う．

　日常生活活動の評価には**機能的自立度評価法**（Functional Independence Measure；**FIM**，図2-16）や**バーセル・インデックス**（Barthel Index；**BI**，表2-2），**カッツ・インデックス**（Katz Index，図2-17）などの評価表がよく使用される．

　FIMは，セルフケア，排泄コントロール，移乗，移動，コミュニケーション，社会的認知などの能力を7段階のスケールで評価する方法である．

　BIは，食事，車椅子からベッドへの移乗，整容，トイレ動作，入浴，歩行，階段昇降，着替え，排便コントロール，排尿コントロールの10項目を評価する方法である．満点が100点なので自立度が把握しやすい．

　カッツ・インデックスは，入浴，更衣，トイレへ行く，移乗，尿便禁制，食事の6項目を評価する方法で，リウマチ患者や慢性疾患，片麻痺患者の日常生活活動チェックによく用いられる．

　評価表は，日常生活活動困難の程度が点数で把握できるという利点があるが，不十分な点もある．大切なことは，実際に患者がどのように日常生活活動を行っているかを観察することである．

　患者には家庭や社会での役割がある．家庭での役割や社会参加をとおし

図2-16 ● 機能的自立度評価法（FIM）

レベル			
		7 完全自立（時間，安全性を含めて）	介助者なし
		6 修正自立（補装具使用）	
	部分介助	5 監視	介助者あり
		4 最小介助（患者自身で75％以上）	
		3 中等度介助（患者自身で50％以上）	
	完全介助	2 最大介助（患者自身で25％以上）	
		1 全介助（患者自身で25％未満）	

（セルフケア）
　　A．食事　　　　　　　箸／スプーンなど
　　B．整容
　　C．清拭
　　D．更衣（上半身）
　　E．更衣（下半身）
　　F．トイレ動作

（排泄コントロール）
　　G．排尿コントロール
　　H．排便コントロール

（移　乗）
　　I．ベッド，椅子，車椅子
　　J．トイレ
　　K．浴槽，シャワー　　浴槽／シャワー

（移　動）
　　L．歩行，車椅子　　　歩行／車椅子
　　M．階段

（コミュニケーション）
　　N．理解　　　　　　　聴覚／視覚
　　O．表出　　　　　　　音声／非音声

（社会的認知）
　　P．社会的交流
　　Q．問題解決
　　R．記憶

　　　合計　　　　入院時　退院時　フォローアップ時

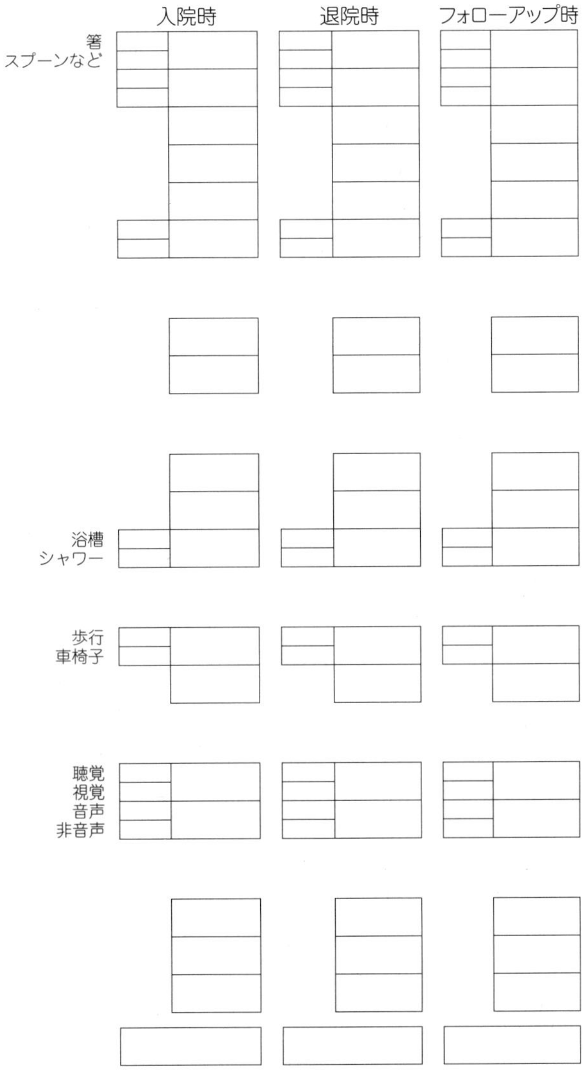

注意：空欄は残さないこと．リスクのために検査不能の場合はレベル1とする．

出典／千野直一監訳：FIM；医学的リハビリテーションのための統一データセット　利用の手引き，原著第3版，慶應義塾大学医学部リハビリテーション科，1991．より，一部改変．

表2-2 ● バーセル・インデックス（Barthel Index；機能的評価）

1）食事	10：自立，自助具などの装着可，標準的時間内に食べ終える 5：部分介助（たとえば，おかずを切って細かくしてもらう） 0：全介助
2）車いすからベッドへの移乗	15：自立．ブレーキ，フットレストの操作も含む（歩行自立も含む） 10：軽度の部分介助または監視を要す 5：座ることは可能であるがほぼ全介助 0：全介助または不可能
3）整容	5：自立（洗面，整髪，歯みがき，ひげ剃り） 0：部分介助または全介助
4）トイレ動作	10：自立．衣服の操作，後始末を含む．ポータブル便器などを使用している場合はその洗浄も含む 5：部分介助．体を支える，衣服・後始末に介助を要する 0：全介助または不可能
5）入浴	5：自立 0：部分介助または全介助
6）歩行	15：45m以上の歩行．補装具（車いす，歩行器は除く）の使用の有無は問わない 10：45m以上の介助歩行．歩行器の使用を含む 5：歩行不能の場合，車いすにて45m以上の操作可能 0：上記以外
7）階段昇降	10：自立．手すりなどの使用の有無は問わない 5：介助または監視を要する 0：不能
8）着替え	10：自立．靴，ファスナー，装具の着脱を含む 5：部分介助．標準的な時間内，半分以上は，自分で行える 0：上記以外
9）排便コントロール	10：失禁なし．浣腸，坐薬の取り扱いも可能 5：ときに失禁あり．浣腸，坐薬の取り扱いに介助を要する者も含む 0：上記以外
10）排尿コントロール	10：失禁なし．収尿器の取り扱いも可能 5：ときに失禁あり．収尿器の取り扱いに介助を要する者も含む 0：上記以外

注：1）代表的なADL評価法である．
　　2）100点満点であるからといって，独居可能という意味ではない．

資料／Mahoney Fl & Barthel DW：Functional evaluation；The Barthel Index. *Maryland State Med J,* 14（2）：61－65, 1965.
出典／小玉敏江，亀井智子編：高齢者看護学，中央法規出版，2003, p.95.

て自己実現を達成している場合も多い．そのため日常生活活動困難の影響により，今まで担っていた家庭や社会での役割がどう変化したかを把握する必要がある．また，今までと同じような役割や社会活動を行うことへの患者の要望の有無や，その方法についても検討する．

また，日常生活活動困難の持続期間を確認する．これは廃用性変化を予防する運動を行う必要性の有無や，困難を改善できるように日常生活活動の工夫について学習する必要性の有無をアセスメントするために必要な項目である．

図2-17 ●カッツ・インデックス（Katz et al., 1963）

ADLにおける自立度の指標は，患者が入浴，更衣，トイレへ行く，移乗，尿便禁制，食事に際して，機能的に自立しているか，依存しているかの評価に基づく指標である．自立・依存の定義を以下に記す．
A：食事，尿便禁制，移乗，トイレへ行く，更衣，入浴が自立 B：これらの機能が，1つを除いて，すべて自立 C：入浴ともう1つを除いて，すべて自立 D：入浴，更衣ともう1つを除いて，自立 E：入浴，更衣，トイレへ行くともう1つを除いて，自立 F：入浴，更衣，トイレへ行く，移乗ともう1つを除いて，自立 G：すべて依存
その他：少なくとも2つは依存，ただし，C，D，E，Fに分類されない 自立とは，下記の事項を除いて，監視あるいは指示，介助なしを意味する．これは実状に基づくもので，能力（可能性）には基づかない．ある活動を患者が拒否する場合，できそうにみえても，行っていないとする．

入浴 (スポンジ，シャワー，タブ)	自立：身体の一部（背中，障害部位）の入浴に介助を要する．あるいはすべてできる 依存：身体の複数部位あるいはタブの出入りに介助を要する，一人ではできない
更衣	自立：戸棚や引き出しから衣類を取り出す；下着，上着，補装具を着ける；ファスナー操作；靴ひもの操作は除く 依存：一人では着られない，一部が着られない
トイレへ行く	自立：トイレへ行く；出入りする；下着を整える；排泄の後始末をする；（夜間，便器の操作） 依存：便器やコモドの使用，トイレ使用に介助を要する
移乗	自立：一人でベッドや椅子に出入りする（機械的支持はあってもよい） 依存：ベッドや椅子の出入りに介助を要する
尿便禁制	自立：排尿，排便は一人で可能 依存：失禁；下剤やカテーテル，便器を必要とする
食事	自立：皿から口へ食物を運ぶ（肉を切ること，パンにバターをつけることなどを除く） 依存：上記に介助を要する；経管栄養

入浴，更衣，トイレへ行く，移乗，尿便禁制，食事について，表の規準で自立か依存かに評価する．それに基づきA～Gに分類する．

出典／中村隆一編：入門リハビリテーション概論．第4版，医歯薬出版，2001, p.126. より一部改変．

2）日常生活活動困難の原因の把握

　日常生活活動困難の原因は，前述したとおり，姿勢機能，移動機能，作業機能の障害と運動に関連した痛み，廃用性変化である．各機能の障害の原因は第1章で述べた．また，脳・神経機能の障害により日常生活活動困難が起こる場合も多いが，それについては『脳・神経機能障害』を参照されたい．

　患者の日常生活を観察しながら，日常生活活動困難が生じている原因，すなわち，障害されている機能と程度についてアセスメントを行い，できるかぎり従来の生活に近づけるように，患者と共に可能な工夫を検討する．

　日常生活活動困難の程度が同じであっても，生活環境によって困難度が

軽減されることもある．病院などの施設に入院している場合には，手すりや自助具があり，手助けが必要なときにすぐに助けてくれる医療者がいる．しかし，療養が長期になり，自宅で生活をする場合には，環境が整備されていないことが多く，そのために日常生活活動を上手に行えないことがある．患者の生活環境について，自宅の構造や自宅周囲の環境，ケアへのサポート体制などを詳しく確認し，どのような日常生活用具や家具・住宅設備，サポート体制が必要であるかをアセスメントする．

3）患者が行っている工夫とその効果についての把握

　姿勢機能，移動機能，作業機能の障害と，運動機能に関係する痛み，廃用性変化があっても，代償行動や工夫によって，日常生活活動困難の程度が高度とならない場合も多い．たとえば肘の拘縮があり，手を口元に持っていく動作ができないと歯みがきや食事が困難となる．しかし，姿勢機能に障害がなければ，体幹を前傾にして，顔を手のほうへ近づけることで，歯みがきや食事は自力で行うことができる場合もある．また，移動機能障害により歩行困難が生じても，車椅子の使用により移動が可能となれば，移動機能障害による日常生活活動困難は軽減される．

　このように患者は，運動機能障害が生じても，日常生活活動困難が最小限で済むように，その人なりの工夫をしていることが多い．したがって，看護師は日常生活活動状況を把握することと同時に，患者が行っている工夫を確認する必要がある．患者の工夫によって日常生活活動困難がそれほど大きくない場合もある．しかし，時には患者の工夫が病変部位の回復を妨げ，痛みや苦痛を伴うこともある．結果的に患者の行っている工夫が回復を妨げるような工夫，痛みや苦痛を伴うような工夫である場合は，患者にとって好ましくないことであり，指導や援助が必要となる．そのため，患者の行動の工夫が，病変部位の回復を妨げ，痛みや苦痛を伴うような工夫になっていないかをアセスメントする必要がある．

4）ストレスや不安の有無についての把握

　今まで一人で身辺のことを行っていた患者が，運動機能の障害によって日常生活活動困難が生じると，生活の不自由さから，いら立ちやストレスを感じることがある．他者の手を借りなくては日常生活活動ができないことから，自尊感情が低下することもある．また，社会生活が困難になった場合には，自己実現が難しくなり，意欲が低下しやすい．

　そのために，日常生活活動困難であることに対する患者の受け止め方や，社会生活への影響，不安，不満，ストレスの有無とその内容などをアセスメントする．さらには，不安，不満，ストレスの表出ができているか，日

常生活活動の工夫をする意欲があるか否かを把握することが大切である．ふだんの患者の気分転換の方法や趣味なども併せて把握すると，ストレスの軽減に役立つことがある．

3 | 日常生活活動困難のある人の看護

　日常生活活動困難のある人に行われる看護には，①日常生活を不自由なく過ごせるための援助，②患者自身が日常生活活動困難を改善できるような生活上の工夫についての援助，③廃用性変化を予防するための援助，④不安，ストレスを緩和するための援助，などがある．

1) 日常生活を不自由なく過ごせるための援助

　患者が日常生活を不自由なく過ごせるように，患者の日常生活活動困難の程度に応じて援助する．援助の仕方は，患者の日常生活活動困難の原因や状況，患者の意向によって異なる．そのため看護師は，どのような援助が必要であるかを患者とよく話し合いながら，援助方法を考える必要がある．

　患者は，今まで一人で行えてきたことを他者に手伝ってもらわなくてはならないことで，遠慮や我慢をしたり，自尊感情が低下する場合もある．患者が日常生活活動困難となる前までの生活をよく聴くとともに，できるだけ患者本来の生活の仕方を大切にしていきたいという看護師側の思いも伝えて，どのような援助を必要としているのかを，患者と確認していきながら援助を行う．

2) 患者自身が日常生活活動困難を改善できるような生活上の工夫についての援助

　アセスメントの項で述べたとおり，様々な生活上の工夫によって日常生活活動困難を改善することができる．患者自身が行っている生活上の工夫により，病変部位の回復が妨げられるようなことがなく，痛みや苦痛を伴わなければ，患者の行動を支持することで患者の自信にもつながる．また，患者自身では行っていないが，改善できそうな工夫があれば看護師が知らせる．

　患者の主体性を尊重するために，患者の工夫への取り組み意欲の有無を確認し，意欲がもてない場合は，その原因や，患者の気持ち，不安などを傾聴する．そして時期を待ちながら，工夫への意欲がもてるように日常生活上のケアをとおして援助していく．

　日常生活活動困難が長期間または生涯続く場合は，移動のための杖，歩行器，車椅子への移乗の仕方，操作方法などについて指導する．作業機能

の障害で，つまみ動作や把持が困難な場合には，排泄などの身の回りの動作を円滑に行うための日常生活用具を紹介し，使用できるよう練習する．日常生活用の自助具には，更衣動作用，手での把握用，食事動作用，調理動作用などの様々な種類がある（図2-18）．

家具や住宅設備の改造が必要な場合には，どのように改造するとよいのか患者や家族と話し合い，補助金が出ることなど，福祉制度の紹介も行う．また，副子の装着や四肢切断・離断のため義肢の装着を行う場合は，副子

図2-18 ● 各種の自助具

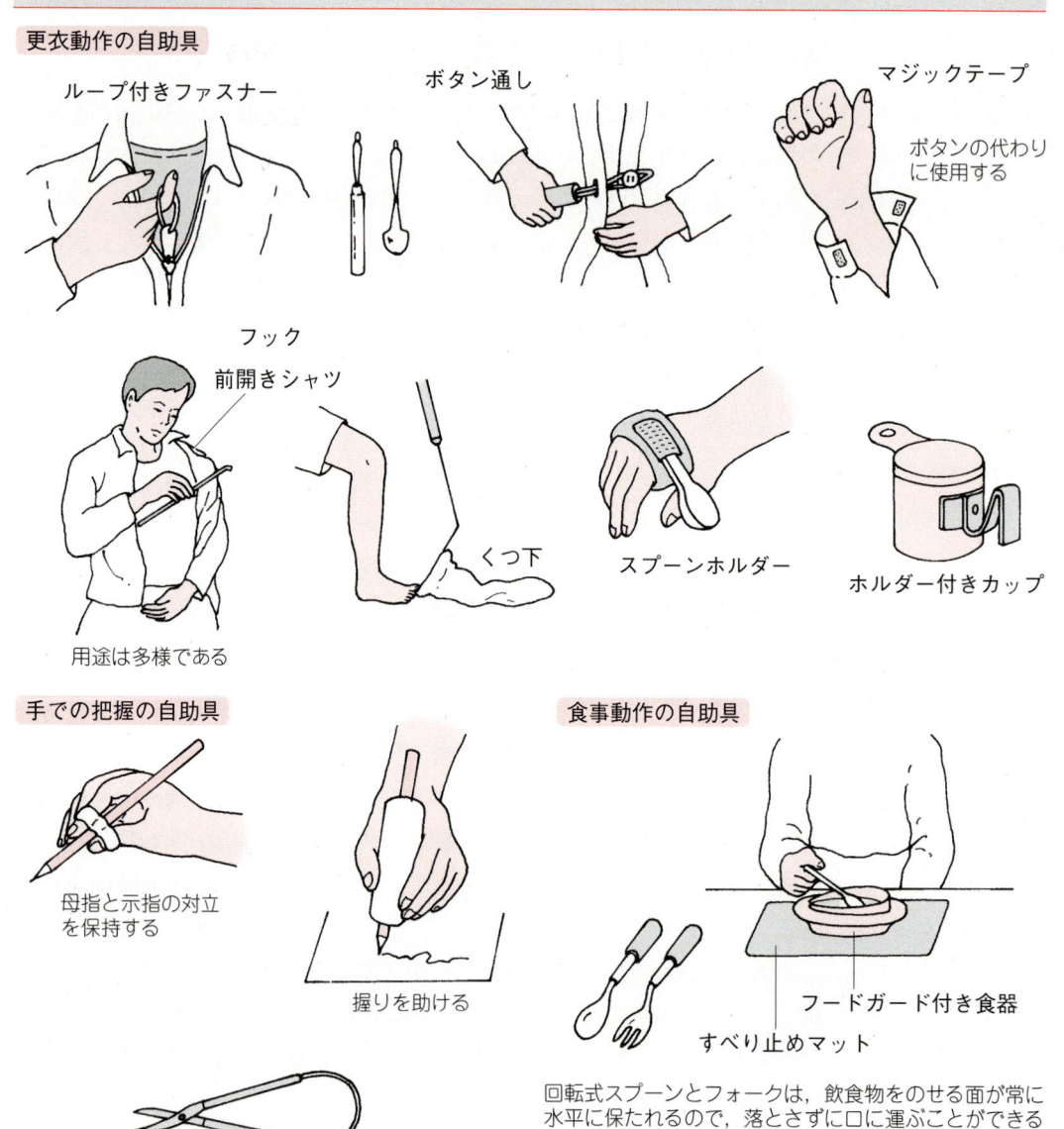

更衣動作の自助具

- ループ付きファスナー
- ボタン通し
- マジックテープ（ボタンの代わりに使用する）
- フック／前開きシャツ／くつ下（用途は多様である）
- スプーンホルダー
- ホルダー付きカップ

手での把握の自助具

- 母指と示指の対立を保持する
- 握りを助ける
- 握力を利用する

食事動作の自助具

- フードガード付き食器
- すべり止めマット

回転式スプーンとフォークは，飲食物をのせる面が常に水平に保たれるので，落とさずに口に運ぶことができる

や義肢の装着や使用の訓練を行い，困難を改善できるよう指導していく（第3章で詳述する）．

3）廃用性変化を予防するための援助

　回復を促進するためには，運動機能障害の病変部の安静保持が重要である．しかし，安静にする必要のない部分まで安静にしていると，骨，関節，筋肉の廃用性変化が生じる（廃用性変化については後述する）．

　廃用性変化が生じないように，病変部位の安静の保ち方，許可されている範囲で適度に身体を動かすことの必要性について説明する．患者が健肢を一人では動かせない場合には，看護師が患者に代わって健肢の他動運動をしたり，日常生活活動を工夫することで病変部位以外の部位が使われるよう指導していく．

4）不安，ストレスを緩和するための援助

　日常生活活動困難であることに対する患者の受け止め方や，社会生活への影響，不安，不満，ストレスの有無とその内容，さらには不安，不満，ストレスの表出ができているか，日常生活活動の工夫をする意欲があるかなどについて，患者の思いを傾聴する．また，家族も患者と同様に，日常生活活動困難になったことによる生活や役割の変化，将来への見通しなどに対して不安やストレスを抱くことが多い．そのため家族の思いも傾聴することが大切である．

　時には，患者は看護師などの医療者に対する怒りで，自分の不安やストレスを表現する場合もある．看護師は患者の行動や表出された感情の裏にある不安やストレスについて考え，患者の抱く思いを十分に表出できる環境をつくるためにも傾聴することが大切である．また，ふだんの患者の気分転換の方法や趣味などを知り，気分転換を促すことも有用である．

　身体のさっぱりした感じを味わい，リラックスしてもらうために，保清などのケアを行うこともある．また，不安やストレスにより眠れていない場合には，十分な睡眠をとり，疲労を回復することや，身体の苦痛症状がある場合には，症状を取り除くことも，不安やストレスを緩和するのに役立つことがある．

G　運動機能に関係する痛み

　運動機能に関係する痛みとは，運動機能の担い手である骨，関節，筋肉に生じる痛みのことである．これらの痛みは，各運動機能の担い手に障害が生じた結果として起こる症状でもある．

これらの担い手に痛みが生じることで，利用が制限されたり，不可能になったりして運動機能障害が起こる．そのため，この症状は運動機能障害の原因になる症状である．

1 運動機能に関係する痛みの要因

運動機能に関係する痛みの要因には，運動機能の担い手に障害が生じた結果として起きた骨痛，関節痛，筋肉痛，坐骨神経痛がある（図2-19）．

1）骨　痛

骨の痛覚は，骨膜，骨髄で最も鋭敏であり，痛覚の神経終末が多く分布する．骨痛の生じる原因で最も多いのは骨折である．骨折することで骨膜や骨髄が刺激され，ズキンズキンと響く重苦しい痛みを感じる．

原発性，あるいは転移性の骨腫瘍は，骨細胞を破壊し，病的骨折が生じやすいために痛みが生じる．また，腫瘍の急速な増大によって，骨髄内や周辺の軟部組織圧が上昇して痛みを感じることもある．

2）関節痛

関節は，2〜3個の骨が組み合わさってできている．骨と骨との間に間隙（関節腔）がある．関節全体は関節包に包まれており，内面にある滑膜から滑液が分泌され，2〜3個の骨が協働して四肢や体幹の動く方向を決定する．

関節の痛覚神経は，関節を動かす筋肉に分布する神経によって支配されている．そのため，筋肉の痛みが関節に現れることもあり，その逆もありうる．関節の痛みは，機序や原因など不明な点が多いが，動きと温度に反応する受容器があると考えられている．

関節痛が生じるのは，以下の機序による．

図2-19● 運動機能に関係する痛みの要因

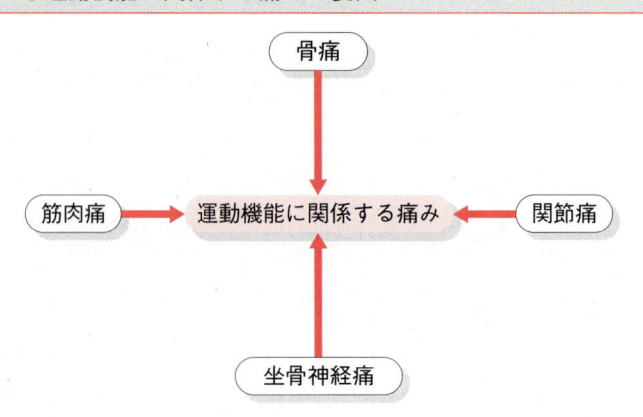

関節組織の変性により関節の構造や機能が変化すると，部分的に負担がかかり，関節軟骨の摩耗，破壊が生じる．その結果，変性・破壊された軟骨が滑膜細胞に貪食され，炎症が起きることで痛みが発生する．また，関節軟骨の摩耗，破壊が起こると関節の適合性の低下が起こり，関節内外の靱帯や靱帯付着部位に強い張力が加わり，痛みが発生する．

　関節の軟部組織の変性のために組織の弾力性が失われ，関節の可動域が制限されると，可動域の制限以上に関節を動かそうとすることにより痛みが生じる．

　また，五十肩（肩関節周囲炎）は，40～50歳代に発生し，激しい肩関節部の疼痛と運動障害を生じる．この場合は肩関節組織の摩耗や破壊はなく，慢性の腱炎，滑液包炎，関節包炎が生じることで肩関節の疼痛が起こる．

3）筋肉痛

　筋肉の損傷により筋細胞が破壊されると，筋の痛覚神経が刺激され，筋肉痛が生じる．筋肉の痛覚神経は，化学物質や電気，温度，圧によっても刺激され，筋肉痛が生じる．また，激しい運動や筋肉の酷使により，筋肉の連続的な収縮が起こると，筋肉の血流がうっ滞し，乳酸が蓄積され，pHが低下する．それによって筋の痛覚神経が興奮し，筋肉痛が生じる．

4）坐骨神経痛

　坐骨神経痛とは，殿部から下肢後面，足部にかけて坐骨神経に沿って痛みがある症候群を指す．痛みの原因は様々であるが，最も多いのは脊柱疾患である．

　坐骨神経痛があると，姿勢機能障害，移動機能障害が生じ，それらは日常生活に大きな影響を与えることになる．

2　運動機能に関係する痛みのある人のアセスメント

　痛みのある患者が，どのように日常生活を調整したらよいかを考え，援助を行うために，①痛みの原因の把握，②痛みの程度の把握，③日常生活活動への影響の把握，④不安・不満の有無についての把握，などについてアセスメントを行う．

1）痛みの原因の把握

　痛みを増強させる要因の有無について情報を得ることが必要である．
　痛みの原因について，痛みを生じさせる疾患や障害の有無，痛みのある部位の発赤や腫脹などの症状の有無，痛みを生じさせる身体の動きはどの

ようなものか，痛みの原因となる既往歴，外傷の有無を確認する．

関節リウマチでは，天気などでも痛みが左右される患者が多い．患者の話を傾聴し，患者が考えている痛みの原因についても話を聴くと，援助の工夫や，患者が援助を必要とする場合の把握がしやすく，患者に適した援助が提供しやすくなる．そのため，患者に，痛みの原因や誘因について確認することは大切である．また，痛みの継続期間や，治療の内容と見通しについても確認する．

2）痛みの程度の把握

痛みは患者自身が感じるものであるため，客観的に評価するのは難しい．苦痛を表現しないことを美徳とする考え方もあれば，ストレスや不安から痛みが増強することもあるなど，必ずしも骨，関節，筋肉の異常の程度と痛みの訴えが一致するとはかぎらない．そのため，患者の言動や炎症の程度などの情報から，痛みの原因や程度を総合的にアセスメントする必要がある．

痛みが慢性的に続く場合は，その程度を患者と共有する手段として疼痛アセスメントスケールを活用する方法がある．疼痛アセスメントスケールには，0〜5，0〜10，0〜100などの範囲の数字により，痛みの強さを示してもらうビジュアルアナログスケールや顔の表情の絵を利用したフェイススケール（Wong-Baker faces scale）がある．また，リウマチや変形性膝関節症で関節痛などがある場合は，薬物を注入した後は痛みが軽減されるが，その後，徐々に痛みが増強して，再び薬物の注入が必要な程度の痛みに増強することがある．

関節リウマチでは，朝はこわばりが強く，動作時の痛みが強いが，昼頃には楽になるというように，一日のなかでも痛みが変化する．このような痛みの程度の変化をとらえることも大切である．

3）日常生活活動への影響の把握

痛みが生じた場合は，人間は本能的に痛みを避ける行動をとろうとする．その場合，体動を少なくし，安静にしていようとする．安静は炎症の拡大を防止し，組織の回復を促すという治療上の目的からも理にかなった行動である．痛みが運動にどのくらい影響しているのかを把握する．

治療のため安静を余儀なくされている場合が多いが，そのために日常生活動作が障害されたり，家庭や社会での役割が十分に果たせなくなることも多い．そのため，患者には生じている日常生活活動の支障や，ニーズを満たすための患者の家庭や社会での役割の発揮が患者の望むとおりに行えているのか，などを確認する．

しかし，骨，筋肉，関節は，身体を動かすことでその構造や能力を維持しているため，安静による廃用性変化という障害も起こることがある．廃用性変化が生じると，骨，筋肉，関節の利用時に痛みが生じる．

痛みは運動機能障害の原因になるだけでなく，運動機能障害の結果，新たな痛みの原因が生まれるという悪循環が起こる．また，体動が困難になることによってセルフケアの不足も生じやすくなり，行動範囲が制限されるため，不安や不満も生じやすくなる．過度に安静を保ったり，行動することに不安を感じて行動を控えていないか，行動制限に対する不安や不満はないかを確認する．

また，痛みの緩和のために患者がどのような対処をしているのかについても確認し，適切な対処であるか否かを判断する必要がある．不適切な対処が行われていると病変部位を悪化させ，痛みを助長することになるので，患者の努力が無効にならないようにする必要がある．

4）不安・不満の有無についての把握

運動機能に関連した痛みがある場合，思うように四肢や身体を動かせないことから，いらいらし，ストレスを感じやすい．どのようなことにストレスを感じているのか，それを表出できているのかを確認していく．

また，動かすことで病変部の痛みが増強することから，動かすことが恐怖となり，過度の安静による廃用性変化が加わり，さらに運動時の痛みが加わることもある．このようなことがないように，治療への見通しがもてているか，動かすことへの不安がないかを確認していく．

3　運動機能に関係する痛みのある人の看護

運動機能に関係する痛みのある人に行われる看護には，①痛みを軽減するための援助，②不安・不満を緩和するための援助，③痛みによる影響の拡大を予防するための援助，④原病の回復を促進するための援助，などがある（図2-20）．

1）痛みを軽減するための援助

運動機能に関係する痛みの軽減の方法には，薬物による鎮痛だけでなく，マッサージや温罨法，冷罨法による痛みの緩和や，疼痛の誘因の除去がある．

運動機能の担い手に痛みが生じると患部の筋肉に緊張が起きる．そして痛みは，患部の筋肉ばかりでなく，全身の筋肉も緊張させやすくする．筋肉の緊張は，痛みを増強させたり，新たな痛みの原因となったりする．マッサージによる血行の促進と筋緊張の緩和は，痛みの軽減に有効である．

図2-20 ● 運動機能に関係する痛みのある患者の看護

```
        不安・不満の緩和
       ／    ↑↓    ＼
      ／     ↓      ＼
 影響の拡大 ← 運動機能に関係する → 痛みの軽減
 の予防      痛みのある患者        への援助
      ＼      ↑       ／
       ＼     │      ／
        原病の回復を促進す
        るための援助
```

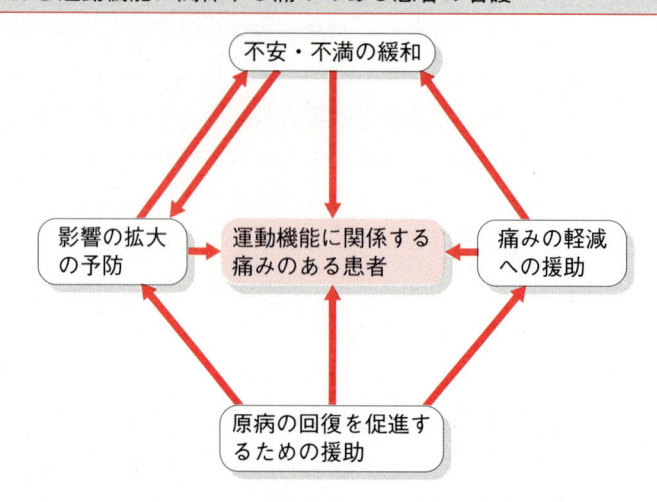

また，温罨法や冷罨法も痛みの緩和に役立つ．

注意したいのは，温罨法，冷罨法には，それに適した使い方と部位があることである．たとえば，外傷時には患部を温めてはならない．炎症を拡大させたり，出血量を多くしたりしてしまうからである．また，関節リウマチの患者は，寒冷刺激により痛みが増強する．逆に入浴などで温まることで痛みが軽減する．いずれの場合も，温罨法・冷罨法の意味を理解したうえで，患者が心地よく感じられるかどうかを確認しながら行うことが大切である．

患部の安静を保ち，治療を促進するために，患部の骨，筋肉，関節の利用を避け，荷重や圧迫などの負荷をかけないように説明する．下肢が患部の場合は，体重を減らす，重い荷物を持たない，松葉杖の使用などについて指導し，疼痛の誘因を除去する．

筋肉の疲労により痛みが増強されるので，運動は適度な範囲で行い，過労にならないように説明する．また，医師の指示によって痛みの原因と程度に応じた薬物を用いる．薬物による鎮痛の程度や副作用を観察し，その痛みに対して適切な薬物か，適切な量かなどをアセスメントする．

2）不安・不満を緩和するための援助

痛みが持続したり，軽減しないと，不安や不満が強くなりがちである．不安・不満によりさらに痛みが増強するということもある．痛みのつらさを表現してもらい，気持ちを理解する．

運動機能障害に関連した痛みは，動かすことで増強する性質もある．そのため，身体を動かすと，また痛みが増強するのではないかという恐怖から，身体を動かすことを制限しがちになる．痛みへの不安を聴きながら，

動かさないことでの廃用性変化などのデメリットを伝え，鎮痛薬や罨法を利用しながら，動かすことへの不安の緩和を図る．

　気分転換を図ることでストレスが緩和されることもあるため，痛みが落ち着いているときには，散歩など，気分転換できるような活動を勧めてみる．自力で移動できない場合や移動に労力を伴う場合は，車椅子やストレッチャーなどで移動を介助する．

3）痛みによる影響の拡大を予防するための援助

　痛みによる影響の拡大を予防するためには，セルフケア不足の解消のための援助，廃用性変化の予防，転倒などの事故予防，良眠への援助，気分転換の提案や実行への協力などがある．

(1) セルフケア不足の解消のための援助

　運動機能が障害されることによって，セルフケアの不足が生じやすい．日常生活活動の介助とともに，患者がどのようなことに不自由さを感じているかを把握して援助する．

(2) 廃用性変化の予防

　痛みが落ち着いたら，自力で可能なことは自分で行ってもらい，運動量を確保する．また，床上での運動やマッサージなどを指導して，日課に取り入れてもらう．

(3) 転倒などの事故予防

　痛みにより注意力や思考力が低下し，転倒・転落などの事故が生じやすい．床には物を置かないようにし，痛みによってじっとしていられないときには，ベッド柵をつけることも必要となる．

(4) 良眠への援助

　痛みにより睡眠が障害され，眠れないことによって痛みがさらに増強する．可能であれば，足浴やマッサージを入眠前に行ってリラックスできるようにする．

4）原病の回復を促進するための援助

　骨，関節，筋肉のいずれかに痛みが生じた場合には，患部を安静・固定し，過度に荷重をかけないことで痛みは軽減する．患部の修復が進んで，ある程度治癒するまでは，動かしたり，負荷をかけないようにする．ただし，関節リウマチなどの場合には寛解している時期であれば，関節の炎症や破壊が強い時期には患部を無理に動かして負荷をかけないほうがよいが，治癒しない場合は痛みを和らげたり，筋力を保持して関節の働きをよりよい状態に保つために，薬物による鎮痛や温罨法による痛みの緩和を行いながら，適度な運動を行う治療がなされる．

H 廃用性変化

廃用性変化とは，長期間運動量が低下した状態（不活動）であるため，骨，関節，筋肉が萎縮したり，褥瘡ができたり，心肺機能の低下，知的精神活動の低下などが起こることをいう．

この症状は運動機能障害の原因になる症状である．また，各運動機能の担い手に障害が生じた結果として起こる症状でもある．

1 廃用性変化の要因

身体運動機能は，一定の運動を続けることで，その機能を維持している．種々の要因によってその運動が減少すると，身体運動機能には廃用性変化が生じる（図2-21）．

(1) 骨

臥床を続けると，機械的刺激がないため，リン酸カルシウムの体外排泄，すなわち骨吸収が骨形成を上回り，骨萎縮が生じる．その結果，骨の強度は低下し，支持力が減少して骨折しやすくなる．

(2) 関　節

図2-21 ● 運動機能の低下とその悪循環

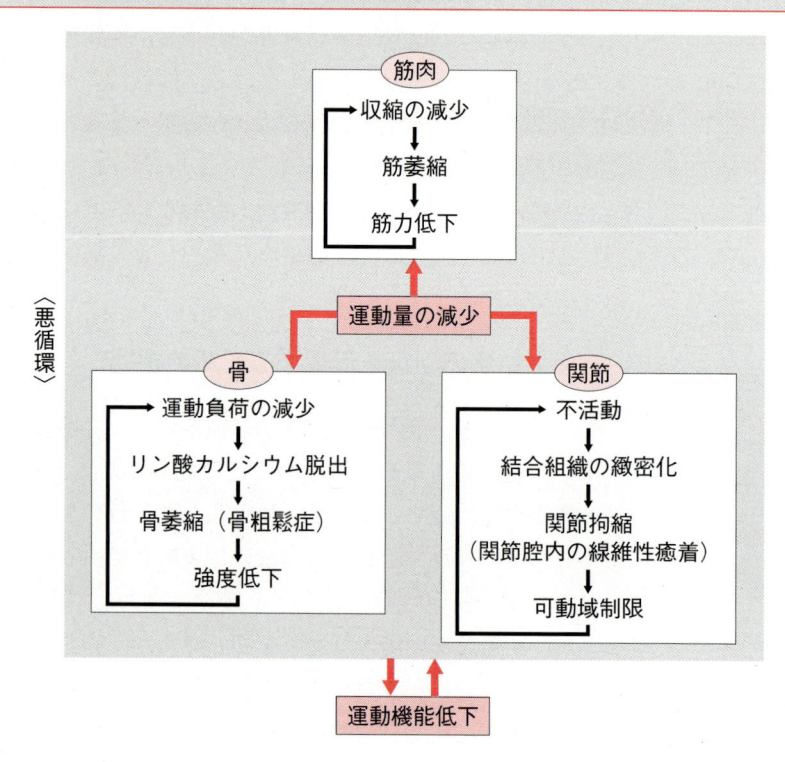

関節の不活動状態は，関節内の滑液の循環障害を生じて4日目には結合組織の増殖を起こし，関節包の狭小化，関節軟骨の変性・壊死とともに，関節拘縮（関節腔内の線維性癒着）が生じる．その結果，不活動状態が2〜3週間続くと関節可動域が制限され，動かすときに痛みが生じるようになる．このことはまた，筋の収縮力の減少にもつながる．

(3) 筋　　肉

筋肉は，まったく使用しないと，構成成分であるたんぱく質が減少し，筋線維の萎縮や短縮が生じる．特に歩行に必要な殿部，大腿，下腿に顕著に筋力の低下が現れる．

多くは，局所の安静が全身の安静を招き，結果的には全身的な廃用性変化を引き起こすこととなる．このような変化は高齢者ほど起こりやすい．

2 廃用性変化のある人のアセスメント

運動量の低下による骨，関節，筋肉の廃用性変化の程度や全身への影響について知り，予防や廃用性変化の回復のための援助について検討するために，①不活動の原因の把握，②すでに生じている骨，関節，筋肉の廃用性変化の程度の把握，③廃用性変化の全身への影響の把握，などについてアセスメントを行う．

1）不活動の原因の把握

廃用性変化を引き起こす不活動の原因を知り，原因の除去や，環境や意識の改善によって，できるだけ不活動を解消することが必要となる．不活動の原因（表2-3）には，骨，関節，筋肉の疾患，脳血管障害後遺症などの疾患，さらにはギプスや副子による固定などの治療，日常生活習慣，痛みなどがある．これらの要因が患者にないか情報を得ていき，原因の除去が可能であるか，不可能な場合は不活動が続く期間の見通しと，廃用性変

表2-3 ● 不活動の原因例

原　因	内　容
疾　患	骨，関節，筋の疾患 神経による指令・伝達の障害 脳血管障害後遺症による高次機能障害など
治　療	ギプス，副子，牽引，切開創，抑制帯，点滴，留置カテーテル，人工呼吸器，鎮静薬，睡眠薬の使用など
日常生活習慣	日常生活のなかでも活動が少ない生活様式 周囲からの役割期待が少ないなど
痛　み	運動機能に関する痛み，癌による痛み，他の身体機能障害を起こす疾患に由来する痛みなど

化の予防や悪化を防ぐための対策を検討する．

2）すでに生じている骨，関節，筋肉の廃用性変化の程度の把握

　どのくらいの期間，不活動であったのかを確認する．外見上，関節拘縮があれば廃用性変化が起きている可能性も高い．関節や筋肉はどのくらい動かせるのか，関節可動域を確認する．また，その際に関節や筋肉を動かすことによって生じる痛み（運動痛）の有無も確認する．骨組織変化については，X線や骨密度検査の結果を確認する．また，自力で起き上がりや寝返りができるのか，日常生活をどのように行っているのかについても観察し，把握する．

3）廃用性変化の全身への影響の把握（図2-22）

　運動量が低下すると，骨，関節，筋肉の萎縮が生じ，運動機能低下や，循環機能，呼吸機能，消化・吸収機能の低下，皮膚の血流障害，易疲労，気力の喪失などが起こり，これらがさらに運動量の減少を招いて悪循環を起こす．やがて生活全般に影響を及ぼし，ひいては生命への影響も現れる．

　看護師は，廃用性変化を予防し，障害の拡大（悪循環）を防ぐため，全身や局所の運動量の増加を図る必要がある．長期に運動しないことで，骨，関節，筋肉の廃用性変化ばかりではなく，呼吸機能や循環機能，精神活動

図2-22● 運動量減少（不活動）が全身にもたらす廃用性変化

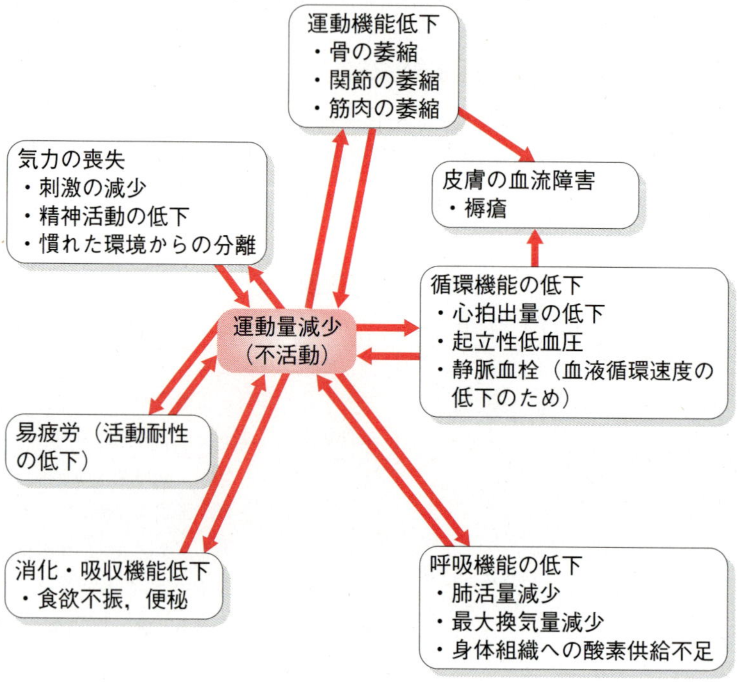

- 運動機能低下
  - 骨の萎縮
  - 関節の萎縮
  - 筋肉の萎縮
- 気力の喪失
  - 刺激の減少
  - 精神活動の低下
  - 慣れた環境からの分離
- 皮膚の血流障害
  - 褥瘡
- 循環機能の低下
  - 心拍出量の低下
  - 起立性低血圧
  - 静脈血栓（血液循環速度の低下のため）
- 易疲労（活動耐性の低下）
- 消化・吸収機能低下
  - 食欲不振，便秘
- 呼吸機能の低下
  - 肺活量減少
  - 最大換気量減少
  - 身体組織への酸素供給不足

（中央：運動量減少（不活動））

も低下する．また，自力で体位変換できない場合は褥瘡も起こりやすくなる．

その際は，各々の状況をアセスメントしつつ，生活のなかで運動量を増加させることができるよう，安全で効果的な増加方法とともに，生活全体に活動性の向上を高める方法を取り入れ，工夫する必要がある．

3 廃用性変化のある人の看護

廃用性変化のある人に行われる看護は，可能なかぎり運動量低下の原因を除去することである．除去できない場合は廃用性変化の予防に努める．そしてすでに変化が起きている場合には，改善のための援助を行う．そのために，①筋萎縮を予防するための援助，②骨萎縮を予防するための援助，③関節拘縮を予防するための援助，④呼吸機能，循環機能，消化・吸収機能の低下を予防するための援助，⑤褥瘡を予防するための援助，⑥すでに生じている運動量低下による障害を改善するための援助，⑦意欲の喪失を招かないための援助，などを行う．

1）筋萎縮を予防するための援助

廃用性の筋萎縮に対する予防は，自分の筋力を発揮して，現有する筋力に見合った一定以上の負荷のある筋収縮を図ることである．そのためには，最大筋力の20～30％の筋収縮が必要となる．筋力の増大には，「張力の増大」と「持久力の増大」があり，高い負荷を与えると張力が増大し，低い負荷で回数を多く行うと持久力が向上する．

関節運動が禁忌の場合（ギプス固定時，関節の術後など）には，関節運動は行わず，筋の廃用性萎縮の予防ができる大腿四頭筋等尺性運動などの等尺性運動が有効である．ただし，筋収縮時に末梢血管が圧迫され，血圧が上昇するため，循環機能に障害のある患者には注意して行う．

2）骨萎縮を予防するための援助

廃用による骨萎縮は，主に骨形成や血中カルシウム（Ca）を骨表面に沈着させる機械的刺激の減少によって生じ，ほかに日光，ビタミンD，食物としてのカルシウムの摂取不足で起こる．食物としてのカルシウム摂取を促し，一定期間内に最大骨量を増加させる（1日600mg以上），また，十分に日光を浴びることを勧める．さらに，軽い運動をして骨に負荷をかけていくことも必要である．

3）関節拘縮を予防するための援助

関節拘縮は，皮膚，皮下組織，靱帯，腱，筋肉などの軟部組織の変化が

関節の不活動（動かしてはいけない）によって生じたものである．

　局所のギプス固定などの治療により動かせない場合には，その固定による治療ができるだけ短期間で終わるよう，正しい固定と安静を保つ．そして治療による固定が終了次第，関節を動かすようにする．

　麻痺などのため自発的に動かせない場合には，自動または他動運動によって関節可動域内で動かす訓練を行う（第3章参照）．

　疼痛を伴う場合には，原因に対応した動かし方が必要である．痛みのある場合には安静にし，疼痛がない場合には症状に合わせて温熱療法，自動・他動運動を行う．

4）呼吸機能，循環機能，消化・吸収機能の低下を予防するための援助

　障害の原因にもよるが，これらの機能低下を予防するためには，できるだけ，過度の安静や長期安静臥床を避けることである．

　骨折などの一時的な障害でも，疼痛やギプスを装着したことで，患者は患部の安静を保つために最初は動きたがらない．看護師からは，運動量の低下が全身の機能低下につながることを説明し，医師から指示された患部の安静を保ちながら，できるかぎり，全身の機能低下が起こらないように，歩行できる場合は歩行し，ベッド上安静が必要な場合はベッドのギャッチアップやベッド上での運動などを行う．

　障害が長期にわたり，寝返りも自力で行えない患者の場合には，看護師が体位変換による姿勢の形成を代行する．また，全身の呼吸機能や循環機能を保持するため他力運動を行う．

　運動量が少ないと食欲も低下するので，おいしく食べる工夫をする．たとえば温かいものは温かくし，冷たいものは冷やして，メニューに応じた適温で食べる．また，移動が可能であれば，ラウンジや食堂など，病室以外の場所で気分転換を図りながら食事をすると，おいしく食べることができる．家族の協力が得られる場合には，食事の時間に一緒に食べることや，患者の好きな食品を持ってきてもらう．患者の嗜好に合う食事であれば食事摂取が進み，栄養状態が良好となり，体力の増強や活動量の増加を期待できる．

5）褥瘡を予防するための援助

　運動量が低下することで局所の血液循環が悪くなる．特に同一部位の圧迫を受けている部分では，血流障害から褥瘡になる場合がある．褥瘡は栄養状態や湿潤状態などの様々な要因が重なって発生するものである．

　褥瘡発生予測スケールなどで定期的に発生を予想しながら，発生しない

ように栄養状態を良好にしたり，湿潤環境を除去するなど，危険な点について改善していく．

自力での体位変換ができない場合は，体圧分散マットを使用したり，看護師によって体位変換をすることが必要である．

6）すでに生じている運動量低下による障害を改善するための援助

骨，筋肉の萎縮，関節拘縮を改善するために，疼痛に配慮し，過度の使用により組織に損傷を与えないように注意しながら，少しずつ運動を行う．

7）意欲の喪失を招かないための援助

運動量が低下すると周囲とのかかわりが少なくなりやすく，環境から受ける刺激も減少する．このため高齢者の廃用性変化では，運動量の低下によって精神活動の低下が起こりやすいといわれている．成人では一般的に精神活動の低下をきたすことはないが，移動機能や姿勢機能が障害されるような場合には，その期間が単調な生活となる．そのため，精神活動や意欲の低下を予防し，生活に張りをもたせ，活動意欲をわかせるための援助が必要となる．

車椅子での散歩，ベッドのままの散歩などにより環境を変化させることや，手鏡などを利用して外の景色を見るなどの援助を行う．また，読書，好きな音楽を聴く，テレビ，ラジオ，医療者や面会者，同室者との会話などでも生活に張りが生じる．

生活に張りをもたせたり，気分転換のための援助として患者と会話を行う場合には，患者が趣味や興味をもてる話題で会話をすると効果的である．

第3章
運動機能障害の検査・治療に伴う看護

1 運動機能の検査に伴う看護

　運動機能が，姿勢機能，移動機能，作業機能の3つに分けられることはすでに述べた．これら運動機能の障害を調べる検査は，運動機能障害に共通する検査，姿勢機能障害を調べる検査，移動機能障害を調べる検査，作

図3-1 ● 運動機能障害と検査

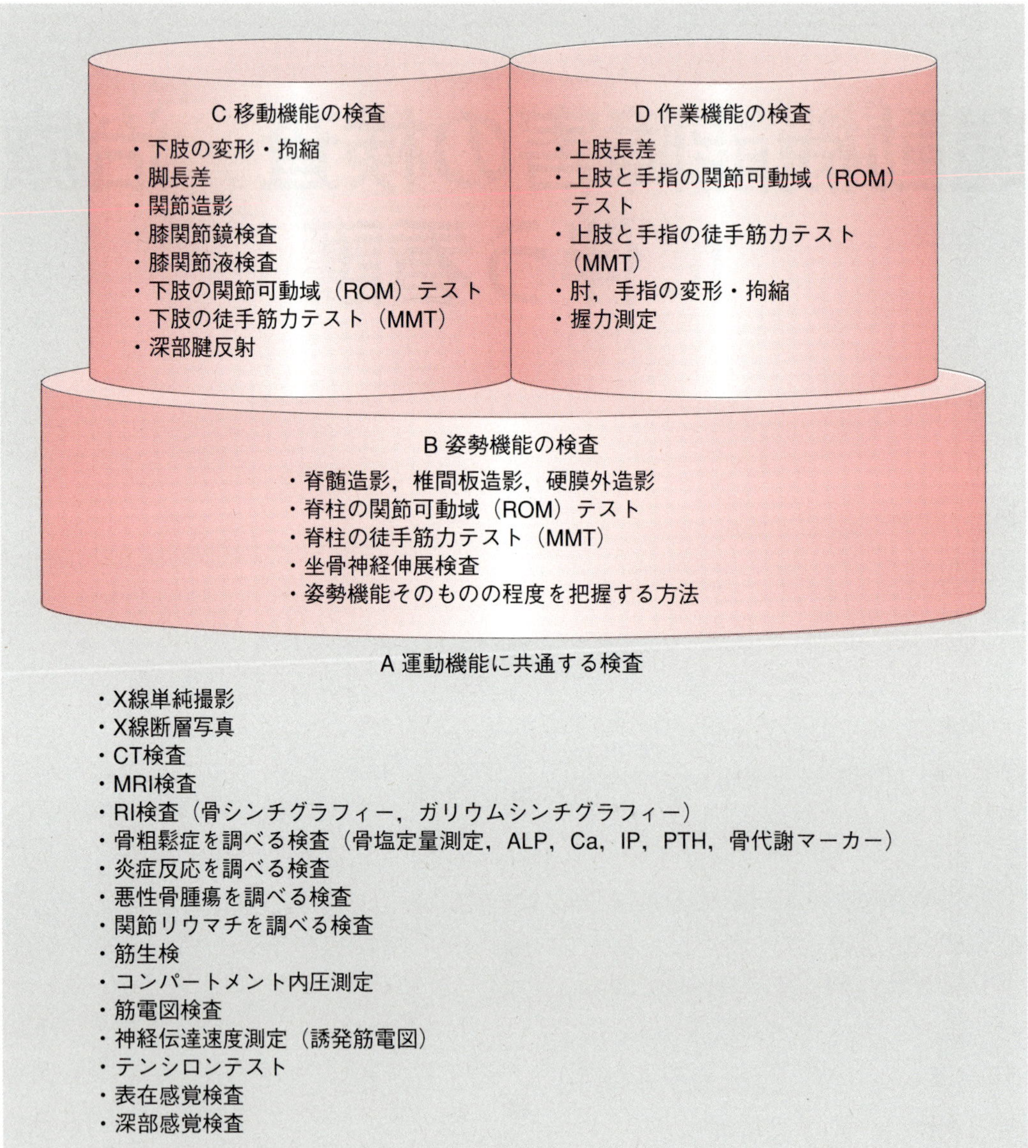

C 移動機能の検査
- 下肢の変形・拘縮
- 脚長差
- 関節造影
- 膝関節鏡検査
- 膝関節液検査
- 下肢の関節可動域（ROM）テスト
- 下肢の徒手筋力テスト（MMT）
- 深部腱反射

D 作業機能の検査
- 上肢長差
- 上肢と手指の関節可動域（ROM）テスト
- 上肢と手指の徒手筋力テスト（MMT）
- 肘，手指の変形・拘縮
- 握力測定

B 姿勢機能の検査
- 脊髄造影，椎間板造影，硬膜外造影
- 脊柱の関節可動域（ROM）テスト
- 脊柱の徒手筋力テスト（MMT）
- 坐骨神経伸展検査
- 姿勢機能そのものの程度を把握する方法

A 運動機能に共通する検査
- X線単純撮影
- X線断層写真
- CT検査
- MRI検査
- RI検査（骨シンチグラフィー，ガリウムシンチグラフィー）
- 骨粗鬆症を調べる検査（骨塩定量測定，ALP，Ca，IP，PTH，骨代謝マーカー）
- 炎症反応を調べる検査
- 悪性骨腫瘍を調べる検査
- 関節リウマチを調べる検査
- 筋生検
- コンパートメント内圧測定
- 筋電図検査
- 神経伝達速度測定（誘発筋電図）
- テンシロンテスト
- 表在感覚検査
- 深部感覚検査

業機能障害を調べる検査に大別される（図3-1）．

　運動機能障害が現れたときは，各機能を主に担っている骨，関節，筋肉や，皮膚，神経伝達経路などの検査が行われ，障害の程度とその原因が明らかにされる．また，運動機能に障害が生じた場合の障害の程度や原因だけではなく，治療の効果を把握する目的でも検査が行われる．

　検査のなかには，苦痛を伴う検査や，準備を誤ると正しい検査結果が得られないものもある．看護師は患者が安全・安楽に検査を受けられるように援助するとともに，正しい検査結果が得られるよう，患者が検査に向けて十分な準備ができるよう援助する必要がある．また，検査時も患者の訴えをよく聴き，患者の動きとそれに伴う症状を把握することも重要となる．

　運動の指令を与える脳の働きに障害がある場合には，運動機能の担い手である骨，関節，筋肉に異常がなく，機能を発現できる状態であっても，その機能は発揮されない．脳からの指令・伝達に関する検査については，別巻『脳・神経機能障害』で詳述しているので参照されたい．図3-1のA〜Dに示した検査項目に沿って，以下に各検査の概要とその看護について示す．

A 運動機能に共通する検査に伴う看護

1 X線単純撮影

　X線単純撮影は，骨，関節の外傷や疾患の診断，治療の経過観察に用いられる．この検査は患者への侵襲も少なく，骨組織はX線吸収がよいため多くの情報を得ることができるのでよく用いられる．

　比較のために健側の病変部に相当する部位の撮影を行ったり，時間経過を追って撮影を行う．また，脊柱や四肢などの部位は動きによって患者の訴える症状が異なる場合もあるため，前屈位，後屈位，回内位，回外位での撮影も行われる．関節内部の軟骨・軟部組織はX線単純撮影では描写されないので，別の検査によって把握する．

　検査時には以下の援助を行う．
①検査の目的と手順を説明し，協力を得る．
②撮影部位に湿布があったり，アクセサリー類を身につけているときや，金属類が付いている衣服を着用している場合にははずす．
③撮影時の肢位保持や体位を変える際，また，移動時には痛みなどの苦痛を伴う場合も多いので，苦痛を最小限にできるよう配慮する．
④撮影部位によって羞恥心を伴う場合もあるので配慮する．
⑤女性の場合，妊娠の可能性の有無を確認する．

2 X線断層写真

骨の内部構造や脊椎の病変など，単純撮影では前後にある組織の重なりで病巣の細部がわかりにくい場合に行う．骨・軟部腫瘍の診断時には欠かせない検査である．

検査時の看護は単純撮影と同様である．

3 CT検査

CT検査（computer tomography）では，人体を横断面から撮影する．障害部位の大きさ，型，性質がある程度判断でき，脊椎・脊髄疾患，骨・軟部腫瘍，股関節疾患，膝関節疾患の診断に利用されている．最近では3次元CTが撮影可能となり，関節の位置関係の把握や，CT血管造影が行われている．CT検査は造影剤を使用することもあるので，その際はアレルギーの既往を確認することが必要である．

① 造影剤を使用する場合には，造影剤使用の既往，その際のアレルギー症状の有無を確認し，副作用の発現に注意する．
② 検査中は正確な画像を得るため，動かないでいることを説明し，検査に協力が得られるようにする．

4 MRI検査

MRI検査（magnetic resonance imaging）では，人体を横断面，矢状面，前額面から撮影する．肩関節，肘関節，膝関節，脊柱，長管骨などの診断に適している．特に縦に長い構造である脊髄の描写に有効である．また，軽度の骨折や大腿骨頭壊死の診断にも使用する．利点は，脊髄の内部構造や，脊髄自体の病変を描出できること，被曝量が少ないことなどである．

(1) 患者の協力を得ながら検査が終えられるための援助

① 検査前に，MRI装置は強い磁場を生じているため，心臓ペースメーカーや人工内耳などの精密な機械を体内で使用している場合には禁忌であることを話し，確認する．
② 検査前には時計，金属類，磁気カードなどをはずしてもらう．
③ 検査中は機械内部の音が大きくてうるさいことや，暗い閉鎖された環境で検査を行うことを伝え，閉所恐怖症でないか否かを確認する．音が大きいので耳栓を希望する患者もいる．近年，ヘッドフォンを利用し，音楽を流すことで，ある程度リラックスした状態で検査が受けられる施設もある．
④ 検査には約40分くらいかかることを説明する．

⑤正確な画像を得るため，検査中は動かないでいることを説明する．
(2) **安心して検査が受けられるための援助**

検査室にいる患者の声は，操作室には聞こえないため，患者が苦しいときや何かを伝えたい場合には，合図をあらかじめ決めておき，医療者とのコミュニケーションが可能であることを説明する．

5 RI検査（骨シンチグラフィー，ガリウムシンチグラフィー）

(1) 骨シンチグラフィー

原発性・転移性骨腫瘍，骨髄炎などの炎症性疾患の検索，骨折の治療経過の観察，股関節人工骨頭置換術後の定着の観察，関節炎の診断と活動性判定のためなどに行われる．1回の薬剤注射だけで全身検索ができ，X線単純撮影より早期に病変がとらえられるため，特に骨転移の検索に有用である．薬物には99mTc-MDP（メチレンジホスホン酸テクネチウム）がよく使用される．この薬を静脈注射後，約3時間して全身の骨に薬物が分布してから検査を行う．病巣部への高集積像がみられる．

(2) ガリウムシンチグラフィー

皮下や筋肉内の腫瘍が良性か悪性かの判別や，全身への転移の有無，膿瘍の治療経過の観察などのように，腫瘍や炎症の全身検索などで有用とされている．放射性ガリウム（67Gaクエン酸塩）が病巣に集積するのには時間がかかるため，通常，この薬を静脈注射してから2～3日後に検査が行われる．病巣部への高集積像もみられる．

〈検査の流れを理解し，協力が得られるための援助〉

RI検査の場合は，定められた撮影日時，検査日時に受診しなければ，検査は薬物の静脈注射からやり直しになる．検査を一度で終わらせ，正しい検査結果を得るために，撮影時間や日時を忘れずに検査を受けるように患者に説明する．

6 骨粗鬆症を調べる検査

(1) 骨塩定量測定

骨量減少の診断，骨量変動の評価，骨折リスクの評価などに用いられる．

人工関節周囲や骨折部，骨延長部などの局所での骨量測定も可能である．骨粗鬆症や低骨量患者は定期的（1～2回/年）に検査が必要である．特に初回の検査結果がその後の骨塩定量の増減の基準となるため，初回の測定を正しく行うことが大切である．

骨塩定量法には，X線写真濃度測定法（RA）や，二重エネルギーX線吸収測定法（DXA），単一エネルギーX線吸収測定法（SXA），定量的

表3-1 ● 骨塩定量法の種類

測定法	測定部位	測定時間（分）
RA	中手骨	2〜4（データ解析時間）
DXA	腰椎，大腿骨，頸部，橈骨，踵骨，全身骨	1〜15
SXA	踵骨，橈骨	3〜5
QCT	第3腰椎	5〜10
pQCT	橈骨，脛骨	
QVS	踵骨，脛骨	1〜10

図3-2 ● 骨塩定量測定（DXA法）

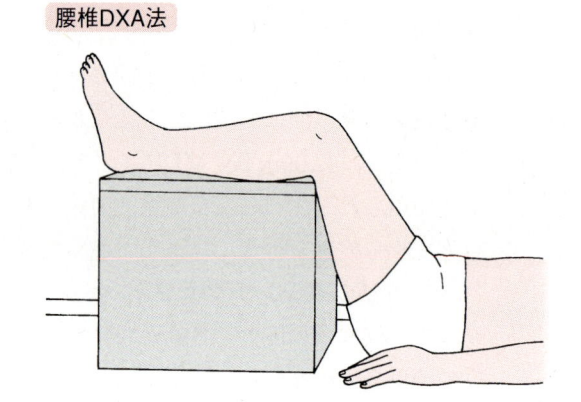

腰椎DXA法

CT法（QCT），末梢骨QCT（pQCT），定量的超音波法（QVS）などがあり（表3-1），測定法によって測定部位が異なる．

〈検査の目的・流れの理解を促し，協力が得られるための援助〉

骨量の変化の割合は非常に小さく，これらの検査では再現性の高さが重要視される．測定部位をできるだけ水平に近い状態にして測定できるように，各検査での標準的な撮影姿勢を整える（図3-2）．

再現性に影響を与える要因の一つに患者のポジショニングの一貫性がある．そのため患者に，検査時にはいつも同一の姿勢をとってもらい撮影することが必要である．しかし，患者が痛みなどの理由で撮影の標準的な姿勢をとれないのであれば，撮影姿勢を検査者と相談することが可能であることを説明する．

また，だいたいの測定時間についても説明する．

全身骨塩定量の測定では，金属類の装身具，ボタンなどが測定値に影響を与えるので，患者に着替えてもらう必要がある．

(2) **ALP，Ca，IP，PTH**

骨粗鬆症を調べる検査には，アルカリホスファターゼ（ALP），カルシウム（Ca），無機リン（IP），副甲状腺（上皮小体）ホルモン（PTH）などが用いられる．これらの基準値は，

①アルカリホスファターゼ（ALP）：80〜300IU/l
②カルシウム（Ca）：8.8〜10.4mg/dl
③無機リン（IP）：2.3〜4.5mg/dl
④副甲状腺（上皮小体）ホルモン（PTH）：0.6〜0.8mg/ml

である．

原発性骨粗鬆症では，アルカリホスファターゼは正常範囲内，または正常上限の250IU/lまでの上昇がみられる．カルシウム，無機リンは基準値である．

副甲状腺（上皮小体）ホルモン（PTH）は，カルシウム調節因子として重要なホルモンである．PTHは骨からのカルシウムの遊離，腎臓でのカルシウムの再吸収促進などによってカルシウムの濃度を上昇させる．

副甲状腺（上皮小体）ホルモンは，血中カルシウム低下の原因が副甲状腺機能亢進症に由来しないかを鑑別するために測定される．

（3） 骨代謝マーカー

骨粗鬆症の程度を把握するデータとして，骨吸収の程度と骨形成の程度，骨芽細胞や破骨細胞が分泌する酵素の量をみていく．

骨形成マーカー，骨吸収マーカーには次のものがある．

①骨形成マーカー：インタクトオステオカルシン（bone gla protein：PGP．血中），type I procollagen C terminal propeptide（PICP．血中），type I procollagen N terminal propeptide（PINP．血中）
②骨吸収マーカー：Ca（尿中），ピリジノリン（Pyr），デオキシピリジノリン（d-Pyr．血中）
③骨芽細胞が分泌する酵素（B-ALP）と破骨細胞が分泌する酵素（TRAP）：骨型アルカリホスファターゼ（B-ALP），酒石酸抵抗性酸ホスファターゼ（TRAP）

治療を必要とする患者にとって重要な，骨形成と骨吸収のどちらに問題があるのかという病態の把握に加え，骨量減少の予測や大腿骨頸部骨折の発生の予測，薬物投与時の効果予測が行える．

7 炎症反応を調べる検査（炎症反応，白血球数，赤血球沈降速度，CRP）

感染や炎症の原因の把握のために，白血球数（WBC），赤血球沈降速度（ESR），C反応性たんぱく（CRP）を調べる．基準値は以下のとおりである．

①白血球数（WBC）：4000〜9000/μl
②赤血球沈降速度（ESR．1時間値）：男性で10mm以下，女性で15mm以下
③C反応性たんぱく（CRP）：0.6mg/dl以下

炎症があるとこれらのデータが上昇する．炎症が軽快するとデータの基準値に近づく．炎症の程度や治療効果の判定をみるのに，これらのデータが使われる．

〈痛みを最小限にして検査が終えられるための援助〉

炎症反応を調べるこれらの検査は血液データであり，採血が必要になる．特にリウマチなどで肘関節に変形や拘縮がある場合には，採血のために肘を伸展させるときの痛みが少なくなるよう，ゆっくり肘を伸展させたり，正中静脈ではなく，別の部位からの採血を行う工夫が必要となる．

8 悪性骨腫瘍を調べる検査（アルカリホスファターゼ）

基準値は80〜300IU/lである．アルカリホスファターゼ（ALP）は腫瘍マーカーであり，骨腫瘍があると増加する．

治療が効果をあげているときは値は低下するので，病勢を把握する目安としてデータの推移をみていく．

9 関節リウマチを調べる検査

リウマトイド因子（RA試験，RAHA試験，IgG-RE），免疫学的検査補体，血清補体価，抗核抗体，免疫複合体，免疫グロブリンなどを調べる．主な検査の基準値は以下のとおりである．

①RA試験：（－）
②RAHA試験：40倍未満
③リウマチ因子の定量検査（IgG-RF）：35U/ml以下（免疫比濁法）
④血清補体価（CCH50）：30〜40U/ml
⑤抗核抗体定性法（陰性定量法）：20〜40倍未満
⑥免疫グロブリン：IgG 850〜1800mg/dl，IgA 80〜400mg/dl，IgM 40〜230mg/dl，IgD 9mg/dl以下，IgE 400U/ml以下

関節リウマチの検査として代表的なリウマチ因子（リウマトイド因子：RF）は，免疫グロブリンの一種であるIgGの一部分に対する自己抗体であるRFがあると，RA試験が陽性になり，RAHA試験も40倍以上となる．しかしRFが陽性でも，すぐにはリウマチと判定できない．また逆に，関節リウマチ患者の約20％はRF陰性である．

IgA型多発性骨髄腫ではIgAが増加し，IgA型以外の多発性骨髄腫では減少する．

IgG型以外の多発性骨髄腫ではIgGが減少する．IgD型多発性骨髄腫ではIgDが増加し，IgE型骨髄腫ではIgEが増加する．IgE型以外の多発性骨髄腫ではIgEが減少する．

血清補体価は，関節リウマチ，悪性腫瘍で高値となる．

10 筋生検

皮膚を切開し，筋肉の組織を採り，直接観察することで，筋肉の萎縮，形態，外傷後の筋組織の回復の予測ができる．筋生検後は，生検部位の安静と消毒を行い，感染しないように注意する．また，生検後に痛みが強くなる場合もあり，特に検査当日の疼痛は強い．感染予防のため，抜糸が済むまでは入浴などを控えてもらう必要がある．

(1) 検査の目的・流れの理解を促し，検査に協力が得られるための援助

検査について目的や流れを説明する．検査後の感染予防のために消毒をしたり，発熱の有無や患部の症状について確認することを説明する．

また，検査後，麻酔が切れると疼痛を感じることが多いので，あらかじめ医師が鎮痛薬を処方していることを伝え，申し出るように説明する．

(2) 感染を予防するための援助

①検査後の消毒を行い，患部の発赤や腫脹，痛みの有無を観察する．
②抜糸が済むまでは入浴を控えるよう説明する．患者によっては抜糸前でも，患部を濡れないように保護すれば入浴が許可される場合もあるので，医師の指示を確認する．
③検査後，入浴ができないようであれば，清拭または患部を濡らさないようにした下半身シャワーなどを勧める．
④検査後，感染の徴候を早期発見するため，体温の変動と消毒時の患部の観察を継続的に行う．

11 コンパートメント内圧測定

筋膜で仕切られた区画をコンパートメントといい，その区画内の組織圧を測定する検査である．外傷などによる筋肉損傷後，激しい疼痛や知覚異常が生じたときや腫瘍がある場合に組織圧が上昇する．そのまま放置すると区画内の筋肉の壊死，神経の変性が生じ，阻血性拘縮という障害を残す．そのため，コンパートメント症候群と判断された場合は早急に減張切開を行い，組織圧を下げる必要がある．痛みによる苦痛や不安，恐怖感を伴っている状態での処置となるため，不安や苦痛の軽減に努めることも重要となる．

測定方法は，注射器を押していき，組織内圧により下腿部の圧が高くなった瞬間，カテーテルの中の生理食塩水が内圧に打ち勝って注入される．この瞬間の圧力を水銀血圧計で読み取るという方法があるが，実際には医師の判断によるところが大きい．

12 筋電図検査

　筋肉や神経から発生する活動電位を測定して，脱神経状態，神経再生，障害が進行性か回復性か，神経障害の部位などを調べる．

　正常な筋肉では，筋肉が収縮していない場合には活動電位が発生していないので，筋電図は得られない．そのため針電極を筋肉に刺したときの活動電位や，筋肉を弱く収縮させた場合の活動電位をみる．通常は針電極を筋肉に刺したときや，針が筋肉内で動いたときに筋線維膜が刺激され，一過性の波形が出る．この波形が出ない場合は，脱神経性変形，筋変性，周期性四肢麻痺が疑われ，刺入後，連続して放電がある場合には，先天性筋強直症，筋緊張性異栄養症などが疑われる．

　筋肉を弱く収縮させると波型が一定の時間的間隔をおいて連続して現れる．この波形の特徴によって運動機能障害の原因となる疾患や，疾患の経過を把握できる．

(1) 検査の目的と流れを説明し，協力が得られるための援助

①検査中は，患者の協力により，目的の筋肉を収縮させることが必要となるので，検査時は医師または検査技師の指示に従うように説明する．
②検査中は，指示された以外のときは安静にしているように説明する．
③検査中や検査後に，刺入部位から少量の出血をみる場合があることを説明し，出血があっても驚かないように説明する．

(2) 安全に検査が受けられるための援助

①刺入部の皮膚の消毒を行う．
②検査後，出血しないように圧迫止血を十分に行う．

13 神経伝達速度測定（誘発筋電図）

　筋電図検査では，末梢神経のある一点で刺激し，反応した筋収縮の筋活動電位を調べ，運動神経伝達速度（MCV），知覚神経伝導速度（SCV）を測定する．

　援助は筋電図の場合とほぼ同じであるが，筋電図と異なり，神経を電気的に刺激して末梢の筋肉を収縮させるので，患者の意思とは無関係に筋肉が収縮するため，驚いて測定している筋肉を動かさないように説明しておく必要がある．また，電極をテープで皮膚に固定することも説明する．電極を貼る位置の体毛が多い場合には除毛が必要な場合もあることを患者に説明し，了承を得る必要もある．

14 テンシロンテスト

　運動機能は，大脳からの指令・伝達を受けて筋肉，関節，骨が連動して発揮される．指令・伝達は，神経伝達物質を介して行われるが，指令を最初に受ける筋肉に，神経伝達物質の受容体がなければ指令に応じて運動機能を発揮することはできない．テンシロンテストは，神経伝達物質の一種であるアセチルコリンの受容体の異常を調べる検査であり，重症筋無力症の場合などで陽性となる．

　検査の方法は，テンシロン（抗コリンエステラーゼ薬）を静脈に注入し，アセチルコリンレセプターの異常を調べる．検査の結果に異常があると症状改善がみられ，異常がないと症状の改善はない．

15 表在感覚検査

　表在感覚検査は，皮膚・粘膜の感覚を調べる検査である．痛覚と温度覚，触覚を調べる．

(1) 痛覚検査

　痛覚検査とは，痛みが感じられるかどうかを調べる検査で，消毒した安全ピンや針で皮膚を軽くつついて検査する．痛みを感じたら，患者に「痛い」と教えてもらい，痛みを感じた部位を指で示してもらう．

　検査は頭から足まで行われ，上下左右の痛覚の感じ方の違いを比較したり，痛みが遅れて感じられたり（遅延痛覚），針を刺した後に触れたことだけがわかり，2～3秒してから痛みを感じる（double sensation）などの有無を確認する．

(2) 温度差検査

　温度差検査とは，熱さや冷たさを感じるかどうかを調べる検査で，試験管かフラスコに40～45℃くらいの温湯と，10℃くらいの冷水を入れ，皮膚に3秒ぐらい密着させ，「温かい」「冷たい」を教えてもらう．温度覚鈍麻や，温度覚消失，温度覚過敏の有無を確認する．

　末梢循環不全がある場合には，神経の障害がなくても温度覚鈍麻を認める．

(3) 触覚検査

　触覚検査では，「触れられた」という感じがわかるか否かを脱脂綿や柔らかい毛や紙を用いて皮膚をなでて検査する．

　頭から下肢へ順番に行うが，触れられたらすぐに「はい」と答えてもらう．また，左右の感じ方の違いにも注意してもらいながら，触れられたのがわかったかを教えてもらう．

　検査の結果としてみられる所見には，異常なし，触覚の鈍麻，触覚の消

失，触覚過敏，異常感覚などがある．これらの検査の結果は，患者の主観で表現されるので，正しい検査結果を得るためには患者の協力が必要である．看護師は以下の援助を行う．

〈検査の目的・流れ，答え方を知り，検査に協力が得られるための援助〉

それぞれの検査の目的や内容，どのような器具が使われるのか，検査に対してどのように答えるかを伝え，検査者の指示に従うよう説明する．

また，疲労や緊張があると正しい検査結果が得られないことがあることを伝え，検査中はリラックスを心がけるよう説明する．

16 深部感覚検査

深部感覚検査とは，骨膜，筋肉，関節などから伝えられる感覚を調べる検査で，関節覚（位置覚，運動覚），振動覚，深部（圧）痛覚，複合知覚を検査する．

(1) 関節覚（位置覚，運動覚）

関節覚は，関節がどのような位置にあるか，どういう方向に動いたかの感覚である．これを伝える神経線維は脊髄後索を通るので，関節覚の障害は，後索の障害の有無を知る指標となる．

位置覚の検査方法は，閉眼してもらい，四肢関節の1つを検査者が一定の位置に屈曲させ，患者にその位置を言わせるか，反対側の上・下肢でまねをしてもらう．

運動覚の検査方法は，四肢の関節を検査者が動かし，患者が関節を動かされたことがわかるかどうかをみる．

関節覚をみる方法としてよく行われるのは運動覚検査だが，関節覚は末梢にいくにつれて障害されやすくなるので，足や手の指の関節覚が障害されているときのみ，ほかの大きな四肢関節の運動覚が検査される．

(2) 振動覚

振動覚の検査方法は，音叉を骨の突出部に当て，どのくらいの時間で振動を感じるかを調べる．

振動覚も指先から侵される感覚である．また，太っている人はやせている人より減弱している．前後左右差も比較する必要がある．

(3) 深部痛覚

深部痛覚の検査方法は，アキレス腱，ふくらはぎ，精巣などを強く圧迫し，どのくらいの圧迫下で痛みが起こるかをみる．正常と比較して軽度な変化であれば問題とならないが，脊髄腫瘍では深部痛覚が著しく鈍くなり，神経炎では過敏になる．

(4) 複合知覚

複合知覚の検査方法は，皮膚の2点を同時に触れて，これを識別できる

か否か（2点識別法）をみる方法や，皮膚に文字を書いて当ててもらう（皮膚書字試験）方法がある．

　この検査は，大脳皮質，特に頭頂葉が関係しており，皮膚の刺激部位の表在感覚がほぼ正常であるのに，これらの識別ができない場合には頭頂葉の障害が考えられる．

　頭頂葉の障害については，別巻『脳・神経機能障害』を参照されたい．

　これらの検査に伴う看護は，表在感覚機能検査に伴う看護と同様に，検査の目的と流れを伝え，検査に協力できるよう援助することである．

　検査者が皮膚に直接触れたり，関節を動かしたりすることをあらかじめ伝え，驚かないように心の準備をしてもらう．

B　姿勢機能の検査に伴う看護

1　脊髄造影，椎間板造影，硬膜外造影

　脊髄造影，椎間板造影，硬膜外造影の検査目的を表3-2に示した．

　これらの検査は，造影剤を脊髄に注入し，患者の体位を変えながら造影剤を移動させ，通過状態を撮影する検査である．

　以前は油性の造影剤が用いられていたが，痙攣発作や遅発性，癒着性のクモ膜下炎を起こす可能性があったので，検査後，造影剤の抜き取りが必要であった．現在使用されている造影剤はイソビスト®で，水溶性で副作用も少なく，検査後の抜き取りも不要だが，造影剤による副作用には十分

表3-2 ● 脊髄造影，椎間板造影，硬膜外造影の検査目的

検　査	腰椎穿刺造影剤の注入先	把握できること
脊髄腔造影 （ミエログラフィー）	クモ膜下腔	脊柱，脊髄の病変部位の圧迫，狭窄の状態．特に脊椎前屈，後屈，側屈による神経圧迫の動きの変化 CTと組み合わせてCTミエログラフィーとして，脊椎管の横断面での正確な神経圧迫の状態
椎間板造影 （ディスコグラフィー）	椎間板髄核内	椎間板の変性 髄核脱出の病変 注入時圧，放散痛の状況により CTと組み合わせてCTミエログラフィーとして，脊椎の横断面での正確な神経圧迫の状態
硬膜外造影 （エピトログラフィー）	硬膜外腔	神経根の圧迫や変位

に注意する必要がある.

検査後は，髄膜刺激症状を避けるために，造影剤が頭部へ流入しないように，上半身を15〜30°程度挙上して8〜10時間程度の床上安静が必要である．また，検査後の床上安静時には，排泄など，患者の日常生活への援助も必要となる．脊髄穿刺に伴い下肢にしびれや痛みが生じていないかなど，神経障害の有無にも十分注意を払う必要がある．

(1) **安全に検査が受けられるための援助**
①造影剤を使用する場合には，造影剤使用の既往，その際のアレルギー症状，腎機能障害の有無を確認し，副作用の発現に注意する．
②検査に使用される造影剤は，水溶性ヨード剤がほとんどである．造影剤使用中に痙攣発作を起こす場合もあり，患者の様子を注意深く観察する．特に頭蓋内疾患やてんかんの患者の場合には注意深く観察する．
③脊髄穿刺時に穿刺針が神経にさわり，下肢にしびれや激痛が走る場合がある．このようなことがあればすぐに伝えるよう患者に説明する．
④検査前には，血圧の変動や発熱，心拍数の異常がないかなど，体調の異常を確認し，医師に情報を提供する（医師によって検査施行の決定が行われる）．
⑤脊髄液より比重の重い造影剤が脳に入ると髄膜刺激症状（頭痛，悪心，嘔吐，めまい，振戦など）が現れる．髄膜刺激症状が重症の場合には，意識障害を起こすこともある．それらを予防するために，検査後は造影剤が急激に頭蓋内に流入しないように，8〜10時間は上半身を約30°挙上し，床上安静が必要であることを説明する．
⑥安静が解除された後も，造影剤の副作用を予防するため，できるだけ排泄時以外は安静にしているよう説明する．
⑦造影剤の副作用は約48時間以内に回復することが多い．しかし，できるだけ造影剤の排泄を促すために水分を十分に摂取してもらう．
⑧造影剤の副作用として，下肢のつっぱり，痛み，痙攣などがある．このような症状がみられた場合には，バルビツール酸誘導体やジアゼパムの静脈注射が有効なので，直ちに医師に報告して，処置の準備をする．
⑨ショック時にはすぐに対応できるように，また，検査前からの絶食もあることから，必要に応じて水分，栄養の補給が行えるように，ルートを確保する．

(2) **検査の目的・流れの理解を促し，協力が得られるための援助**
①検査の目的や方法について説明する．
②検査当日の朝は，食事や飲水を禁止する．

③施設によって異なるが，検査後数時間（8〜10時間程度）は床上安静となるため，床上排泄としているところもある．その場合は床上排泄の練習も必要となる．
④脊髄穿刺時の体位（側臥位となり，両膝を抱えるように背中を丸める）について説明し，患者がイメージできるようにする．
⑤検査中は，正確な画像を得るため放射線技師の指示に従うように説明する．
⑥造影直後から悪心・嘔吐がなければ，造影剤の排泄を促進するため飲水は許可される．撮影後2〜3時間が経過し，悪心・嘔吐がなければ経口摂取が許可される．
⑦脊髄穿刺時に，神経障害の症状や造影剤の副作用，髄膜刺激症状について説明し，症状があればすぐに看護師や医療者に伝えるように説明する．

(3) 不安を緩和するための援助

検査や検査後の不安について傾聴する．患者は検査の結果が悪いのではないかという大きな不安を抱えていることも多い．看護師は検査が無事終了するための援助だけではなく，患者の疾病や予後に対する不安についても常に関心を向け援助をしていく必要がある．

2 脊柱の関節可動域（ROM）テスト

頸部と胸腰部の関節可動域を調べることにより，姿勢の形成機能を把握する．

関節可動域（range of motion；ROM）は，拘縮，強直，変形，痛み，筋萎縮などにより制限される．関節可動域を測定することで，障害の程度や関節の動きの阻害因子の発見，治療や訓練の成果を評価することができる．関節可動域には，患者が自分の力で動かせる関節可動域（自動）と，外的な力で動かすことのできる関節可動域（他動）があり，他動の場合には（　）で表記される．

「関節可動域の参考活動範囲」（表3-3）よりも関節可動域が狭くないか，関節を動かしたときに痛みを伴うか否か，どのくらいの角度から痛みが生じているかなどを観察する．関節可動域が制限されていても，日常生活活動（ADL）は患者の工夫によって代償行動がとれており，自立している場合も多い．関節可動域の制限角度を確認し，日常生活で困難なことや援助を必要とすることを患者に確認する．

また「できるADL」と「しているADL」が異なる場合も多く，関節可動域が「関節可動域の参考活動範囲」程度あり，日常生活動作に支障がないようにみえても，実際に生活を送るうえではまだ十分できない場合もあ

表3-3 ●関節可動域の参考活動範囲（日本整形外科学会・日本リハビリテーション医学会）

部位名	運動方向	正常可動範囲(度)	備考
頸部	前屈（屈曲）	0～60	
	後屈（伸展）	0～50	
	回旋（捻転） 左旋	0～60	
	回旋（捻転） 右旋	0～60	
	側屈 左屈	0～50	
	側屈 右屈	0～50	

部位名	運動方向	正常可動範囲(度)	備考
胸腰部	前屈（屈曲）	0～45	
	後屈（伸展）	0～30	
	回旋（捻転） 左旋	0～40	
	回旋（捻転） 右旋	0～40	
	側屈 左屈	0～50	
	側屈 右屈	0～50	

る．また，患者が無理をして行っている場合，他の関節に負荷をかけてしまうこともある．そのため看護師は，関節可動域の結果から，日常生活や労働に必要な動作の何ができるのか，できないのかを判断しながら患者と目標を共有し，患者のペースに合わせて日常生活の援助や運動訓練を進めていくことが重要である．

関節可動域の制限の原因には，骨折，脱臼，筋肉の痙攣，関節内の癒着や変形，軟骨発育不全，靱帯の骨化，皮膚の強直，痛みなどがある．また，通常は関節の可動性は制限されることが多いが，関節弛緩症のように関節可動域が大きくなる場合もある．

測定にあたっては，正しい値が得られるように基本軸を固定し，測定関節以外の関節運動が起きないようにしたり，角度計の軸を関節の軸と一致させたり，関節を動かす前と後の測定をすることなどに気をつけながら測定する．

(1) プライバシーが保護され，安心して検査が受けられるための援助

①測定部位の観察が十分できるように，必要に応じて衣服などで調整し，測定部位を露出する．

②プライバシーの保護のため，個室を使用したり，カーテンなどで外から見えないように検査環境を整える．

(2) 安全に正しく検査結果が得られるための援助

①測定誤差を少なくするために，衣服などで調整し，測定部位を十分に露出する．

②肩の力を抜き，リラックスを促し，安楽な姿勢をとるように説明する．痛みやしびれなどの苦痛が増強しないように配慮して，測定部位によって体位変換をする．

③測定前に関節痛や腫脹の有無を把握し，測定中も継続して観察する．もし，測定中に症状が出現した場合は，一時中断し，継続可能かどうか判断する．測定を継続する場合は，症状を観察しながら行う．また，患者にも，異常を感じたらすぐに伝えるように説明する．なお，測定にあたっては，疼痛が生じない範囲でゆっくりと他動的に動かし，炎症の増悪や骨折，靱帯の損傷を予防する．

3 脊柱の徒手筋力テスト（MMT）

徒手筋力テスト（manual muscle test；MMT）により個々の筋肉の筋力を測定する．姿勢機能の担い手である頸部と体幹の筋群の収縮能力の検査である．

これらは仰臥位または腹臥位で検査が行われる．

検査者の徒手でテストを行い，患者の意思により目的とする筋肉を収縮させ，その力を評価する．筋力評価は，抵抗，重力，筋の収縮，可動域の組み合わせにより6段階に分類される（表3-4）．また，テストの結果（表3-5）で筋力，麻痺筋の分布，麻痺の程度がわかり，診断，治療効果の判

表3-4 ● 徒手筋力テストの対象となる筋群

部位	検査の対象となる筋
頸	屈筋群：胸鎖乳突筋
	伸筋群：頭半棘筋，頭最長筋
体幹	屈筋群：腹直筋
	伸筋群：仙棘筋
	回旋筋群：外腹斜筋，内腹斜筋
	骨盤挙上筋群：腰方形筋

表3-5 ● 徒手筋力テストでの筋力評価基準

	表示法		内容	抵抗に抗する	重力に抗する	全可動域	筋収縮	筋力（％）
5	normal	正常	最大抵抗を与えても，なお，それおよび重力に抗して完全に運動できるもの	＋	＋	＋	＋	100
4	good	優	若干の抵抗を与えても，なお，それおよび重力に抗して完全に運動できるもの	＋	＋	＋	＋	75
3	fair	良	重力に抗して，なお，完全に運動できるもの	－	＋	＋	＋	50
2	poor	可	重力を除外すれば，完全に運動できるもの	－	－	＋	＋	25
1	trace	不可	筋のわずかな収縮が明らかにあるが，関節は動かないもの	－	－	－	＋	10
0	zero	ゼロ	筋の収縮がまったく認められないもの	－	－	－	－	0

注：＋あり，－なし．

定，運動療法の選択，自助具の必要性の判定，将来生じる関節の変形などの予測に用いられる．

この検査は，主として医師や理学療法士が行うため，看護師は以下の点に気をつけて患者を援助する．

(1) 検査の目的・流れを知り，協力が得られるための援助

①各筋肉を検査者の手で順番に押して，それに抵抗する力をみていくという徒手筋力テストの方法を説明し，イメージができるようにする（図3-3）．

②正しく筋力を判定するために，検査時には最大限に頑張って検査者の手の力に抵抗するよう説明する．

③疲れたら，検査者に疲労してきたことを話し，休憩をとることができることを説明する．

(2) 疲労が少なく検査を終了できるための援助

①患者の表情や疲労の程度をみながら，検査中の休憩を考慮してもらえるよう医師や理学療法士と調整する．また，患者にも，検査の流れを説明する際に，疲れたら休憩を申し出るよう説明する．

図3-3 ●徒手筋力テスト：姿勢機能

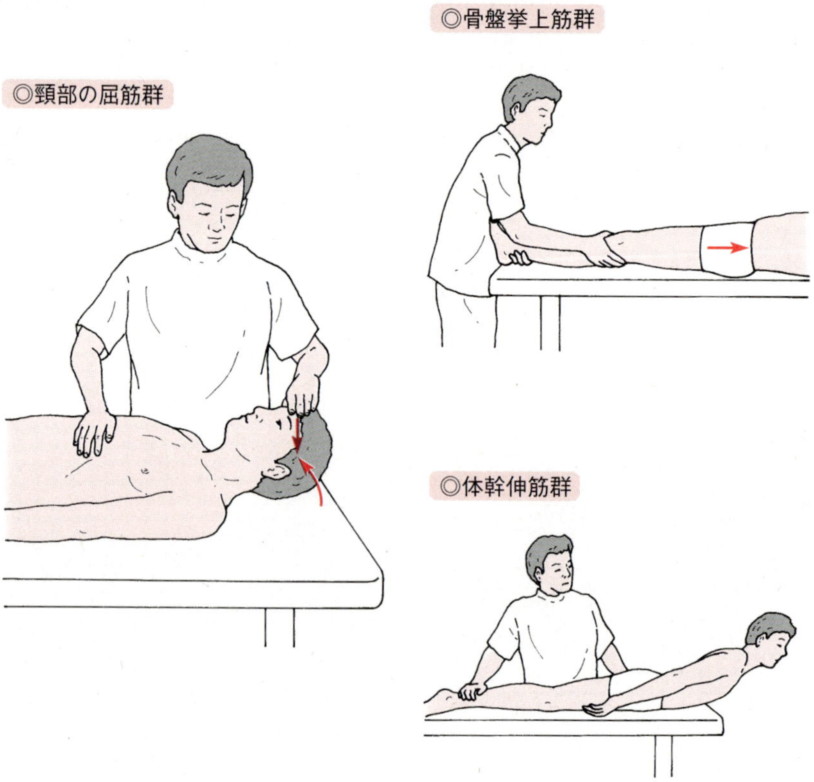

◎頸部の屈筋群
◎骨盤挙上筋群
◎体幹伸筋群

②検査後はすぐに休めるような場所で検査を行う．外来で検査を行う場合には，検査後は座ったり，横になって休憩のとれる場所を確保し，疲れがとれるまで休んでもらう．

4 坐骨神経伸展検査（SLRテスト）

第4，5腰髄神経根や第1，2，3仙髄神経根などの異常を把握するために行う．

SLRテスト（ラセーグテスト）は，患者に仰臥位をとってもらって，患側下肢を膝伸展位で他動的に挙上する．正常では80〜90°まで挙上可能だが，坐骨神経に何らかの障害があると，下肢の後面に痛みを訴え，十分な挙上ができない（**ラセーグ徴候陽性**，図3-4）．そのまま，疼痛が起こり始めた位置で足関節を強く背屈すると，坐骨神経に沿って強い痛みを訴える（**ブラガード徴候陽性**）．ブラガード徴候は椎間板ヘルニアや脊髄腫瘍，脊椎転移癌の場合にみられる．

援助として，患者に検査の目的と流れを説明し，協力してもらえるように，下肢を挙上していく最中に痛みが走ることを説明し，心の準備をしてもらうことが必要になる．

5 姿勢機能そのものの程度を把握する方法

姿勢機能には，姿勢の形成と姿勢の保持の2つの機能がある．

姿勢の形成は，関節可動域の制限があると十分にできない．また，自力で座位・立位になれるか，臥位で寝返りができるかなど，患者の思うように姿勢が形成できるか否かは，筋の運動神経の受容や痛みによって影響される．

姿勢の保持機能の把握は，姿勢が保持できるか否かを調べることである．

臥位では側臥位の保持ができるか否かを確認する．

座位では，自力で座位が保持されるか，前後に倒れないか，背もたれは

図3-4 ●坐骨神経伸展検査（SLRテスト）

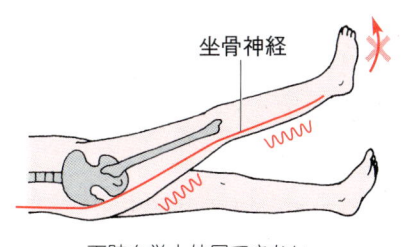

坐骨神経

下肢を挙上伸展できない
（下肢後面の疼痛のため）

図3-5 ● 座位バランスの把握方法

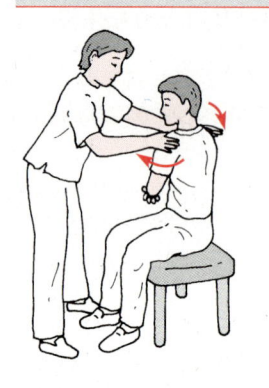

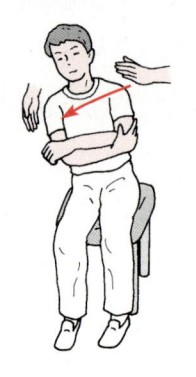

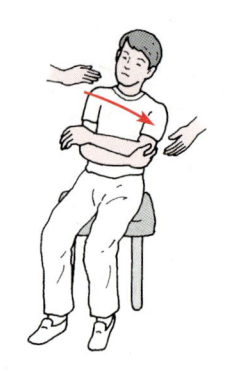

検査者が患者の上半身に軽く力を加え，両方向に回旋または左右に動かしてバランスを崩す

必要ないかなどを把握する．また，左右に倒れないか，バランスをとることができるかを，患者の上半身に軽く力を加え，回旋または左右に動かしてバランスを一度崩し，元に戻れるかどうかで確認する（図3-5）．

立位では，自力で立位が保持できるかを確認する．

座位・立位では，筋肉の疼痛や疲労で長時間の姿勢保持が難しい場合もあるので観察が必要となる．

C 移動機能の検査に伴う看護

1 下肢の変形・拘縮

外観上の骨，関節の変形や拘縮を観察することで，姿勢機能，移動機能，作業機能がどの程度発現できるかを，また，生活困難への影響を予測することができる．変形・拘縮の部位と種類，原因を表3-6に示す．

変形の種類によっては運動機能障害の原因が推測できる．また，援助が必要な生活動作や自立のための代行手段について考えるうえで重要な情報である．特に関節に変形が生じやすい点に留意する．

2 脚長差

先天性または感染症や外傷などにより，左右の下肢の長さに2 cm以上の差があると，疼痛や跛行が出現する．跛行の原因や，跛行の程度などの把握を目的として脚長差の検査が行われる．下肢の変形により接地面積が減少し，仮性脚長差が生じる場合もある．

図3-6に示すように下肢長は，膝蓋骨を前方に向けて平行位にし，両上前腸骨棘が同一水平面上にあるようにし，上前腸骨棘から内果（または外

表3-6 ● 変形・拘縮の種類，部位と原因

部　位	種　類	原　因
脊柱	左右非対称（側彎） 前後過度彎曲	先天性奇形
肘	外反肘	上腕骨外顆骨折
	内反肘	上腕骨顆上骨折
手指	スワンネック変形	虫様筋，骨間筋が拘縮し，攣縮を起こすとともに，末節骨への伸筋腱の拘縮または弛緩がある場合か，深指屈筋の攣縮がある場合
	ボタン穴変形	中節骨を伸展させる伸筋腱の拘縮または屈筋の麻痺
	マレット変形（突き指）	DIP関節の屈曲とPIP関節の過伸展
大腿骨頸部	外反股	臨床的に重要ではない
	内反股	大腿骨頸部骨折，大腿骨骨端軟骨線離開後遺症
膝	外反膝（X脚），内反膝（O脚）	
	反張膝	
足	尖足	長期間の臥床で歩行していない場合，足関節の拘縮によって起こる
	踵足（尖足の反対の変形）	
	下垂足	腓骨神経麻痺
	内転足，外転足	
	凹足，扁平足	
	内反足，外反足	

図3-6 ● 下肢長の測定法

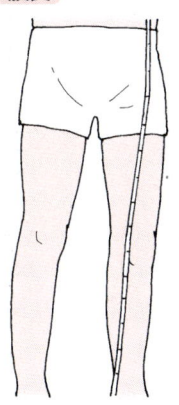

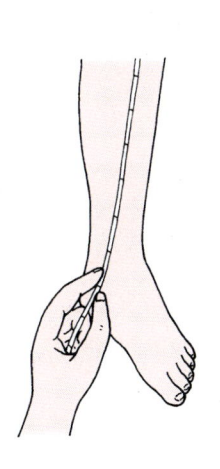

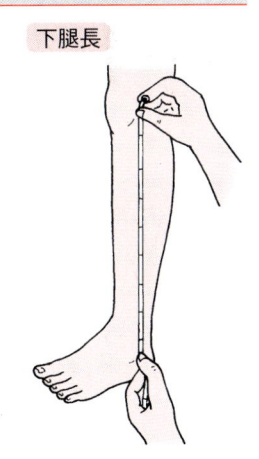

下肢長　　　　　　　　　　　　　　　　　　　下腿長

果）までの長さを測定する．また，大腿長は，大転子端から膝関節外側裂まで，下腿長は，膝関節外側裂隙から外果まで（図3-6）を測定する．

(1) プライバシーを保護し，安心して検査が受けられるための援助

下着だけになって測定するため，個室を用意したり，スクリーンを使用

1 運動機能の検査に伴う看護　105

してプライバシーが確実に保護されるようにする．
　患者には，計測時には下着姿になる必要があることを説明し，心の準備をしてもらう．

(2) 脚長差のもたらす精神的苦痛を踏まえた援助
　脚長差があることは，患者にとって精神的苦痛が大きいので，結果の伝達時，声かけにも気配りが必要である．

3 関節造影

　関節の中に造影剤を注入して，関節腔の大きさ，形態，靱帯などの軟部組織の状態，関節内異物の有無などを調べる．よく行われる部位は，肩，肘，股，膝，足の関節である．

〈安全に検査が受けられるための援助〉
①検査前は，穿刺部位の保清を促す．
②感染予防のために検査当日は入浴を禁止し，激しい運動を避ける必要があることを説明し，協力を求める．また，穿刺部位の感染徴候の有無を観察する．
③検査後は，関節の違和感や不快な音がすることがあるが，ほとんどは1日で消失するので心配はいらないことを説明する．しかし，症状の有無については伝えてもらうよう患者に協力を求める．
④造影剤の使用歴の有無を確認し，副作用が出ていないかを確認する．検査後は，造影剤による副作用に注意して観察を行う．

4 膝関節鏡検査

　関節腔内に細いファイバーを挿入し，内腔内の滑膜，炎症，断裂，軟骨異化，靱帯軟骨などを肉眼で観察する．膝関節に対してはよく行われるが，全身の関節の観察が可能である．近年は検査だけよりも関節鏡下手術のために行うことが多い．
　関節鏡は，手術室で全身麻酔または腰椎麻酔下に行われる．検査のために関節内に生理食塩水を80〜100ml注入し，関節鏡による組織の損傷を防ぐ．検査や処置の内容，関節内の状態によって関節鏡後の安静期間が医師より指示される．

(1) 感染予防ができ，安全に検査が受けられるための援助
①感染予防のために検査前に保清を図るように努め，必要な場合は除毛（大腿1/3〜下腿2/3）を行う．
②検査後の関節の炎症を予防するため，1日は入浴を禁止し，膝の激しい運動を避けることを説明し，協力を求める．
③腰椎麻酔下で検査が行われる場合には，ショックへの対策として，検

査前に血圧を測定し，低下の有無を把握する．検査中，検査後の血圧低下や発熱，意識レベルの低下の有無を観察する．また，酸素吸入など，急変時に対応できるよう準備する．

(2) 検査の目的・流れの理解を促し，不安を緩和するための援助

①感染予防のため広範囲の消毒となる．清潔操作で検査が行われるので，覆い布を掛けるなど，検査が大がかりになり，患者は不安を抱きやすい．検査前に何をするのかということや医療者の動作の目的を説明し，検査のイメージをもてるようにする．

②検査中は声をかけて，少しでも不安が少なく検査が終了できるようにする必要がある．

5 膝関節液検査

関節液の貯留または関節内出血が予測される場合に行われる．

正常な関節液は卵白にたとえられ，黄色く透明でネバネバと糸を引く，粘稠度の高い液である．正常な関節では関節液は4 m*l*以下であり，採取しにくい．しかし，関節液は骨膜の反応性病変の強さに応じて増量したり，性質が変化する．これらのことから，関節液の性状をみれば障害の原因が予測できる（表3-7）．関節液が化膿性である場合には，検査室に細菌培養検査を依頼し，関節液中の細菌の特定が行われる．

通常，関節液は膝関節の膝蓋上部外側を穿刺して採取される．膝蓋上部外側を穿刺部位に選ぶ理由は，関節腔が皮膚に近く，血管や神経の走行が

表3-7 ● 関節液の性状と関連疾患

性　状	正　常	非炎症性	炎症性	化膿性	急　性
量（m*l*）	＜4	しばしば＞4	しばしば＞4	しばしば＞4	＞4
色	無色〜淡黄色	黄色	黄色〜白色	白色	血性
清濁	透明	透明	透明〜混濁	混濁	
粘稠度	きわめて高い	高い	低い	きわめて低い	
ムチン凝塊形成	良好	やや不良〜良好	やや不良〜良好	不良	
自然凝固	なし	しばしばあり	しばしばあり	しばしばあり	
疾患		・変形性関節症 ・関節リウマチ（初期） ・外傷 ・離断性骨軟骨炎 ・骨壊死 ・骨軟骨腫 ・結晶性関節炎（慢性・非炎症期） ・SLE，膠原病	・関節リウマチ ・ライター症候群などのリウマチ類縁疾患 ・結晶性関節炎（急性・炎症期） ・乾癬性関節炎 ・リウマチ熱 ・ページェット病	・細菌性化膿性関節炎 ・結核性関節炎	・外傷，特に骨折 ・シャルコー関節 ・血友病 ・腫瘍 ・出血性絨毛結節 ・慢性関節炎 ・偽痛風など

出典／小野村敏信，他編：整形外科外来診療，南江堂，1995．

少ないためである．

(1) 感染を予防し，安全に検査が受けられるための援助
① 検査前後はポビドンヨード剤（イソジン®）で，十分な消毒を行って感染予防に努め，穿刺部位は清潔なガーゼや適切なドレッシング剤で覆い，滲出液や出血，腫脹などの観察を行う．
② 患者の体位は仰臥位とし，膝窩部に小枕をして軽度の屈曲位とする．

(2) 安全に過ごすための援助
① 検査当日は，過激な運動や入浴を禁止する．
② 検査後は，疼痛や発熱がないかを観察する．

6 下肢の関節可動域（ROM）テスト

下肢の関節可動域（ROM）テストは，下肢の関節可動域を調べるために行われる．

検査に伴う看護は姿勢機能と同様である．

各関節の検査法を表3-8に示す．

7 下肢の徒手筋力テスト（MMT）

下肢の徒手筋力テストは，移動機能の担い手である股関節，膝関節，足関節，足，母指の関節を支持する筋群の収縮能力を調べるものである（表3-9，図3-7）．

検査時には，臥位および座位になってもらうので，診察台の縁に膝窩が当たって痛くならないよう，大きめのバスタオルなどで診察台の縁を保護する．保護する場合には，検査の結果に影響を与えないために，バスタオルなどがすべらないよう置き方の工夫をする必要がある．

8 深部腱反射

移動機能障害に関連する深部腱反射は，膝蓋腱反射とアキレス腱反射である．これらの反射機能の低下をみることで脊椎の神経損傷部位を推測する．

膝蓋腱反射の機能低下はL_{2-4}に，アキレス腱反射の機能低下はS_1に神経損傷部位があると考えられる．また，まれに胸腰部椎間板ヘルニアで腱反射の亢進をみることもある．

正しい検査結果を得るための援助として，患者にリラックスしてもらい，身体動作から意識をそらして検査を受ける必要があることを説明する．

表3-8 ● 関節可動域テスト

(日本整形外科学会・日本リハビリテーション医学会)

関節名(部位名)	運動方向	正常可動範囲(度)	備考
股	屈曲	0〜125(膝屈曲のとき)	骨盤を固定する
股	伸展	0〜15	
股	外転	0〜45	
股	内転	0〜20	
股	外旋	0〜45	
股	内旋	0〜45	
膝	屈曲	0〜130	
膝	伸展	0	
下腿	外旋	0〜20	
下腿	内旋	0〜10	

関節名(部位名)	運動方向	正常可動範囲(度)	備考
足(関節)	背屈	0〜20	
足(関節)	底屈	0〜45	
足部	外がえし	0〜20	
足部	内がえし	0〜30	
足部	外転	0〜10	
足部	内転	0〜20	
母指(趾)	屈曲(MP)	0〜35	
母指(趾)	伸展(MP)	0〜60	
母指(趾)	屈曲(IP)	0〜60	
母指(趾)	伸展(IP)	0	
足指(趾)	屈曲(MP)	0〜35	
足指(趾)	伸展(MP)	0〜40	
足指(趾)	屈曲(PIP)	0〜35	
足指(趾)	伸展(PIP)	0	
足指(趾)	屈曲(DIP)	0〜50	
足指(趾)	伸展(DIP)	0	

表3-9 ● 下肢関節の検査の対象となる筋群

部位	検査の対象となる筋群
股関節	屈筋群:腸腰筋
	伸筋群:大股筋
	外転筋群:中殿筋
	内転筋群:長内転筋, 大内転筋
	外旋筋群:外閉鎖筋, 双子筋
	内旋筋群:小殿筋, 大腿筋膜張筋
	縫工筋
膝関節	屈筋群:半膜様筋, 大腿二頭筋
	伸筋群:大腿四頭筋

部位	検査の対象となる筋群
足関節	足底屈筋群:下腿三頭筋
	内反筋群:前脛骨筋, 後頸骨筋
	外反筋群:短排骨筋
	足背屈筋群:前脛骨筋
足の指	MPJ屈筋:虫様筋
	PIPJ屈筋:短趾屈筋
	DIPJ屈筋:長趾屈筋
	伸筋:長趾伸筋, 短趾伸筋
足の母指	MPJ屈筋:短母趾屈筋
	IPJ屈筋:長母趾屈筋
	MPJ伸筋:短母趾伸筋
	IPJ伸筋:長母趾伸筋

図3-7 ● 徒手筋力テスト：移動機能

◎股関節内転筋群　　　　　　　◎股関節屈筋群

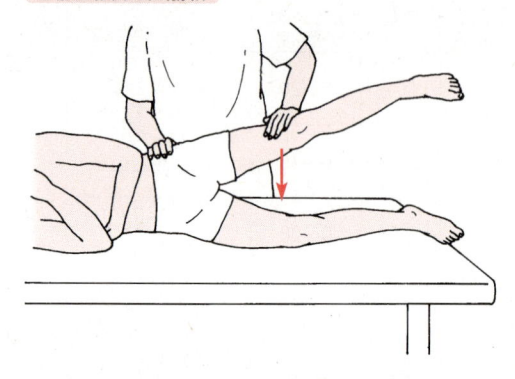

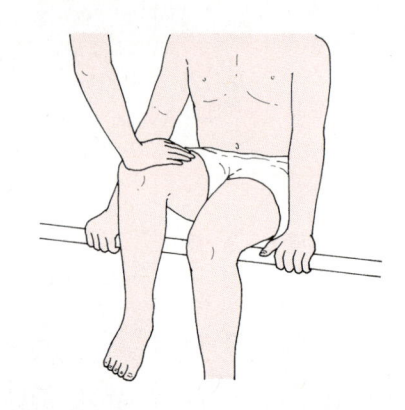

◎膝関節屈筋群 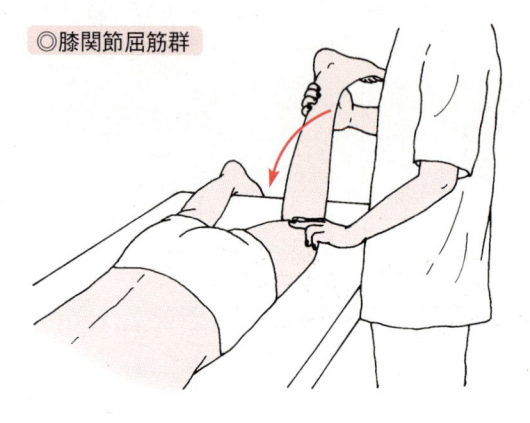　　　　　　　　◎膝関節伸筋群

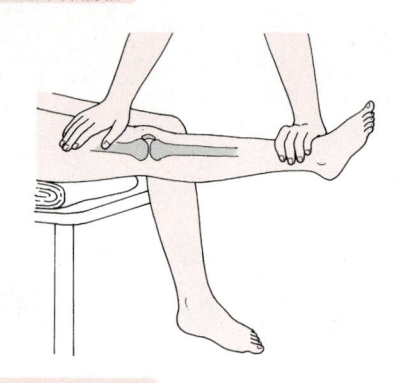

◎足関節外転筋群 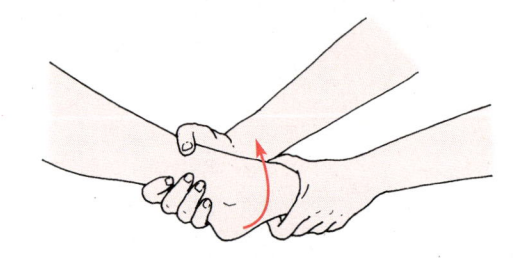　　　　　　　◎母指のMPJ屈筋

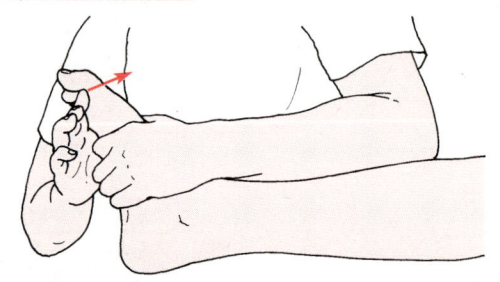

D　作業機能の検査に伴う看護

1　上肢長差

　上肢の長さの左右差を計測する．
　上肢の場合は，各関節に異常がなければ，5 cm程度の差までは機能障

図3-8 ●上肢長の測定法

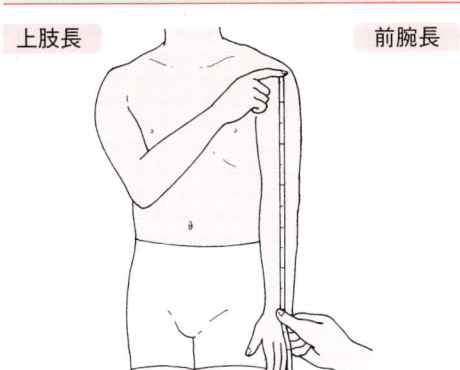

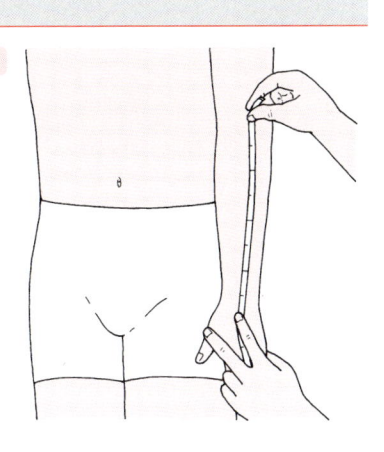

上肢長　　　　　　前腕長

害は起こらない．上肢長の左右差は先天的なもののほか，幼少時の骨折が原因で起こることがある．

上肢長は，肩峰の外側端から橈骨の茎状突起（または中指の先端）までを計測する（図3-8）．また，上腕長は，肩峰の外側端から上腕骨の外側上顆までを測る．前腕長は，上腕骨外側上顆から橈骨の茎状突起までを計測する（図3-8）．

尺骨の成長障害のために橈骨頭の脱臼が生じている場合には，尺骨の延長を行う必要もあるので，X線単純撮影とともにこの検査が行われる．

〈検査の目的を理解し，協力できるようにするための援助〉

測定部位を露出する必要があるため，プライバシーの保護を十分に行うとともに，患者にもその旨を伝えて，驚かないように援助する．

2　上肢と手指の関節可動域（ROM）テスト

上肢の関節可動域を調べることで，作業機能の網羅性を把握できる．また，手指の関節可動域を調べることで作業機能の巧緻性を把握できる（表3-10）．関節可動域の検査に伴う看護は，B「姿勢機能の検査に伴う看護」の2「脊柱の関節可動域テスト」の項で述べたとおりである．

3　上肢と手指の徒手筋力テスト（MMT）

上肢の徒手筋力テストでは，作業機能を担う肩甲骨，肩関節，肘関節，前腕，手指，母指の関節を支持する筋群の収縮力を検査する（表3-11）．これらを調べることで巧緻性を把握できる．特に，つまみや握り動作の維持が可能か否か，持ち上げる動作が可能かなどを判断するときに役立つ．

検査は，ほとんど座位で行われるが，肩関節の検査（図3-9）では，仰臥位で行うこともある．

1　運動機能の検査に伴う看護　　111

表3-10 ● 上肢・手指のROM検査

（日本整形外科学会・日本リハビリテーション医学会）

関節名（部位名）	運動方向	正常可動範囲（度）	備考
肩甲帯	屈曲	0〜20	
	伸展	0〜20	
	挙上	0〜20	
	引下げ	0〜10	
肩（肩甲骨の動きも含む）	屈曲（前方挙上）	0〜180	
	伸展（後方挙上）	0〜50	
	外転（側方挙上）	0〜180	
	内転	0	
	外旋	0〜60	
	内旋	0〜80	
	水平屈曲	0〜135	
	水平伸展	0〜30	
肘	屈曲	0〜145	
	伸展	0〜5	
前腕	回内	0〜90	
	回外	0〜90	
手	背屈	0〜70	
	掌屈	0〜90	
	橈屈	0〜25	
	尺屈	0〜55	

関節名（部位名）	運動方向	正常可動範囲（度）	備考
母指	橈側外転	0〜60	
	尺側内転	0	
	掌側外転	0〜90	
	掌側内転	0	
	屈曲（MP）	0〜60	
	伸展（MP）	0〜10	
	屈曲（IP）	0〜80	
	伸展（IP）	0〜10	
	対立		母指先端と小指MP間の距離で表示．この運動は外転，回旋，屈曲の3要素の合成であり，軸心も一点ではないので，角度を計測することは困難
指	屈曲（MP）	0〜90	
	伸展（MP）	0〜45	
	屈曲（PIP）	0〜100	
	伸展（PIP）	0	
	屈曲（DIP）	0〜80	
	伸展（DIP）	0	
	外転		
	内転		

表3-11 ●徒手筋力テストの対象となる筋群

部 位	対象となる筋群	部 位	検査の対象となる筋群
肩甲骨	外転筋群：前鋸筋	手指	MPJ屈筋：虫様筋
	内転筋群：僧帽筋，菱形筋		PIPJ屈筋：浅指屈筋
	挙上筋群：僧帽筋，肩甲挙筋		DIPJ屈筋：深指屈筋
	下制筋群：僧帽筋		MPJ伸筋：総指伸筋
肩関節	屈筋群：三角筋，烏口腕筋		内転筋：掌側骨間筋
	伸筋群：広背筋，大円筋		外転筋：背側骨間筋
	外転筋群：三角筋，棘上筋		小指外転筋：小指外転筋
	水平外転筋群：三角筋		小指対立筋：小指対立筋
	水平内転筋群：大胸筋	母指	母指対立筋：母指対立筋
	外旋筋群：棘下筋，小円筋		母指内転筋：母指内転筋
	内旋筋群：肩甲下筋，大円筋		母指外転筋：長母指外転筋，短母指外転筋
肘関節	屈筋群：上腕二頭筋，上腕筋		母指伸筋：長母指伸筋，短母指伸筋
	伸筋群：上腕三頭筋		
前腕	回外筋群：上腕二頭筋，回外筋		
	回内筋群：円回内筋，方形回内筋		
手関節	屈筋群：橈側手根屈筋，尺側手根屈筋		
	伸筋群：橈側手根屈筋，尺側手根伸筋		
	橈側外転筋群：橈側手根屈筋，橈側手根伸筋		
	尺側内転筋群：尺側手根屈筋，尺側手根伸筋		

図3-9 ●徒手筋力テスト：作業機能（肩甲骨外転筋群の検査）

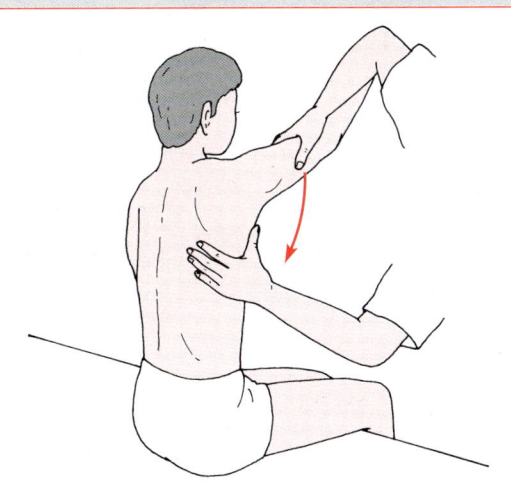

1 運動機能の検査に伴う看護　113

検査に伴う援助は，B「姿勢機能の検査に伴う看護」の3「脊柱の徒手筋力テスト」と同様である．

4 肘，手指の変形・拘縮

肘や手指の変形，拘縮を観察することで，障害の程度が推測できる．

肘の変形として外反肘や内反肘があるが，外反肘は上腕骨外顆骨折で，内反肘は上腕骨顆上骨折で生じることが多い．

手指の変形は，関節リウマチ，腱の断裂，神経の伝達が障害されて麻痺が生じた結果などにより起こる．主なものにスワンネック変形，ボタンホール変形，槌指（ハンマー指，マレット指）などがある（表3-12）．

5 握力測定

麻痺や筋肉の回復状態，把持する力などを知るために，握力計を用いて測定する．正しく測定できるよう，その方法について説明する．

握力計の指針が0を指していることを確認し，指針の面が外側になるように持ってもらう．

両足を約15cm開いた立位で，腕を自然に垂れ，その状態から一気に力を振りしぼって握ってもらう．左右交互に3回ずつ測定し，最大値（kg）をとる．

手指の拘縮，変形，痛みがある場合や，上肢に痛みがある場合には行わない．測定前に，筋に力を入れると上腕が痛くならないかを確認する．

関節リウマチ（RA）などで握力が弱い人には，血圧計の型をした握力計で測定する．

表3-12 ● 手指の変形

スワンネック変形	ボタンホール変形	マレット指
関節の支持機構の虚弱化に加え，小手筋の拘縮が起こり，末梢骨への伸筋腱の断裂または弛緩，深部屈筋の攣縮があるために生じる 関節リウマチ患者に多い	伸筋腱の断裂または屈筋の麻痺により生じる 外傷，関節リウマチに多い	DIP関節（遠位指節間関節）の断裂により生じる 突き指などで生じることが多い

2 運動機能障害の治療に伴う看護

運動機能障害の治療には，運動機能障害に共通する治療，姿勢機能障害に対する治療，作業機能障害に対する治療，移動機能障害に対する治療がある（図3-10）．

図3-10に示した運動機能障害の各々について概説し，その看護を述べる．

すべての運動機能障害に共通する治療には，骨粗鬆症の治療（カルシウム薬投与），重症筋無力症の治療（抗ChE薬投与），運動機能に関連した痛みの治療（罨法，鎮痛薬），炎症の治療（抗炎症薬，抗生物質の投与）などがある．

姿勢機能障害に対する治療には，脊椎形成固定術などがある．

移動機能障害に対する治療には，下肢を骨折した人に行われる治療，関節置換術を受ける人への治療，下肢の切断を受けた人への治療などがある．

作業機能障害に対する治療には，上肢，手指を骨折した人に対する治療，上肢の切断術を受けた人への治療，上肢の神経切断を受けた人への治療などがある．

図3-10 ● 運動機能障害の治療の関連図

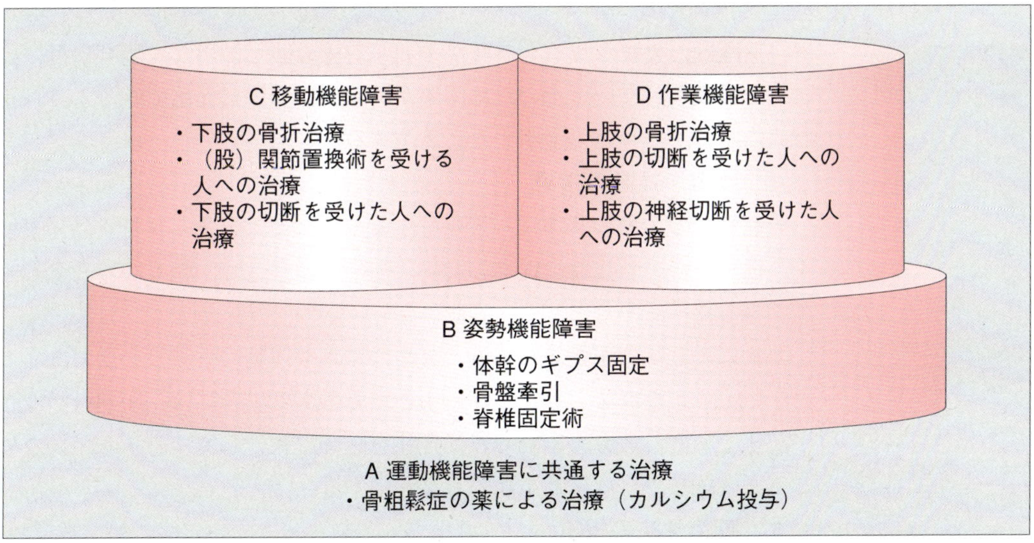

C 移動機能障害
・下肢の骨折治療
・（股）関節置換術を受ける人への治療
・下肢の切断を受けた人への治療

D 作業機能障害
・上肢の骨折治療
・上肢の切断を受けた人への治療
・上肢の神経切断を受けた人への治療

B 姿勢機能障害
・体幹のギプス固定
・骨盤牽引
・脊椎固定術

A 運動機能障害に共通する治療
・骨粗鬆症の薬による治療（カルシウム投与）

A 運動機能障害に共通する治療に伴う看護

1 骨粗鬆症の治療

　骨では常に線維化と吸収，形成が行われており，古い骨が新しい骨に更新される．

　骨粗鬆症とは，骨吸収量に対して骨形成量がやや少ないため，骨量が減少し，かつ骨組織の微細構造が変化し，そのため全身の骨が脆くなり，骨折しやすくなった状態である．

　骨粗鬆症の治療の基本は，食事によるカルシウムの摂取や，運動による骨形成の促進と筋力の増加である．しかし，骨粗鬆症の程度が強いときには，薬物による治療が必要となる．

　骨粗鬆症の薬物治療は，基礎的薬物であるカルシウム薬の投与に加え，骨吸収抑制作用が主体の薬と，骨形成促進作用が主体の薬で行われるが，単剤での効果が不十分な場合は併用療法が行われる（表3-13）．

(1) 正しく内服ができるための援助

　カルシウム薬は，内服過剰になると高カルシウム血症や骨-尿路結石を起こす．そのため，医師の指示どおりの量や回数を守って服用すること，また，飲み忘れない工夫をすることが大切である．

　患者に，飲みすぎるといけない理由や，高カルシウム血症にならないよう血液検査をして，ちょうどよい血中カルシウム値を保っていることを伝え，安心してもらう．また，腎-尿路結石を防ぐため，水分を少なくとも1日1000～1500mLは摂るように説明する．

　ビタミンK_2やエチドロン酸は，内服の仕方で吸収が不良になる．エチドロン酸は，カルシウム含有食品やカルシウム薬と併用した場合には，ほとんど吸収されない．そのため，薬が効果的に身体に作用できるよう，正しい内服方法について説明する必要がある．

(2) 食事・運動の指導

　骨粗鬆症の治療の基本は，カルシウムやビタミンを多く含む食品の摂取や，運動を行い骨代謝を促進したり，筋肉を増強させ，脆くなった骨を補強できるようにすることである．

　薬物による治療が始まっても，食事の管理や運動の継続は必要であることを伝える．ただし，骨粗鬆症による痛みのある場合には，圧迫骨折などが起きていることもあるために，症状を医師に報告して，骨折していないことを確認してから運動を勧めるようにする．

(3) 転倒予防の指導

表3-13 ● 骨粗鬆症に用いられる薬物と注意事項

分類	働き	一般名	商品名	注意事項
カルシウム薬	カルシウムの補給により骨量の減少をわずかでも抑える	リン酸水素カルシウム L-アスパラギン酸カルシウム グリセロリン酸カルシウム 乳酸カルシウム グルコン酸カルシウム 沈降炭酸カルシウム	リン酸水素カルシウム アスパラ-CA グリセロリン酸カルシウム 乳酸カルシウム カルチコール 沈降炭酸カルシウム	長期投与で，高カルシウム血症，腎-尿路結石症，便秘が起こる 血中および尿中カリウムが高値でないこと，腎不全がないこと，十分な水分摂取と尿量の確保が前提となる
骨形成促進薬	ビタミンDによる骨形成促進 2次性副甲状腺機能亢進症を改善し，骨代謝を抑制する ビタミンKによる骨芽細胞からの刺激と骨量増加，尿カルシウムの排泄を抑制するとの報告もある	アルファカルシドール カルシトリオール メナテトレノン	アルファロール ワンアルファ ロカルトロール グラケー	副作用に急性腎不全，肝不全がある．ロカルトロールは高カルシウム血症が副作用である．高カルシウム血症，ビタミンD中毒症，ロカルトロール過敏症の患者には禁忌である．薬の吸収率が悪くなるので食後服用する ワーファリンの作用を減弱させるので，ワーファリン服用の確認が必要である
骨吸収抑制薬	骨吸収抑制と活性型ビタミンD増加 鎮痛作用 破骨細胞抑制により骨吸収を急速に抑制し，骨折発生率を低下させる女性ホルモン補充による骨量増加	カルシトニン エルカトニン サケカルシトニン イプリフラボン エチドロン酸二ナトリウム エストリオール	カルシタロール エルシトニン サーモトニン カルシトラン オステン タイドロネル エストリール ホーリン オパポーズ	血清カルシウムを低下させるので，骨量の増加の効果を高めるためには積極的なカルシウム摂取の必要がある アナフィラキシー様症状，テタニー，喘息発作誘発などの副作用がある．また，消化性潰瘍を起こす場合がある 長期投与により骨形成抑制，骨軟化・硬化の可能性があるので，3か月投与後は2週間休薬とする．また薬の吸収率が悪くなるので空腹時に服用する 休薬期間が必要なので，他院との処方のダブりに注意する 副作用として血栓症がある

　薬物を内服していても転倒すると骨折する可能性は高い．また，一度骨折すると治りにくいので，できるだけ転倒予防に心がけるよう指導する．
　日常生活上で気づいている段差や，歩きにくい場所，階段などをあげてもらい，その場所を歩くときには転倒に注意するよう説明する．

2 重症筋無力症の治療

重症筋無力症の治療と看護については，第4章のC「重症筋無力症患者の看護」の項で述べているので参照されたい．

B 姿勢機能障害の治療に伴う看護

1 体幹のギプス固定

脊椎の安静，固定，矯正を目的として体幹のギプス固定が行われる（図3-11）．

体幹のギプス固定には，ギプスベッドとギプスコルセットを用いる方法がある．

体幹のギプス固定に伴う看護としては，固定部位に起こる神経障害などの合併症を予防し，装着部位の皮膚の清潔を保ち，日常生活の活動制限によるストレスを軽減できるよう援助する必要がある．

(1) **ギプス固定の目的と方法を伝え，患部の安静を図るための日常生活への援助**

ギプス固定の目的と方法，ギプス装着に伴う合併症を伝え，患部の安静のための活動制限などについてイメージできるよう具体的に説明する．

ギプスベッドでは，マットレスが柔らかいと沈んだり傾いたりするので，硬めのマットレスまたはギプスベッドを使用する．

(2) **ギプス固定部位の皮膚の清潔への援助**

ギプスベッド装着時の背部の清拭では，脊椎の屈伸，側屈，回旋を避け

図3-11 ●体幹のギプス

ギプスコルセット

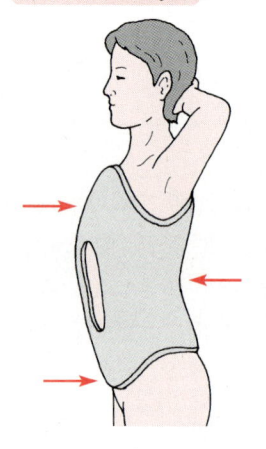

ギプスベッド

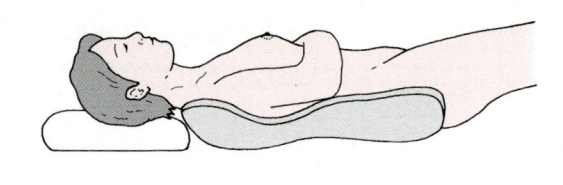

るため，医師や看護師が複数で側臥位にして実施する（図3-12）．その際，皮膚に発赤，損傷などがないか観察を行う．特に仙骨部は圧迫され褥瘡ができやすいので注意する．

　ギプスコルセット装着時は，ガーゼを使用して清拭を行う（図3-13）．ギプスコルセットでは，直接，皮膚の状態を観察できないので，患者から痛みやかゆみがないかを確認する．

　ギプス内はかゆみが生じやすいので，頻回に清拭を行い，瘙痒感の軽減を図る．瘙痒感やそれによる不眠に対しては，温湯のみでなく，アルコールやハッカ油を混ぜた温湯による清拭を行うことによって，爽快感も得られ安眠できる場合もある．また，瘙痒感に対してクーリングも有効であり，ギプスの上から氷枕などを当て，瘙痒感が軽減できるよう援助する．

　胃部不快や食欲不振，呼吸苦などの症状が出ることもあるので，患者の

図3-12 ● ギプスベッド装着時の清拭方法

ギプスベッド

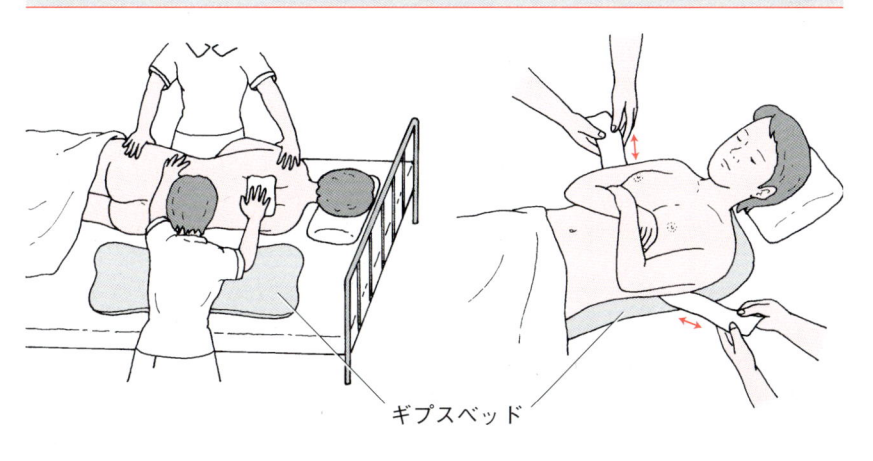

図3-13 ● ギプスコルセット装着時の清拭方法

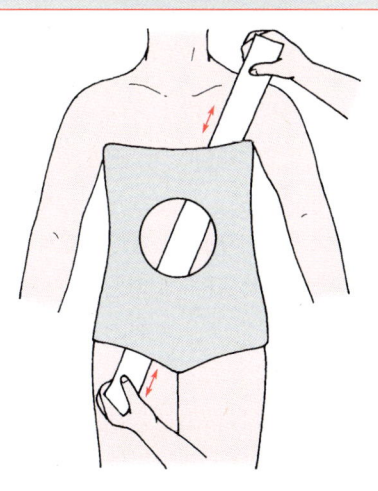

訴えをよく聴くことが必要である．

　ギプスコルセットには排泄物で汚染されやすい部位もあるので，排泄時は汚染しないように注意深く介助を行う．

(3) 日常生活の活動制限によるストレス軽減のための援助

　ギプスコルセットを装着すると，体幹の前後左右への屈曲が障害され，体幹が1本の棒のような動き方をしなくてはならなくなる．そのため今までスムーズに行えていた日常生活活動もぎこちない動作となり，ストレスが生じる．

　また，ギプスコルセット内のむれなどで生じる瘙痒感や汗疹（あせも）からいらいらしたり，不眠となる場合もあり，ストレスが助長される．

　安静度によっては，体位変換も1日10数回程度であり，視野に入るものも限られ，生活が単調となりやすい．

　食事や排泄もベッド上であり，意思どおり活動できないことへのストレスは大きいと思われ，ギプスベッドやギプスコルセットの装着期間が長いほどストレスは増強する．

　頭の周囲の手の届く範囲に水やティッシュ，ごみ袋，ナースコールなど必要なものを置くなど，物品の配置を工夫して，ストレスを軽減する．また，手鏡などの使用で外の景色を見たり，ベッドを窓側にしたり，ベッドのまま散歩に行くのも気分転換の一つの方法である．

　ストレスを表出する機会や気分転換を図る方法があるかについても情報を得て，できるだけストレスを軽減できるよう援助する．

　大変な思いをして治療に取り組んでいる患者の思いを傾聴し，できるだけストレスを軽減していくことが大切である．

2 骨盤牽引

　骨盤牽引は，腰椎椎間板ヘルニアなど腰椎の患部の安静と鎮痛を目的とした治療である．

　患者をファーラー位とし，膝の下に枕を入れたり，下肢をギャッチアップして股関節屈位をとり，腰椎を前屈させることによって椎間孔を広くし，髄核による神経根の圧迫を減少させるようにする（図3-14）．

　疾患の状態により，牽引の重さや期間などを変える必要があるが，牽引により症状が増強する場合はすぐに中止する．

　骨盤牽引に伴う看護としては，牽引による神経障害や皮膚の損傷などの合併症を予防し，患部の安静と鎮痛ができるよう正確な牽引を行うための援助が必要である．

　牽引中は日常生活の活動が制限されるため，必要な日常生活上の援助を行うとともに，制限に伴うストレスを軽減するための援助が必要である．

図3-14●重錘による牽引法

牽引バンド

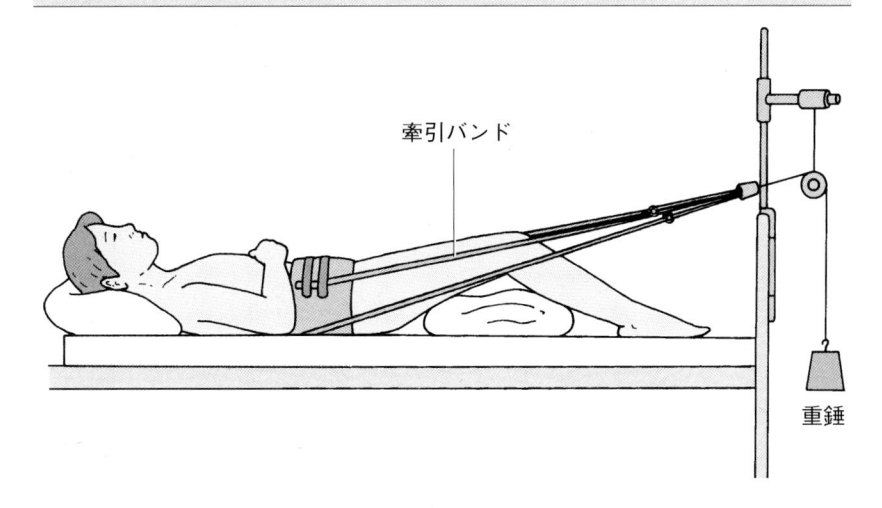

重錘

(1) 治療の目的と方法を伝え，患部の安静と正しい肢位を保持するための援助

体動の制限があるので，排泄や食事，清潔などの日常生活にどのような制限があるのか，イメージできるよう具体的に説明する．

正しく牽引が行われるように，牽引バンドのコルセットは体格に合わせ，ぴったりと装着させる．また，牽引により身体の位置がずれやすいので，ずれないような工夫と，身体の位置の確認を継続して行っていくことが必要である．

ベッド上での体位は患者によって異なるので，医師からの指示を確認し，正しい体位をとらせる．

牽引中は，患部が安静に保たれているか，牽引の方向は正しいか，牽引バンドの緩みやねじれはないか，ベルトの左右差はないか，バンドが毛布などに触れていないか，滑車にきちんと通っているか，重錘の重さは指示どおりで床に着いていないかなどを確認する．

(2) 牽引による神経障害や循環障害，皮膚の損傷などの合併症予防のための援助

合併症の危険性を説明し，予防と早期発見のための協力を得る．

コルセットで伏在神経を圧迫し，しびれや麻痺などの神経障害の症状を起こしたり，前腸骨稜を圧迫して，冷感などの循環障害を起こしていないかどうかを観察する．

コルセットを装着した部位の皮膚は，コルセットとの摩擦によって損傷を起こしやすいので，フェルト，スポンジなどで圧迫を避ける．

長時間の同一体位での圧迫であるため，仙骨部などに褥瘡ができる可能性もあるので，皮膚の状態をよく観察する．また，体位変換の方法の確認

やマットの工夫などをし，褥瘡ができないように援助する．

(3) 日常生活の活動制限に伴うストレス軽減のための援助

長時間行う牽引では，思うように動けないのでストレスが増加する．手の届く範囲に必要なものを準備したり，音楽を聞いたり，読書をするなどしてストレスを軽減する方法がとれるよう援助する．また，ベッドの配置（例：窓側やテレビをみられる位置）についても患者に確認し，できるだけ単調な生活を避ける工夫をする．

3 椎間板ヘルニア摘出術

腰椎椎間板ヘルニアに対しては，保存療法を行っても症状の改善が得られないときや，疼痛，発作を繰り返すとき，下肢の麻痺や膀胱直腸障害がある場合に，脊椎固定術やラブ（Love）法（図3-15）という椎間板ヘルニア摘出術が行われる．

ラブ法は，脊椎の後弓側から手術を行い，椎弓と黄色靱帯を部分切除し，硬膜神経根を避けながらヘルニアを摘出する方法である．

脊椎の手術では，手術後の創部感染，脊髄侵襲，髄液漏，廃用性変化，日常生活活動の制限とそれによるストレスが問題として起こりやすい．そのほかにも，全身麻酔下で手術を行うこと，また，手術部位が脊髄神経に近いことから，手術操作による刺激によって術後の肺合併症や腸管麻痺も起こりやすい．

ただし，肺の合併症である肺拡張不全は胸椎の前方固定術などを行った場合に生じやすく，ラブ法による手術の刺激では起こりにくい．

椎間板ヘルニア摘出術後に起こりやすい問題と看護について図3-16に示す．

(1) 手術後の異常の早期発見と対応

図3-15 ● ラ ブ 法

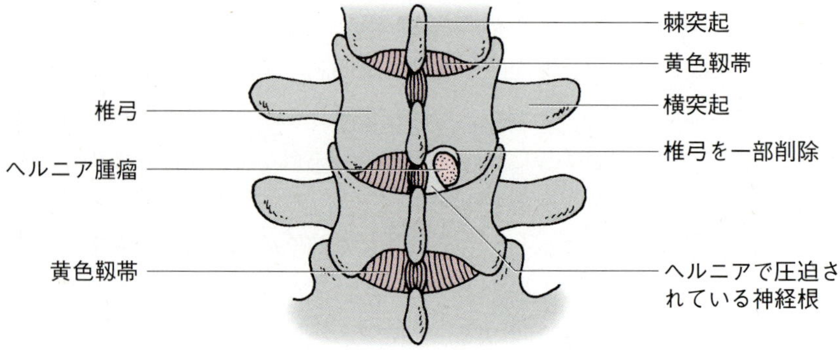

黄色靱帯を切除して，神経根をよけてヘルニア腫瘤を摘出する

図3-16 ● 椎間板ヘルニア摘出術後に起こりやすい問題と看護

手術後の異常の早期発見と対応

廃用性変化の予防

障害されているADLに対する援助

褥瘡廃用性変化

生命の危機
- 創部感染
- 脊髄侵襲
- 肺合併症
- 腸管麻痺
- 髄液漏

椎間板ヘルニア摘出術

生活の障害
- ADLの制限
- ストレス
- 不安

ダーメンコルセットを正しく装着できるよう援助する

自信をもって生活できるよう援助する

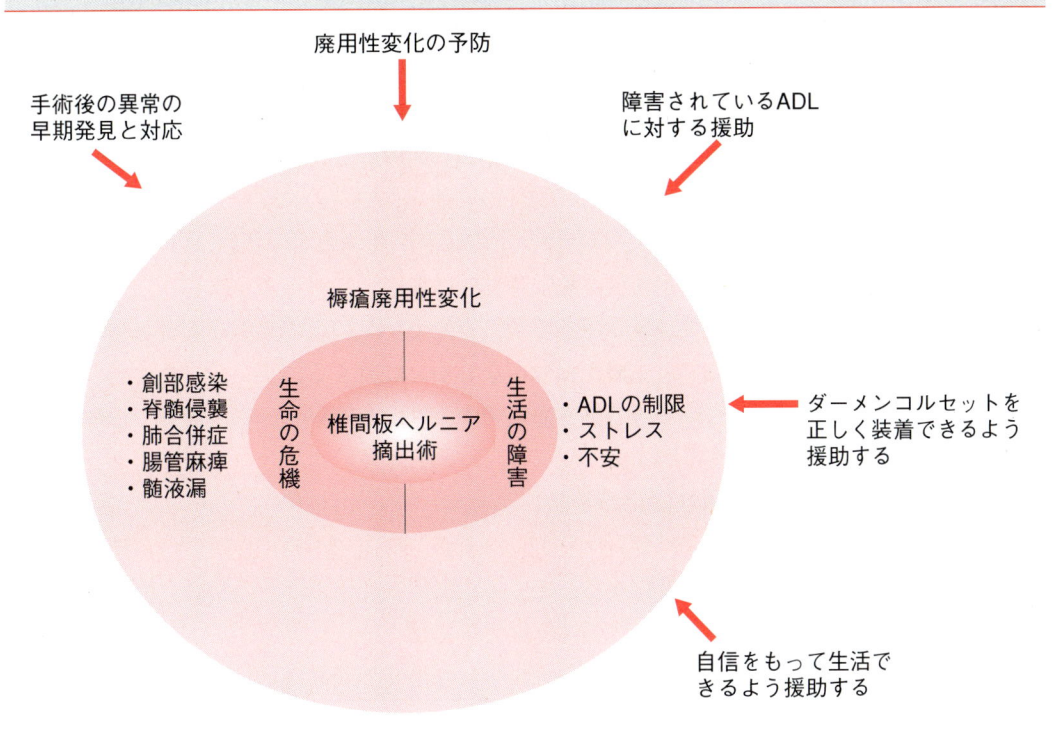

　ラブ法の術後に起こりやすい異常に髄液漏と神経症状の増悪がある．髄液漏は髄核を摘出する際に硬膜を傷つけたため，髄液が漏出することである．手術後はドレーンからの排出液の性状や量，血圧の変動や症状を経時的に観察し，髄液漏の可能性がある場合は医師に報告しなければならない．体動により頭蓋内圧が亢進し，髄液漏が誘発されることがあるので，安静の保持が必要となる．そのためベッドの挙上や離床は禁止され，仰臥位または側臥位で過ごしてもらうことが必要となる．

　髄液が漏出すると，血清の排出液の性状が漿液的で淡血性の色となる．流出量も50〜60mL/時以上あり，頭痛，血圧低下や強い悪心，めまいが生じる．

　感染予防のために医師の指示により創部の消毒が行われる．手術の侵襲による影響や血腫などで一過性の脊髄浮腫が起こるため，尿閉や下肢痛などの神経症状が増悪することがある．また，手術後の不適切な肢位（下肢外旋位）により，腓骨神経が圧迫され，腓骨神経麻痺が起こることがあるので，ロールタオルやスポンジを利用し，腓骨小頭が圧迫されないような肢位（中間位）を保つ．これらの神経障害を早期に発見するために，術前にあった症状と比較しての変化や疼痛，しびれ，知覚異常，冷感の有無，足の運動（足関節，母指の底屈，背屈）が可能か否かを確認し，異常があ

れば医師へ報告する．

　患者へも術前に，神経症状が出現する可能性について説明し，術後にこれらの症状があれば教えてくれるよう説明する．

(2) ダーメンコルセットが正しく装着できるための援助

　ラブ法の手術後は，体幹のねじれを予防して腰椎の過度の運動を制限し，腹腔内圧を高めることで腰部の安静を保つためにダーメンコルセット（図3-17）を使用する．コルセットの装着期間は患者の状態によって異なるが，ラブ法による手術後は睡眠時以外は装着しているようにする．

　コルセットは軟状であるが，コルセットの端が皮膚を刺激し傷つけることもあるので，皮膚の損傷がないかを観察する．また，コルセットを装着する位置，締め方の強さが適切かどうかを観察し，患者自身で正しく装着できるよう援助する．

(3) 廃用性変化の予防

　手術翌日には歩行が許可になるが，疼痛や手術後の疲労から離床が進まないと廃用性変化が生じてくる．廃用性変化の予防のため，手術前から患者へも早期離床の必要性を説明しておく．

　もし，髄液漏を起こした場合には，安静期間は延長され，廃用性変化や褥瘡が生じる可能性がある．髄液漏がある場合でも，廃用性変化の予防のため，床上で自分の四肢の緊張性運動や等尺性運動を行う必要があることを説明し，継続的に行ってもらう．自力で四肢の運動を行えない場合には，看護師が他動的に行う．また，臥床期間が長期化する場合には，自力で体位変換ができなければ介助を行い，褥瘡の予防に努める．

(4) 障害されている日常生活活動に対する援助

　髄液漏がなければ，その翌日から歩行が許可になる．しかしダーメンコ

図3-17●腰椎ダーメンコルセット

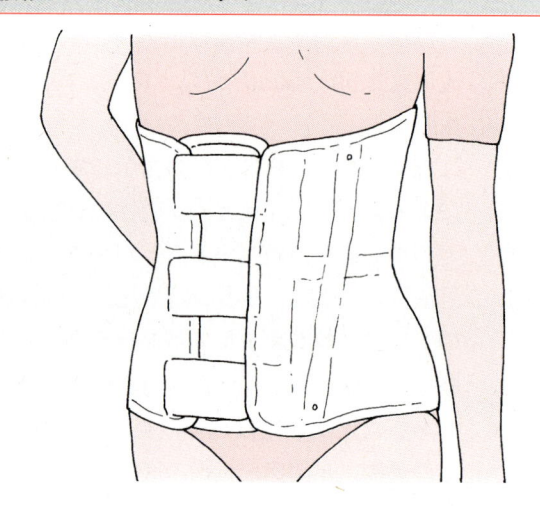

ルセットを装着しているため患部が屈曲せず，安静を保つことを意識しながら日常生活を過ごすことになる．また，手術による創痛から思うように活動することができなくなる．このような患者の日常生活の様子を観察し，困っていることを確認しながら，できないことを介助していく．

(5) 自信をもって生活できるようにするための援助

椎間板ヘルニア摘出術を受ける患者は，腰椎椎間板ヘルニアによる疼痛に苦しんできている．手術後には，疼痛がなくなることへの期待とともに，再発への不安を抱えている．また手術後は，手術による疼痛やダーメンコルセットを装着しての日常生活を過ごすことでの動きにくさがあり，ストレスも大きい．

手術前から，患者のつらさや生活上の不安，ストレス，手術に対する気持ちなどについて傾聴する必要がある．また，手術後も同様に，今後への不安や心配などを傾聴していく．

さらに，腰椎椎間板ヘルニアを再発させないための生活上の工夫（第4章「運動機能障害をもつ患者の看護」参照）についても説明し，職場や家庭で実施していけそうな方法を話し合い，再発の不安を軽減できるよう援助する．

C 移動機能障害の治療に伴う看護

1 下肢の骨折治療

骨折は足を含む下肢のすべてに生じる．主な原因は，転倒や，重い物に圧迫されたり，機械などに挟まれることである．転倒は家庭生活でも職業生活でも，室内でも屋外でも生じる．

下肢に激しい力を加えるスポーツを日々行う人では，そのスポーツに特有の生じやすい骨折がある．また，交通事故や労働災害による骨折では，1か所ではなく，複数の箇所での骨折を伴ったり，骨折線が複雑で，皮膚や筋肉，内臓までも受傷していたりして，重症で複雑な症状の場合が多い．さらに薬物や腫瘍，ホルモンの疾患で骨の脆弱化が進行したことにより，小さな外力で骨折に至る場合もある（病的骨折）．

下肢骨折では，骨折部と周辺の損傷により腫脹と疼痛があり，下肢の自動運動が制限され，体重を支えることができなくなり，歩行が困難になる．たとえば大腿下部の長骨骨折では，外から見ても，骨が曲がったり，骨折端が飛び出していることがわかることもある．また，正常では曲がらないところで曲がったり，異常な方向に向いたりすることもある．骨折のなかには，骨片が皮膚を突き抜けて外界と交通しているもの（開放骨折）があ

り，この場合，外界に出た骨は，表皮上などにある外界の細菌や砂，土，ガラスの破片に汚染されている．また，皮膚組織と血管などの損傷を伴っており，出血していることが多い．

骨組織では常に形成と吸収が活発に行われている．そのため骨折が起きても，骨内の血管が破れて血腫ができ，肉芽へと変わることで細胞の増殖が進み，仮骨を形成し，それが骨化していき，骨折した部位を修復する（図3-18）．

骨折治療に影響する要因は，整復までに要した時間，骨折断面の接合状態，感染の有無である．また，骨代謝と骨動脈への血流も重要である（図3-19）．

骨折治療は，骨の修復機能を促進するために，正しい位置に骨折部位を戻し，患部を固定して安静を保つことが大切である．開放骨折の場合は，受傷後6～8時間以内に創洗浄などの感染防止の処置が必要となる．これに骨代謝，血流を良好に保つための治療が加わる．

図3-18 ● 骨折の治癒過程

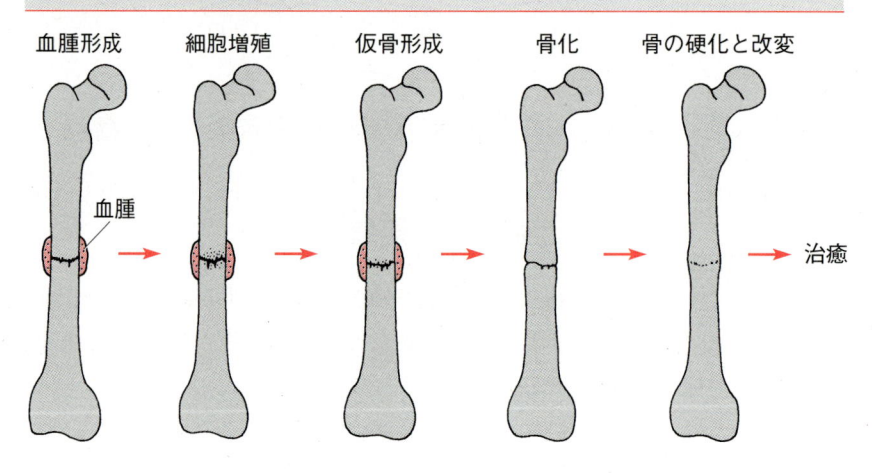

血腫形成 → 細胞増殖 → 仮骨形成 → 骨化 → 骨の硬化と改変 → 治癒

図3-19 ● 骨折治療に影響する要因

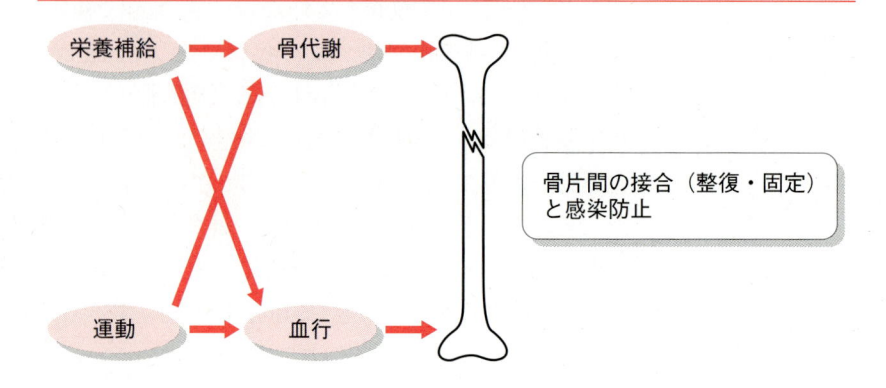

栄養補給 → 骨代謝
運動 → 血行
骨片間の接合（整復・固定）と感染防止

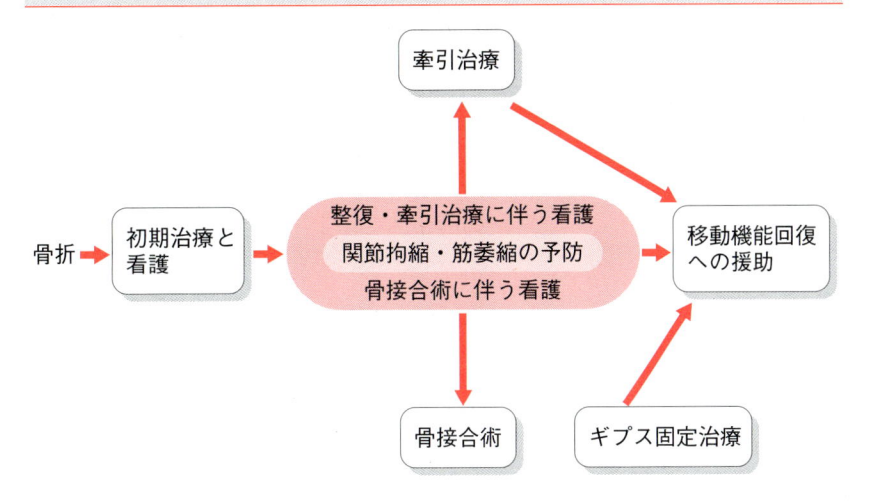

図3-20 ●下肢骨折治療に伴う看護

骨折 → 初期治療と看護 → 整復・牽引治療に伴う看護／関節拘縮・筋萎縮の予防／骨接合術に伴う看護 ⇄ 牽引治療／骨接合術／ギプス固定治療 → 移動機能回復への援助

　骨折治療に伴う看護は，骨接合術と牽引のそれぞれの治療に伴う看護と，ギプス固定に伴う看護，そして患部の状態に応じた移動機能回復への援助が重要である（図3-20）．

1）骨接合術

　転位が激しく良好な接合が得られない場合（骨のずれ），まず牽引を行い正しい位置に骨を整復（矯正）した後，手術が行われる．このことにより治癒経過の短縮が得られる．

　骨接合術は，骨折した骨片間を整復・固定する方法である．

　固定には，切開による内固定と，切開せず皮膚を貫いて行う外固定がある．固定材には様々な材料，形状が工夫されている．

　内固定法の種類には，髄内釘法，金属副子（プレート）固定法，ねじ固定法，鋼線締結法，ひきよせ締結法（骨縫合）がある（表3-14）．

　また，患者の本来の骨の脆さや骨折の状態，治療の経過から荷重のかけ方は患者個々で異なるので，安静度や荷重のかけ方について正しく把握することが大切である．

　開放骨折の場合は，感染を防止するために固定の前に創部の洗浄と，感染した組織を除く処置が行われる．また，神経の縫合や血管の吻合が行われた後，排液のためのドレーンを入れて皮膚を縫合（閉鎖）する．感染予防のための抗生物質の投与も行われる．

　内固定された接合部の骨癒合を促進するために，手術の受容への援助，術後出血の早期発見と予防，感染の予防，癒合までの間の骨接合部の動揺を避けるための援助が必要である．

(1) 手術の受容への援助

表3-14 ● 内固定法と使用部位

種類	使用部位・目的	図
髄内釘法	長管骨	
金属副子固定法	長管骨	
ねじ固定法	斜め骨折，らせん骨折，小骨片の接合・固定	
鋼線締結法	斜め骨折，第3骨片の固定	
ひきよせ締結法	膝蓋骨骨折	

　骨折は事故による発症が多く，痛みも強く，精神的な動揺が大きいため，患者は手術方法の説明を聞き逃すことがある．医師からの手術の術式や手術後の見通しについての説明を，患者がどのように理解したかを確認することが大切である．

　手術後，自立して歩行できるまでになる期間は長いので，手術に応じて，また，患者の回復力を予測して説明する必要がある．

(2) 術後出血と異常の早期発見と予防

　骨折部位と血管損傷の有無や骨折部位の接合術の方法により出血量は異なる．しかし，患者に出血傾向があるかないかによっても異なるので，服用薬物や疾患などの情報を収集し，創部出血を経時的に把握する必要がある．

　手術後，ギプス固定が行われることもある．その場合，創部からの出血がギプスに吸収されれば，出血量はギプスの変色で把握することになるので，変色部にマジックなどで印を付け，その拡大が大きいかどうかを把握する．また，神経障害，循環障害の有無や，感染徴候の早期発見を行う必要がある．

2) 骨折の牽引・治療

　下肢にある大きな長管骨が骨折すると，骨折部周囲の筋組織の収縮のために骨折した骨片が重なり合ってしまう．そこで，これらの筋組織の収縮

図3-21 ●下肢の牽引法

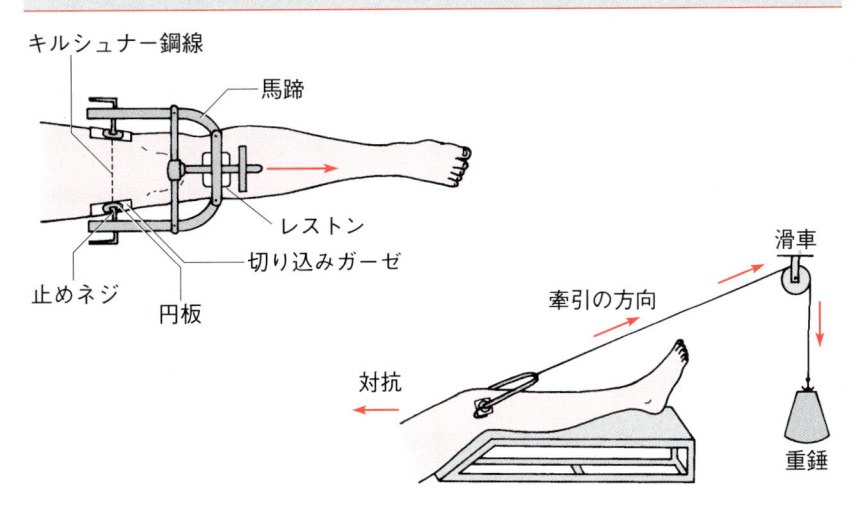

に対抗する牽引力を働かせて整復し，手術までその整復位を保つことで，患部の安静を確保し，骨折に伴う疼痛を軽減し，治療経過を短縮することが骨折時の牽引法の目的である．

牽引法には直達牽引と介達牽引があるが，介達牽引は牽引力が弱い．

直達牽引は，骨折部位よりも末梢部に鋼線を垂直に刺入して，鋼線を末梢方向に牽引する（図3-21）．鋼線刺入部と鋼線を厳重に滅菌する．刺入部に発赤，痛み，感染傾向が認められた場合は，骨髄炎に進行する危険があるので，すぐ抜去しなければならない．そのため刺入部の消毒と感染の観察が厳重に行われる．

牽引治療に伴う看護には，①効果的に牽引が行われるための援助，②牽引に伴う苦痛を緩和するための援助，③腓骨神経麻痺，下肢の循環障害を予防するための援助，④清潔の保持とかゆみを緩和するための援助，⑤関節拘縮や筋萎縮を予防するための援助，⑥移動機能回復への援助，などがある．

(1) 効果的に牽引が行われるための援助

牽引は，整復と整復位の固定を主な目的としている．それを担うのは牽引の方向（肢位）と牽引の力（重錘の重さ）である．これらを常に観察し，正しく保つ必要がある．患者が腰を動かしたり，牽引の方向に移動するとこれらが変化し，牽引が正しく行われなかったり，骨片が動き骨癒合を遅らせることになる．

牽引力によって身体が牽引の方向に移動するのを防ぐために対抗牽引が行われる．腰の位置をベッドの柵で決めておき，それよりも移動していれば，対抗牽引の効果がないので，牽引し直す必要がある．

牽引のひもが掛け物に当たっていたり，重錘が床に着いていたり，滑車からはずれている場合も牽引の効果がないため，常時確かめる．特に清拭や排泄の介助後には必ず確認するようにする．

(2) 牽引に伴う苦痛を緩和するための援助

牽引に伴う苦痛には，刺入部の痛みや，体動が制限されることによる苦痛，日常生活で介助を受けることへの苦痛などがある．牽引による痛みは，正しい牽引が行われていない場合に起こる．通常の牽引では，痛みは軽減する．刺入部の痛みが増強するときは，感染の可能性もあるので，局所の発赤を観察し，医師に報告する必要がある．

体動が制限され，背部の同一部位が圧迫されることになるので，腰痛，圧迫痛がある．清拭や排泄のケア時に，医師の協力を得て側臥位にできれば，背部を開放し，マッサージすることも可能である．また，肢位にほとんど影響を及ぼさない殿部体位変換は許されることが多いので，医師に確認して実行する．

(3) 腓骨神経麻痺，下肢の循環障害を予防するための援助

骨接合術や牽引あるいは用手整復後，ギプス固定（図3-22）が行われることがある．ギプス固定は整復位の固定，骨接合部の安静保持のために行われるので，長期になることがある．

ギプス装着後にギプスによって圧迫されたり，手術や骨折による腫脹や出血が生じるため，循環障害，腓骨神経麻痺，圧迫創を起こすことがある．ギプス内の異常は直接観察できないので，その徴候を観察して早期発見に努める（図3-23）．また，ギプス内の観察や消毒，神経圧迫除去のためにギプス窓（有窓）があけられることも多い．

下肢の循環が障害されると，ギプス装着部位よりも末梢部の皮膚や爪の色は赤みを失い白く見え，重症ではチアノーゼ（紫色）となるので注意す

図3-22 ● 下肢のギプスとギプス窓

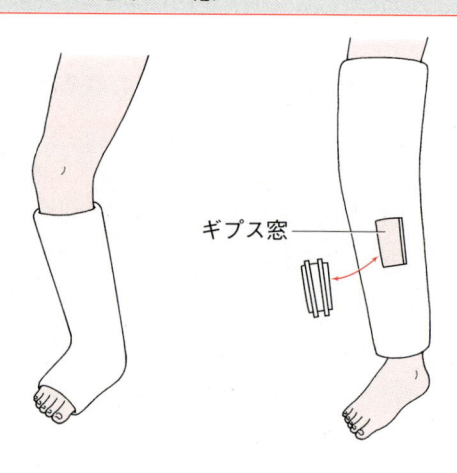

図3-23 ● ギプスによる合併症とその徴候

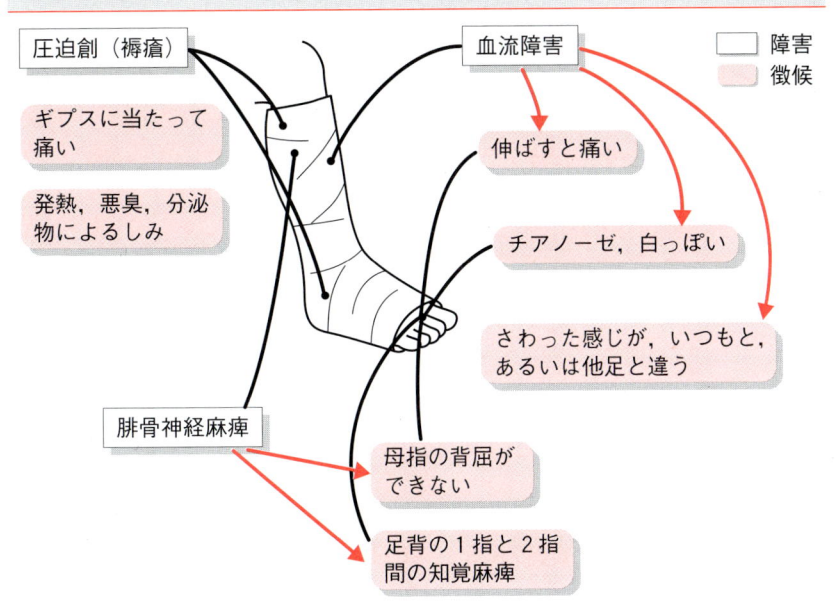

圧迫創（褥瘡）
- ギプスに当たって痛い
- 発熱，悪臭，分泌物によるしみ

血流障害
- 伸ばすと痛い
- チアノーゼ，白っぽい
- さわった感じが，いつもと，あるいは他足と違う

腓骨神経麻痺
- 母指の背屈ができない
- 足背の1指と2指間の知覚麻痺

□ 障害
■ 徴候

　る．
　また，足の指先（必ずギプスから出してある）は屈曲傾向となっているが，これを伸ばしてみて激しい痛みがあるときは循環障害の徴候である．
　知覚障害の有無の観察も重要である．ガーゼで足指の先に触れ，いつもと違った感じや，他の足指，ギプスを巻いていないほうの足指と感じが違うかどうかを調べる．
　合併症が強いときは，ギプスカットやギプスの巻き直しをしなければならない場合がある．
　循環障害の予防のためには，ギプスを巻いた初日は，ギプス装着肢を軽度挙上しておくとよい．
　腓骨神経麻痺は，ギプスと腫脹により腓骨小頭が圧迫されて生じるが，腓骨骨頭や足関節顆部が圧迫されやすいため，患者に，ギプスが当たって痛いところがないかを聴くことが大切である．

(4) 清潔の保持とかゆみを緩和するための援助

　ギプス装着肢の防水の工夫（ラップ材を巻く，ビニール袋に入れるなど）をすればシャワー浴は可能である．
　ギプスは濡れると破損しやすいので，清拭を行う場合もギプスを保護する必要がある．
　ギプス内の皮膚のかゆみが強い場合は，ギプス内に包帯を通し，それを動かしてかくなどの方法をとるが，皮膚を傷つける危険もある．物差しや棒は危険なので使わないようにする．

プラスチック系ギプスによる固定とギプスカット

近年はプラスチック系ギプスの使用が主流になってきています．ギプス包帯の巻き方は石こうギプスと同様ですが，石こうと異なる点は，ギプス辺縁は切らず，テープを巻きながらストッキネットを折り返してその上に巻き，直接皮膚に当たるのを防ぐことです（図1）．

ギプス装着によって圧迫創や神経麻痺，血管障害が起こりやすくなります．

ギプスを装着すると末梢に浮腫が生じ，さらにこれらの障害が起こりやすくなります．

そこでギプスの中心に切れ目（割入れ）を入れて圧迫を解除したり，半分の側面（通称，ギプスシャーレ）だけを装着し，弾性包帯で巻いて患部を固定するなどの対策がとられています（図2）．

図1●プラスチック系ギプスによる固定

必要物品
キャストパッド
ストッキネット
わた包帯
プラスチック系ギプスの包帯
（キャスティングテープ）
水（21〜24℃）
ゴム手袋

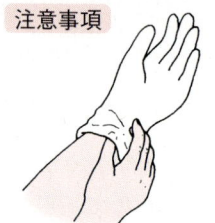

注意事項

介助者の手の保護の目的で手袋を使用する

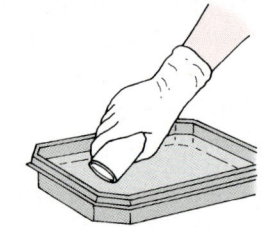

もむと早く硬化するので，テープを水に浸したら，すぐに引き上げる．浸した後，5分で硬化するので注意する

図2●ギプスカット

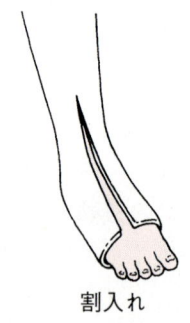

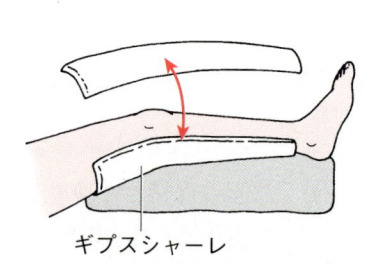

割入れ

ギプスシャーレ
切半

患者と共に種々の方法をためしてみる必要がある．ギプスの上から軽くたたく，冷やす，ギプスから出ている部分をハッカ油で清拭する，気分転換をするなどである．

(5) 関節拘縮や筋萎縮を予防するための援助

下肢のみでなく上肢も含めた全身の運動は，下肢の血流循環を回復させる．骨癒合は血流に影響されるので，血流を良好に保つために，できるだけ早くから，また可能なところから動かす必要がある．特に下肢は，ギプスから出ているところ，牽引に影響しない部分を動かす．また，関節固定していてもできる運動（等尺性運動）もよい．

骨接合術後は，創部の疼痛がなくなれば下肢の全関節の可動域を動かすようにする．また，骨折のためにギプス固定，牽引をする場合は，骨折下肢の関節の拘縮と筋萎縮が進行する．したがって，骨接合術後1日目より，固定されていない関節の全可動域を1日数回は必ず動かすようにスケジュールを立てる．初めは介助しても，できるだけ患者自身で動かして行うと筋萎縮の予防となる．

また，出血がなくなれば，筋萎縮の予防のために関節を動かさないで筋を収縮させる運動（等尺性運動）を始める．

(6) 移動機能回復への援助

骨癒合に合わせて歩行の訓練を始める．骨接合術の場合，接合方法や経過にもよるが，下肢骨折はほぼ1週間後から，大腿骨頸部骨折では2週間後，大腿骨骨幹部骨折では4週間後から，歩行器，松葉杖などでの歩行を部分荷重で開始し（図2-12参照），徐々に1杖歩行に移行する．

その後，次第に，走る，跳ぶ，重い物を持ち上げる，長時間歩く，スポーツをするというように広げていくが，痛みや疲労を観察しながら進めていく必要がある．安全に歩行訓練ができるよう適切なはき物をはくよう指導する．

骨折の治療期間を通じて，また回復期も引き続き，栄養と睡眠を十分にとるように指導することが大切である．

2 人工股関節全置換術

人工股関節全置換術は，変形性股関節や人工骨頭置換術，骨切り術後の再手術，リウマチ性関節炎，ステロイド薬の長期使用によるステロイド性大腿骨頭壊死，特発性大腿骨頭壊死，その他，股関節の疼痛が激しく，著しい運動制限のある場合などに行われる．

人工股関節の耐久性は約10〜15年であり，置換術後10年程度経過すると，人工関節接合部にゆるみが生じる．そのため若い年代の患部に行うと再度同じ手術をしなくてはならないので，骨頭の破壊の程度と年齢を考え

ながら治療が選択されており，60歳以降が適応年齢とされている．

人工股関節には，骨セメントを使用する方法（人工股関節と患者の骨との接合部の補強が必要な場合）と，使用しない方法（セメントレス）の2種類がある．

セメントを使用した場合のほうが，術後の起立や運動など，荷重をかけることが早くでき，セメントレスは時間がかかるとされてきたが，最近は，セメントレスで早期から荷重をかけても，セメントを使用した場合と同様に問題はなく，術後の回復もよいことがわかってきた．

人工股関節全置換術を受ける患者に生じやすい問題（図3-24）には，手術への不安（手術前），感染，肺塞栓，疼痛，出血，深部静脈血栓症（手術後早期），肢位の保持のための固定や，それに伴う褥瘡の危険などがある．また，手術後の脱臼の危険，人工股関節の運動域の制限，疲労，疼痛から，回復へのあせりがある．運動量が低下し，廃用性変化が生じやすくなる．

人工股関節全置換術の術後の離床は，早期化する傾向にある（表3-15）．

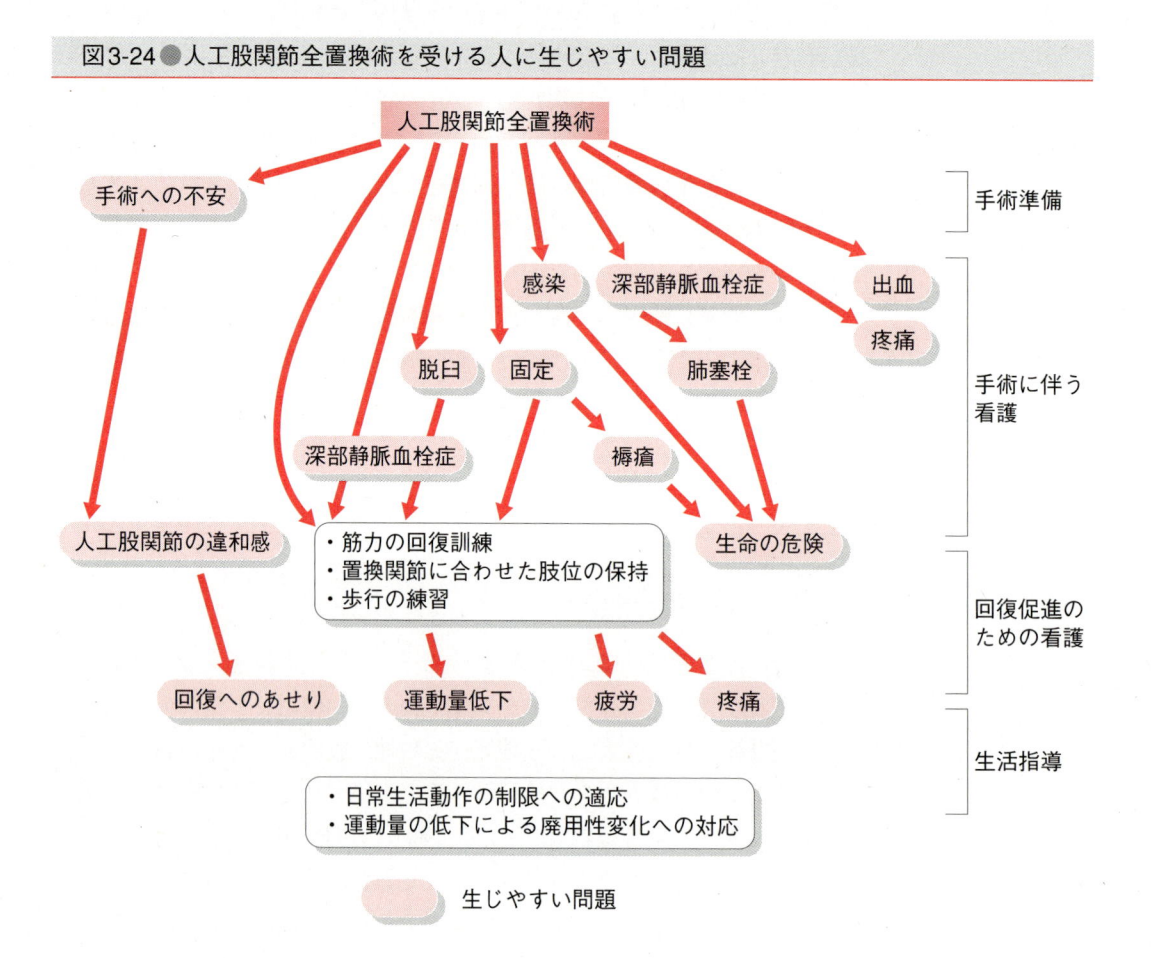

図3-24 ● 人工股関節全置換術を受ける人に生じやすい問題

しかし内旋，内転，90°以上の屈曲をすると脱臼が生じやすいことは従来と同じである．また，脱臼すると激痛が生じる．

一方，一度脱臼を起こすと脱臼を繰り返すため，早期に行動拡大をして廃用性変化を予防するとともに，脱臼危険肢位をとらないよう指導することが必要である．

人工股関節全置換術を受ける人に行われる看護には，①手術後の脱臼や事故を防ぐための，人工股関節全置換術についての知識や情報を提供するための援助，②手術に伴う生命の危機を予防するための援助，③疼痛を緩和するための援助，④人工股関節を正しく使用するための生活指導，⑤ライフスタイルを確立し，安心して家に帰れるようにするための援助，などがある．

(1) **手術後の脱臼や事故を防ぐための，人工股関節全置換術についての知識や情報を提供するための援助**

手術後の脱臼を予防しながら，安心して移動の拡大ができるように，人工股関節全置換術についての知識や情報を提供する．

手術後の一般的な経過（表3-15）について説明し，イメージ化を図り，早期離床と行動拡大の必要性や，股関節が内旋，内転，90°以上の屈曲をすると人工股関節が脱臼する可能性があることを説明し，理解してもらうことが最も大切な援助である．

そのため股関節は，軽度屈曲（10～15°座位），外旋中間位で膝関節の軽度屈曲肢位がとられる（図3-25）．

立位，座位をとるときや車椅子への移乗時は，股関節が内旋，内転，90°以上の屈曲をしないように患者に意識してもらうことが必要になる．特に女性は，術前の習慣から股関節が内旋，内転しやすいため，股関節の間にクッションを挟むことなどが必要とされる．

安静度の拡大を図るために座位や車椅子で過ごすことを勧めるが，手術による創部痛や疲労から，食事，洗面以外は臥床していることが多くなる．側臥位への体位変換時は，患肢を下にせず股関節の角度に注意し，脱臼を

表3-15 ● 人工股関節全置換術術後の安静度の拡大

	移動拡大の目安	禁止肢位	禁止肢位をとらないための工夫
術後	当日：30°ギャッチアップ 1日目：90°ギャッチアップ 2日目：端座位可 4日目：車椅子可，全荷重可	股関節内旋，内転，90°以上の屈曲	外転枕，外転台の使用で内転予防 外転枕の使用 臥床時の外転枕，外転台使用 端座位時は股間にクッション使用 臥位時の外転枕，外転台使用 車椅子乗車時は股間にクッション使用

資料／自治医科大学附属病院，整形外科手術例．

図3-25 ● 股関節術後の肢位

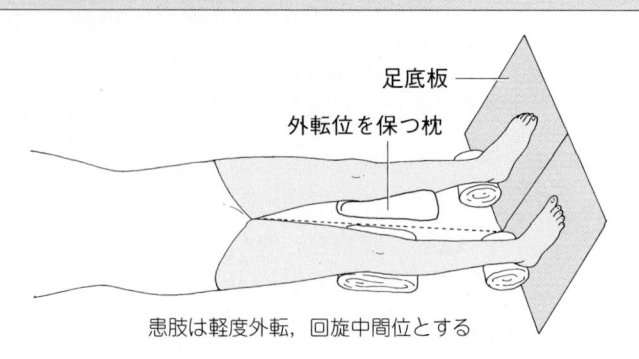

足底板
外転位を保つ枕
患肢は軽度外転，回旋中間位とする

起こさないように下肢を支えながら外転台を使う．最低，術後1週間は介助で行い，その後は医師の指示に従い，股間に小枕を挟み，自力で体位変換することが可能となる．

創部の排液ドレーンは，排液量が減少した術後2日目頃に抜去される．患者はドレーンが抜去されると行動の拡大がしやすくなるが，痛みや内旋防止に気を遣うために不慣れな動作を行う．1週間程度は車椅子への移乗などにも見守りや介助が必要である．

慣れてくると患者は片方の肢と両腕を使い，車椅子への移乗や日常生活活動がスムーズに行えるようになる．

看護師は日常生活活動全般を見守りながら，不自由していることに対して援助を行う必要がある．

廃用性変化の予防と深部静脈血栓予防のために，早期から四肢の運動が必要である．

車椅子の移乗が可能になると，ベッド上での運動からリハビリテーション室でのリハビリテーションが始められる．

歩行訓練開始後は，手術前のような歩行時の痛みはなくなるが，歩くときに体重をかける感覚は，以前と違って，ぎくしゃくしたような違和感を訴える患者が多い．

患者には，元のような感覚では歩けないことが普通だが，心配はいらないことと，歩行時の疼痛から開放されることの安楽さについて説明し，手術を肯定的に受け止め，人工股関節での歩行感覚に慣れるように援助する．

(2) 手術に伴う生命の危機を予防するための援助
① 手術を受けられる体調かどうかの確認をする（手術前）

手術が受けられる体調かどうかをみるため，バイタルサイン，頭痛，悪心などの症状の有無を確認する．発熱がみられたり，血圧が高いなどで体調が不良の場合は，情報を医師に提供する．

② 全身状態を把握し，合併症の予防と早期発見をする

発熱，血圧の上昇，in-outバランス，出血量，ドレーンからの滲出液量の経過を観察する．股関節の手術は出血量も多いので，輸血が行われる．近年は輸血による感染を防ぐためにできるだけ手術前に患者の自己血を採取して使用している．

手術後は創部から感染する可能性があるので，消毒時，無菌操作を徹底し，感染を起こさないようにする．

また，患者にも創部に触れないように指導し，感染予防への協力を得る．

患部に痛みや異常と思われる症状が出現したとき，あるいは包帯やガーゼに滲出液がみられたときは，直ちに報告するよう説明する．

手術中に長時間同一体位をとったり，術後の安静により，血流が停滞し，深部静脈血栓症などが起こる危険性があるので，手術当日から足関節の底背屈運動やフットポンプなどを勧める．

③ 患肢の安静に伴う合併症を予防する

手術当日は，麻酔が効いていることや疼痛，安静のために，自力で下肢を動かせない．そのため腓骨小頭部への圧迫から腓骨神経麻痺を生じる危険がある．

圧迫を防ぐためタオルやスポンジを用い，外旋を予防する．また，足の動きがよいか，しびれがないかを頻回に観察して，腓骨神経麻痺の早期発見に努めることが必要である．

臥位による同一部位の圧迫に注意し，褥瘡の予防に努める．可能であれば医師の指示を確認して，最低2時間に1回は体位変換を介助により行う．

筋力と関節可動性を維持するために手術翌日からベッド上での坐骨神経伸展（SLR），セッティング，外転運動を自力または介助で行う．

(3) 疼痛を緩和するための援助

疼痛が出現しないように，体位・肢位の調整を図る．

手術直後では，硬膜外鎮痛薬などが持続使用されることが多い．創痛による痛みが強く，使用されている薬物だけでは十分な緩和が得られない場合は，鎮痛薬の使用について医師と調整し，鎮痛薬を追加する．鎮痛薬にはNSAID（たとえばボルタレン®坐薬など）やオピオイド（たとえばペンタジン®）などがよく使用される．

痛みの訴えを十分聴き，精神的な援助を行うとともに，痛みが強いときには医師に連絡して，鎮痛薬を処方するなど，疼痛の緩和に努める．

(4) 人工股関節を正しく使用するための生活指導

現在使用されている人工股関節は，臼蓋部分がプラスチックで，大腿部

分が金属でできている．そのため，通常，耐用年数は10〜20年程度であるが，患者の年齢や職業，使用の方法によっては，プラスチック部分が摩耗して，通常の耐用年数よりも短い期間で再置換が必要となる．

患者は再手術と長期にわたる後療法プログラムを再び体験しなくてはならず，負担が大きいので，なるべく再手術をしなくても済むように，関節の摩耗を防ぐような生活の仕方を工夫する必要がある．

具体的には，重いものを常時持つような仕事や，長時間の立ち仕事は避ける，患肢の片足立ちの禁止など，患肢側の股関節への荷重を少なくするような生活習慣を身につけるとよいことを説明する．また，人工関節にゆるみが出ると疼痛や脱臼の繰り返しが起こるため，これも再置換が必要となる．

人工関節にゆるみが起きないように，運動や体位の工夫が必要であり，手術後にしてはいけない姿勢と動作を患者に伝え，家族にも協力を得ることが大切である．性生活では，配偶者やパートナーの協力も必要になるので，患者と相談しながら，運動や体位の制限を配偶者やパートナーにも説明する．

手術後2〜3年経過して，関節のゆるみが生じると感染が起こることがあるので，股関節の強い痛みや動きの異常，発熱がある場合は受診を勧める．

患者に歯周病，う歯，膀胱炎などの感染症があると，関節の感染が起こりやすくなるので，できるものは治療する．

体重が重いほど股関節にかかる負担も大きいので，肥満がある場合には食事の工夫などで体重を減らすことの指導も必要である．

(5) **ライフスタイルを確立し，安心して家に帰れるようにするための援助**

両松葉杖歩行により部分荷重の段階で退院する患者もいる．その場合は患者は家で，荷重のかけ方に注意しながら日常生活を送らなくてはならない．

看護師は，患者が退院に向けて，日常生活活動がどのくらい可能であるかを把握するとともに，脱臼予防のための股関節の安静には，生活様式は洋式のほうが望ましいことを伝え，ベッドから起き上がるときやトイレ，入浴にどのような介助や工夫が必要であるかを本人と相談して，家での介助者に介助方法について指導する．

家の中で転倒の危険のある場所をあらかじめ点検し，本人が気をつけるように指導する．退院後は元どおりの歩行ができないため，引きこもりがちになる患者もいるが，前向きに考えて社会生活を送るように励ましていく．また，利用できる福祉サービスを紹介する．

定期通院以外でも，転倒や股関節の痛み，歩行障害が生じた場合は受診するよう説明するとともに，緊急連絡先を伝えておく．

3 下肢切断・離断術

下肢切断・離断術とは，身体から下肢の全部あるいはある部位より先端を切り離す手術である．長骨の部分で切り離すのを切断といい，関節部で切り離すのを離断という．

切断・離断術に至る原因には，下肢の腫瘍が大きく，先端部に通じる血管をすべて切り取らざるをえない場合や，腫瘍を摘出しても下肢部に再発の可能性が高く，切断することで再発が抑止される場合などがある．また，下肢の感染，循環障害による壊死（バージャー病，動脈血栓，動脈硬化症など）による場合，あるいは糖尿病人口が増加したことによるためか，糖尿病による下肢動脈の循環障害により壊死を生じて，下肢の切断・離断手術を受ける人も多くなっている．さらには，労働災害や交通事故，電撃創などでの重度の複雑骨折や組織の破壊で，接合術不能のために切断に至る場合もある．

このような原因により，患者は，下肢とともに移動機能や生活の広がりをも失うことになる．したがって患者は，悲惨さや無念の感情，ならびに将来の生活への不安を乗り越えて下肢切断・離断術を受けることになる．

下肢切断・離断術は，身体の大きな侵襲となるので，術後は，それらからの順調な回復とともに，義足を着けての生活への準備を始める必要がある（図3-26）．

(1) 下肢を喪失する患者の悲しみを理解する

図3-26 ●下肢切断・離断術後の経過：患者の問題（課題）と看護の課題

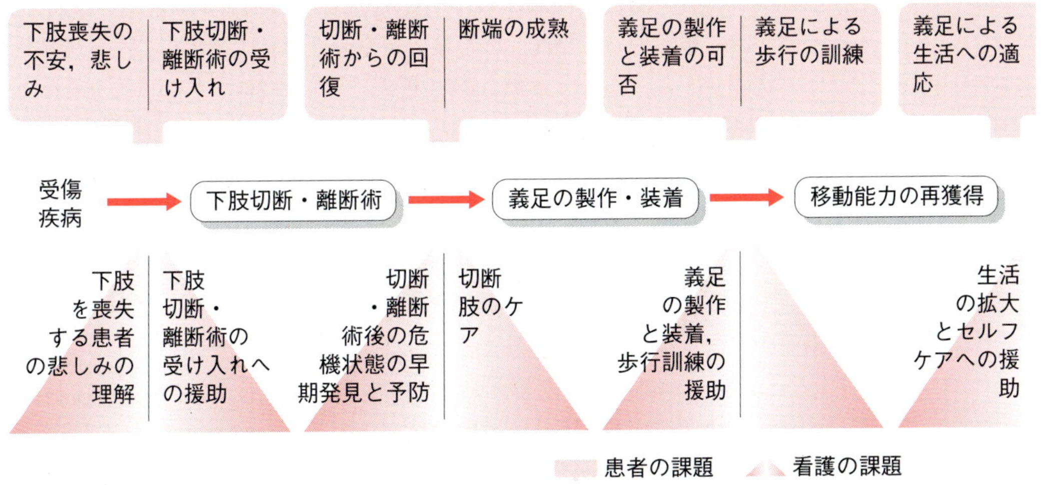

図3-27 ● 下肢を喪失する患者の精神状況

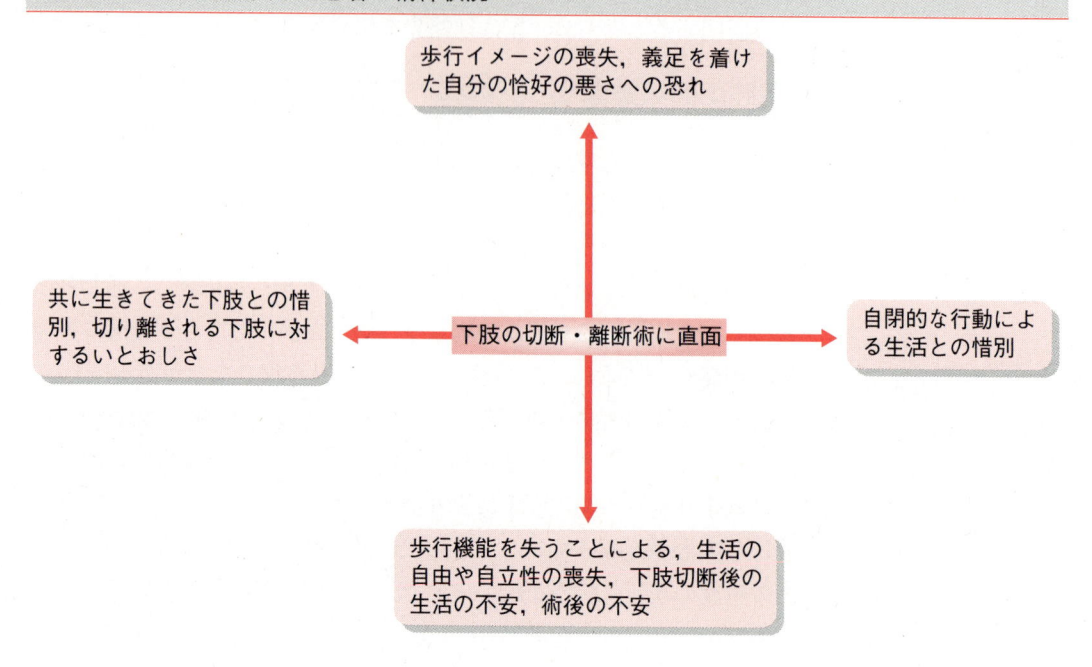

- 歩行イメージの喪失，義足を着けた自分の恰好の悪さへの恐れ
- 共に生きてきた下肢との惜別，切り離される下肢に対するいとおしさ
- 下肢の切断・離断術に直面
- 自閉的な行動による生活との惜別
- 歩行機能を失うことによる，生活の自由や自立性の喪失，下肢切断後の生活の不安，術後の不安

　下肢の切断・離断術に直面し，下肢を喪失する患者の悲しみは多岐にわたり，気持ちは千々に乱れる（図3-27）．患者が悲しみを語り，気持ちを立て直せるよう，患者固有の悲しみの表し方や不安な気持ちを話すのをよく聴き，理解を深めることが大切である．

　事故などで，緊急に下肢切断・離断術が迫られているときでも，時間の許すかぎり心身に対するケアをするよう心がける必要がある．

(2) 下肢の切断・離断術の受け入れへの援助

　下肢喪失を悲しむ一方で，患者は下肢切断・離断術を受け入れていかなければならない．喪失の悲しみを語ることを阻止しないよう注意しながら，下肢切断・離断術の必要性，その後の自立した生活への復帰について説明する必要がある．初めは患者の質問に答える形で説明していきながら，患者の気持ちが整理され，落ち着いたときに改めて，系統立てて説明する必要がある．

(3) 下肢切断・離断術後の危険な症状の早期発見と予防への援助

　下肢切断・離断術では，下肢の神経線維，筋肉，血管，皮膚が切除される．それにより，強い痛み，切断肢の浮腫，腫脹が生じる．また，多量の出血の可能性もある．断端の皮膚は縫合されているが，腫脹により離開しやすい．糖尿病の既往のある患者では感染の危険性も高い．創部を観察し，出血や離開，感染を示す発赤の早期発見に努める必要がある．出血や感染が起こった場合には，洗浄，デブリードマン，再縫合などの処置が必要と

図3-28 ● 下肢切断・離断術後の危険な症状

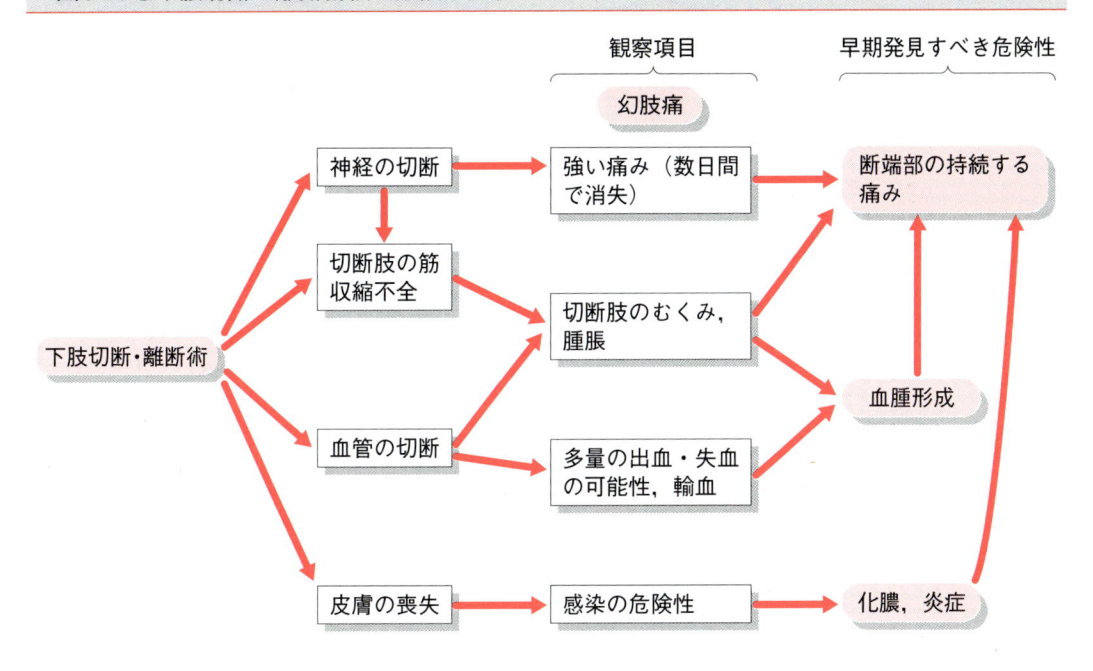

なる（図3-28）．

創部の強い痛みは数日で消失するが，断端部に血腫が形成されたり，化膿し，炎症が生じた場合には断端部の痛みが増強する．

血腫の予防の方法として以下の点に注意する．

① 創部に留置されるドレーンの出血が多すぎないか，あるいはドレーンが外れていないかを常に点検する必要がある．

② 浮腫を予防し，縫合皮下に死腔が生じるのを予防し，血腫をつくらないように，断端部は弾性包帯で圧迫固定される．圧迫が適切か，ゆるみがないかを観察する．また，圧迫が強すぎて循環障害を生じる場合もあるので注意する．

痛みや断端部の変形があるなど，圧迫が強すぎると思われるときは巻き直すことが大切である．

切断に伴って，すでに切断・離断されてしまった下肢があるような感覚（幻影肢）や，それに伴う痛み（幻肢痛）が感じられる場合がある．個人差はあるが，創部痛がなくなった頃から感じられることが多く，人によっては1～2年続くこともある．幻肢の内容も様々で，患者にとっては不快でかつ悲しい感覚でもある．

不快感や痛み，悲しみをよく聴き，患者の回復意欲の妨げにならないよう，むしろ義足の活用につながるよう配慮する必要がある．

(4) 断端部のケア

将来の義足での生活のために要する断端の条件は，適度な長さがあり，切断肢に関節可動域が残されていること，さらに断端部に痛みがないこと，瘢痕や皮膚のトラブルがないこと，円錐形のよい形をしていて浮腫がなく，締まっていて，ぶよぶよしていない（成熟断端）ことである．このような状態は，義足が着けやすく，義足歩行による圧迫やずれに耐えやすい条件である．

　そのためにはまず，手術直後の感染と血腫を予防し，断端のうっ血を防ぎ，順調に腫脹が治まることが大切である．

　ケアとしては，創が治癒するまでは無菌操作でケアされること，その後は，断端皮膚の清潔と乾燥を守り，また，トラブルを早期発見し，早期に対応されることが大切となる．

　浮腫のある断端は傷つきやすいので，清潔な包帯や寝衣，シーツのしわなどでもこすれないよう注意する．

　断端部の血流を良好にして体液の貯留を防ぎ，浮腫を予防するためと，形を整えるために弾性包帯で断端を巻く方法がとられている．また，手術直後からギプス包帯をして義足を装着することもある．

　弾性包帯でもギプス包帯でも，断端の浮腫の状況に対応して，ゆるみなく，きつすぎず，かつ形が整うよう，巻き直しを頻回に行う必要がある（図3-29）．

　浮腫は夕方に強くなる．また，指先で押してみて，跡が残るかどうかで確かめる必要がある．良好な断端（成熟断端）となるまでには，一般に8週間以上を要する．

　浮腫がとれてくる時期には，患者にも自分で巻けるよう指導する必要がある．

(5) 切断肢の残存関節の拘縮を予防するための援助

　筋肉の切除の関係で，大腿切断（一部でも）では，股関節の屈曲，外転，外旋位での拘縮が，下腿切断では，膝関節の屈曲，拘縮が生じやすい．

　切断・離断術直後は，仰臥位の場合，外転位となるのを防ぐため，切断肢の外側に砂囊を置く．出血を防ぐために断端部を高くしておく必要があるが，その場合はベッドの足部を上げる方法をとる必要がある．切断肢の下に枕を入れて股関節を屈曲位にする方法はとってはならない．

　出血がなく創部が安定し，また，手術による身体への影響から回復したら，ベッドは硬いマトレスとし，大腿切断では屈曲，外転，外旋を防ぐために，1日に数回，30分ほど，腹臥位をとるが，これは拘縮予防にも効果がある．

　下肢切断では，股関節伸展位でシーネ固定をすることで予防効果が得られる．また，切断肢の自動運動，残った関節可動域を維持する運動を開始

図3-29 ●弾性包帯の巻き方

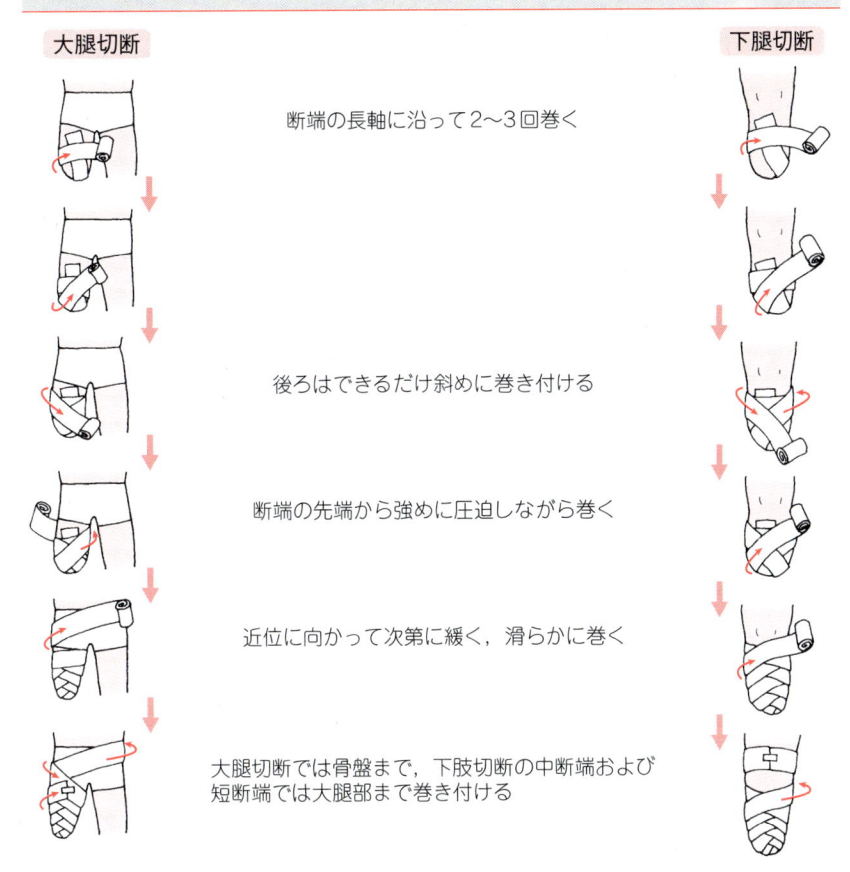

大腿切断 / 下腿切断

- 断端の長軸に沿って2～3回巻く
- 後ろはできるだけ斜めに巻き付ける
- 断端の先端から強めに圧迫しながら巻く
- 近位に向かって次第に緩く，滑らかに巻く
- 大腿切断では骨盤まで，下肢切断の中断端および短断端では大腿部まで巻き付ける

することが大切である．

　患者が様々な体位をとれるようになったら，患者に関節拘縮の予防の必要性，拘縮を起こしやすい体位を長時間続けることを避けるための方法などを指導することが大切である（図3-30）．

(6) 義肢の製作，装着，歩行訓練への援助

① 義肢製作の手順

　義足（肢）製作は，切断・離断部位（切断肢の長さと残された関節）により決まるが，患者の希望を取り入れて製作される（図3-31）．また，初めは仮義足を作り，それから本義足を作ることが多い．患者が自分の希望を十分に述べ，また，十分にその使い勝手，フィット感，使用感を製作担当者に伝えているか否かを確かめる．義足に対する患者の気持ちをよく聴き，患者の意欲を支えることが大切である．

　義足の種類は大きく分けて，切断・離断部位により，股義足，大腿義足，下腿義足があり，新しい材質を使った吸着式のものもある（図3-32）．

② 義足装着への準備

図3-30 ● 拘縮の予防のためにとるよい体位と拘縮を起こしやすい体位

よい体位
大腿切断　　　下腿切断　　　正座

側臥位のときは切断肢を上にする

左右の股関節が同じに曲がるように枕を当てる

拘縮を起こしやすい体位

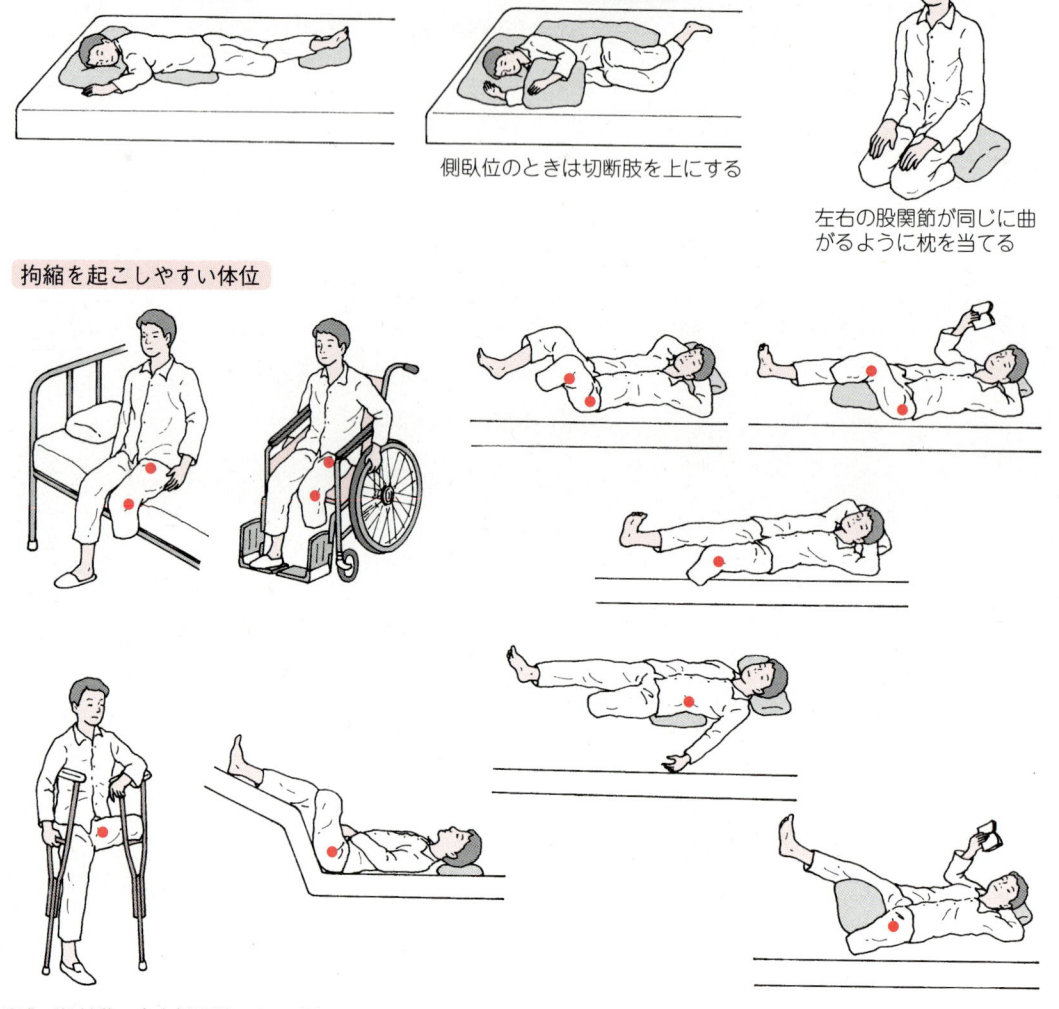

出典／松村秩，大山好子編：リハビリテーションナーシングマニュアル〈ナーシングマニュアル20〉，学習研究社，1987，p.207-208．より，一部改変．

　義足は，体重の支持の一部を担ってくれるが，特に大腿切断では，体重支持の大部分と，歩行のための力の発現は健側の下肢にのみ負うことになり，また，義足を動かす力も健側下肢にかかってくる．重い物を持ったり，引っ張ったりするときの体重の支持には，脊椎の可動性と背部の筋力や腹筋，上肢筋などの全身の筋力でカバーすることになる．

　義足での生活のために，残された全運動機能，特に筋力を強化する必要がある（図3-33）．また，断端部に皮膚の異常がみられないのに，断端に過敏性があり，圧迫により痛みがある場合は，義足による歩行訓練に先立

図3-31 ● 義肢製作の要因

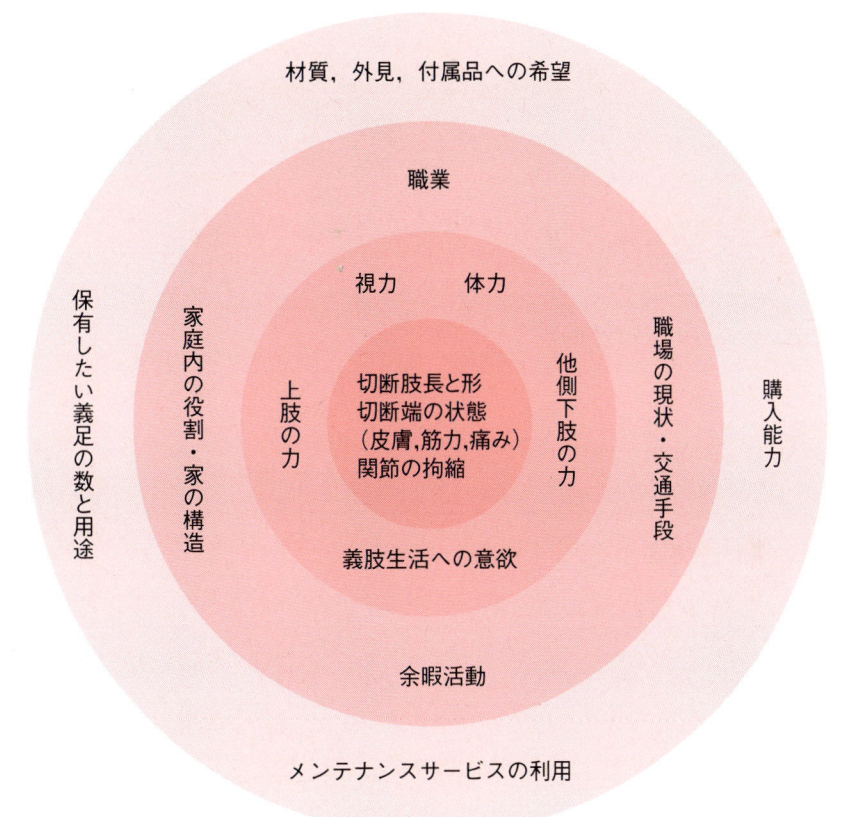

- 材質，外見，付属品への希望
- 職業
- 視力　体力
- 切断肢長と形
- 切断端の状態（皮膚，筋力，痛み）
- 関節の拘縮
- 上肢の力
- 他側下肢の力
- 義肢生活への意欲
- 家庭内の役割・家の構造
- 職場の現状・交通手段
- 保有したい義足の数と用途
- 購入能力
- 余暇活動
- メンテナンスサービスの利用

図3-32 ● 義足の種類

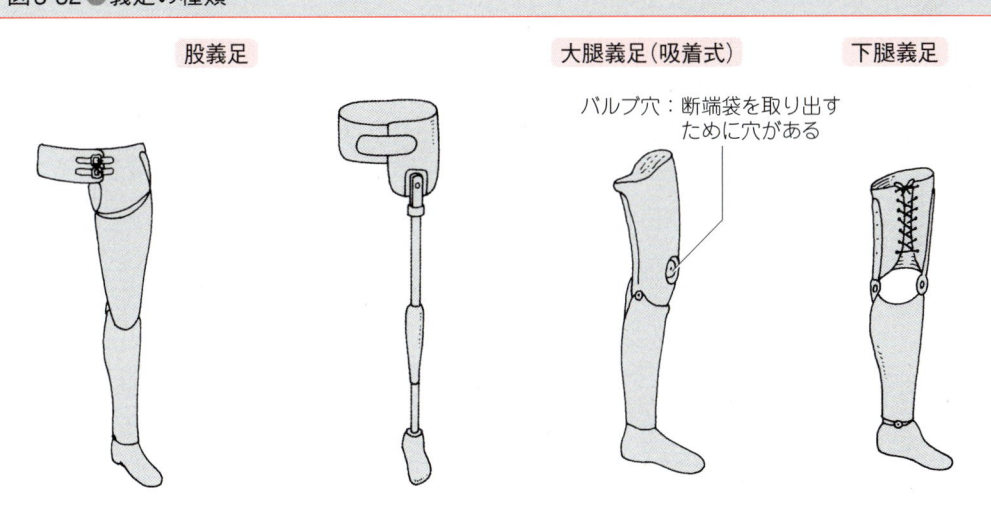

股義足　　大腿義足（吸着式）　　下腿義足

バルブ穴：断端袋を取り出すために穴がある

2 運動機能障害の治療に伴う看護　145

図3-33 ●筋力の保持・増強

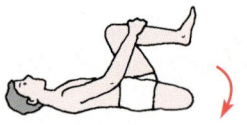

切断肢を床に押しつける

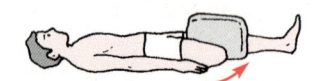

大腿の間の枕を力を入れて挟む

切断肢の伸展（腹臥位）

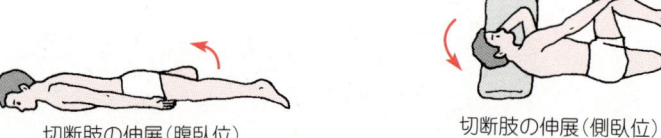

健肢の外転（側臥位）

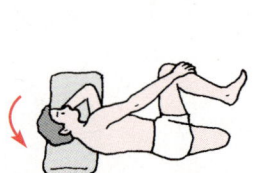

切断肢の伸展（側臥位）

切断肢，健肢の内旋・外旋

健肢の筋力の増強

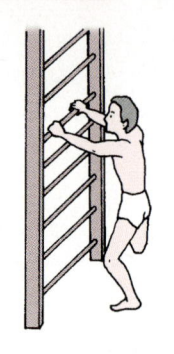

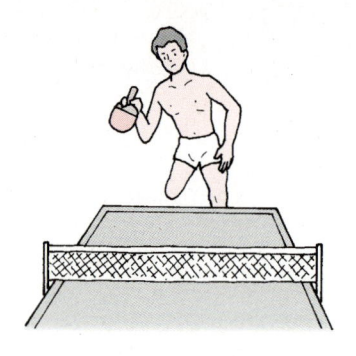

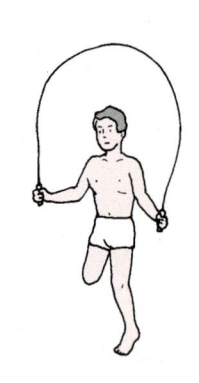

背筋・腹筋の筋力の保持・増強

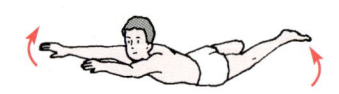

上体反らし（腹臥位）

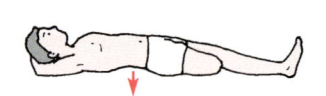

腰を床に押しつける

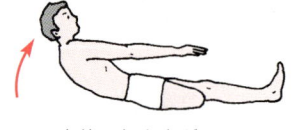

上体の起き上がり

ちマッサージと叩打（小さな木槌などで行う）により圧迫刺激を与えて慣らしておく必要がある．

　義足生活に対する切実な希望は様々である．たとえば，軽くならない，速く走れない，義足特有の機械音が好きになれない，外見が好ましくない，正座ができないなどである．患者の不満をよく聴き，また，これらに患者がどのように対応しているかについても聴取し，患者の生活上の工夫を支援していくことが必要である．

　③　患者の義足装着方法への援助

義足装着の方法は，義足製作者から指導を受ける（図3-34）．正しい位置で装着しないと歩行中に痛みが生じたり，また，断端の浮腫が生じたりする．それにより断端の皮膚を傷つけたり，潰瘍に至ることもあるので，よく説明し，指導することが大切である．断端袋は数個用意し，毎日取り換える．洗濯した後は皮膚のトラブルを避けるため，しわが寄らないように干す必要がある．

　義足の手入れは入念に行うようにする．義足のソケット内側やひもの部分で皮膚に当たる部分は汗で汚れてくる．放置すると断端部の皮膚のトラブルが生じる可能性もある．毎回，石けん水を含ませた布できれいに拭き取り，乾燥させておく必要がある．また，防温・防臭加工された断端袋があるので利用するとよい．

④　義足による歩行訓練への援助

　下腿切断では，義足と断端とがフィットしていれば自分で歩行訓練をそのまま行うことができる．しかし大腿切断では，歩行パターンを練習しないと健側下肢，背部に負担がかかり，運動機能全体を障害しかねない．

　まずバランスボードで重心移動を練習し，健側の前後振り出しを学ぶ．その後，上体の前・後屈を経て，膝の屈伸，足踏み，義足での片足立ちを学ぶ．

図3-34 ● 義足の装着

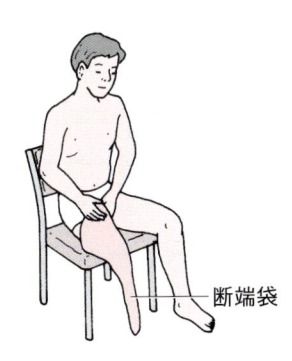

断端にタルクを塗る．断端袋を断端全体に，しわが寄らないように注意しながら，前は鼠径部，後ろは坐骨結節まで巻く

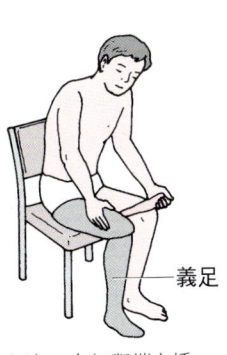

ソケットに断端を挿入し，バルブ穴から断端袋を引き出す

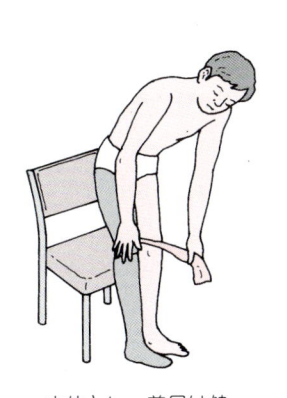

立位とし，義足は健足から20 cmほど前に出して，切断側の手でソケットの上部を押さえる．膝の中折れを防ぎながら健側手で断端袋を引き出す．健側の下肢を屈伸させ，断端を上下させながら引き抜く

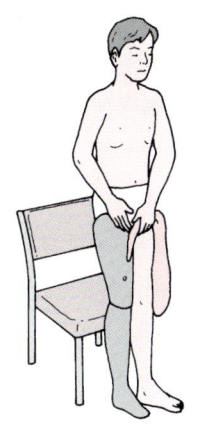

断端の内前側の長内転筋腱がソケット前方壁の角にくるようにする

次に松葉杖を持って歩行練習をする．慣れて安全な歩行となったら，片松葉杖歩行，杖なし歩行を試みる．最後に階段の昇降，溝や障害物のまたぎ，荷物を持っての歩行を練習する．また，平地からでこぼこ道の歩行へと進める．

これらのステップを踏んで練習し，安全な歩行を確立するよう指導する必要がある．あせって転んだりすることがないよう，励ますことが大切である．

(7) 生活の拡大とセルフケアへの援助

患者は義足歩行に慣れ，生活も拡大する．これに対応して安全な義足生活を送るために，患者は切断肢のセルフケアを行わなければならない．切断肢の皮膚の管理は重要である．毎日の観察によって異常を早期発見し，対応することが必要である（図3-35）．また，切断肢と義足の清潔が異常の予防の基本となる．義足を着けていないときは，必ず断端に包帯をして保温することを指導する．

切断に至った基礎疾患によっては，引き続き疾患の管理のためのセルフケアの指導が必要となる．

急激な体重の増加は歩行の負担を増し，また，急激に減少すると義足と切断肢の適合がなくなる．運動による体重のコントロールは難しいので，仕事への復帰も考慮して食生活のコントロールを指導する必要もある．

義肢を着けると職業生活，家庭生活，趣味などで変更を余儀なくされる．多方面で新しい生活が始まるので苦労や疲労も多い．考え，工夫しながら生活を切り開く患者を心から支えつつ，患者の健康に気を配り，その生活の拡大を支持することが看護師に求められる．

図3-35● 切断肢の皮膚の異常と対策

〈義足装着を中止し，治療を受ける〉

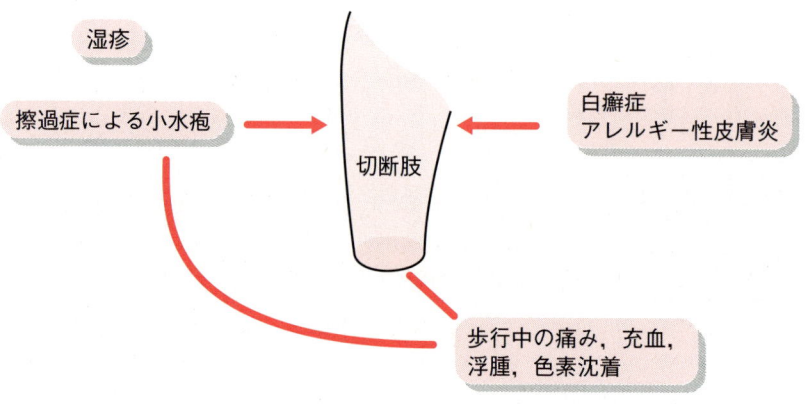

- 湿疹
- 擦過症による小水疱
- 白癬症
- アレルギー性皮膚炎

切断肢

- 歩行中の痛み，充血，浮腫，色素沈着

〈ソケットの適合性を改善する（義足の修理）〉

D 作業機能障害の治療に伴う看護

1 上肢の骨折治療

　上肢の骨折は，労働やスポーツ中の事故，骨粗鬆症や骨腫瘍のため骨が脆くなって起こる．

　上肢の骨には長管骨である上腕骨と橈骨，尺骨がある．

　骨折の接合方法は，骨折の部位（骨頭か骨幹か），閉鎖骨折（単純骨折または皮下骨折）か開放骨折（複雑骨折）か，不完全骨折（骨の一部が連なっている）か完全骨折かによって異なる．

　上肢の骨折をした患者に生じやすい問題は，骨折発生時では，骨折による疼痛や発熱などの症状の苦痛であり，骨折による合併症の発生で生命の危機に陥ることがある（図3-36）．

　また，整復，固定の時期では，患部の安静保持による苦痛と日常生活活動（ADL）の障害がある．

　患肢が利き手の場合は，ふだんできていたことにも不自由が生じ，他者

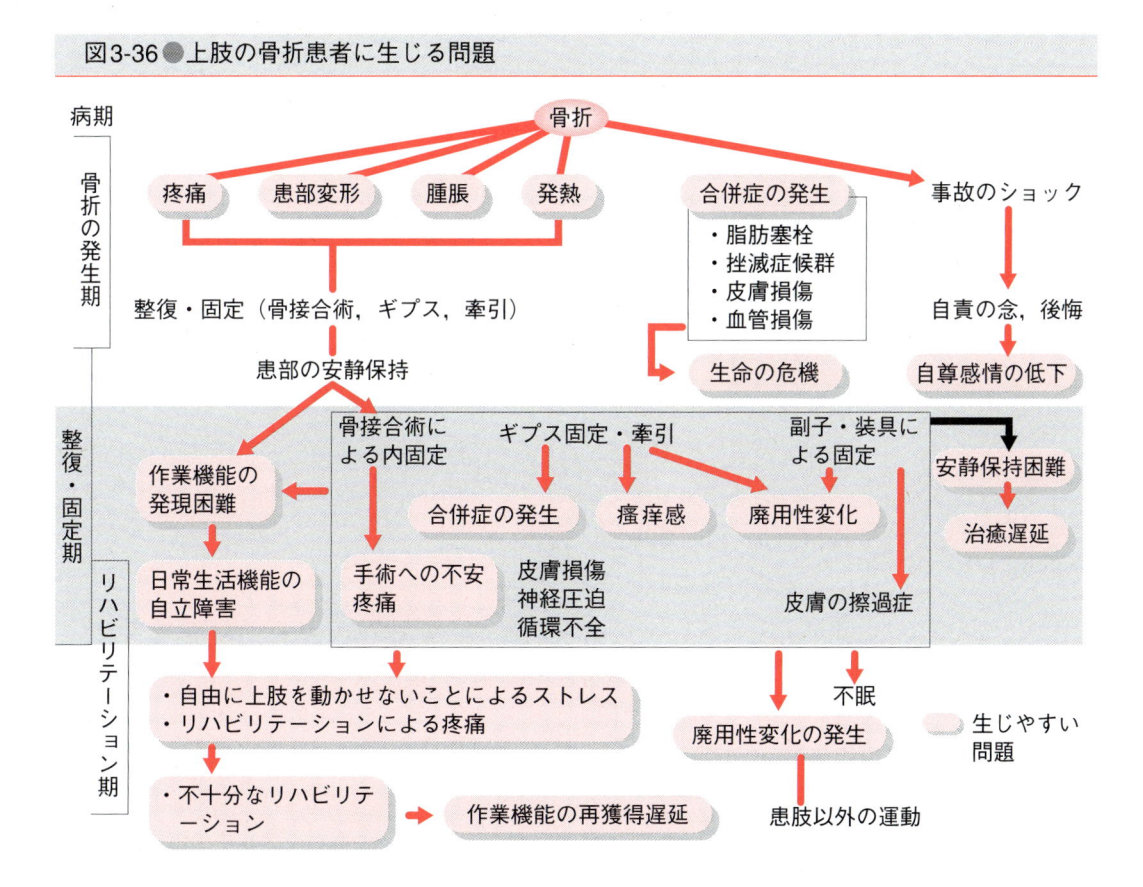

図3-36 ● 上肢の骨折患者に生じる問題

2 運動機能障害の治療に伴う看護　149

からの介助を受けなくてはならない状況が生じやすい．それによって，苦痛やストレスが生じることもある．また，患肢やほかの健康な部位を動かさないことにより廃用性変化が発生する．

さらにギプス固定などの治療方法によって皮膚損傷や神経圧迫などの合併症を伴うこともある．

上肢の骨折患者に生じる問題と看護を，骨折の発生期，整復・固定期，リハビリテーション期に分けて図3-36に示す．

骨折発生時は，適切な処置を受けられるための精神面への援助や，生命の危機を回避するために合併症の症状などの観察を注意深く行う．

整復・固定期には，安静の保持の見守り，障害された日常生活への援助，治療に伴う合併症の予防と早期発見，ストレスの緩和を図る，などを行う．

また，リハビリテーション期は，整復・固定期から開始されなければならず，患肢へ許可された負荷や動きを行いながら，廃用性変化を予防するために患者が運動できるように支援する．

リハビリテーション期では，骨癒合したばかりであったり，患肢への荷重を避けていたことから，動かすことで痛みや疲労が生じ，リハビリテーションが不十分となり，骨折する以前のような日常生活活動を行えるようになるまでの期間が長引くことがある．

〈上肢のギプス固定に伴う看護〉

ギプスは，骨折，脱臼の整復後の固定，病巣部の安静・固定のために行われる．上肢のギプスには，短上肢ギプス，長上肢ギプス，ショルダー・スパイカキャスト，肩の上向きスパイカキャストなどがある（図3-37）．上肢では橈骨神経，尺骨神経，正中神経の麻痺が起こりやすくなる（表3-16）ので，観察が必要である（図3-38）．

長期的にギプスを使用することにより，筋力低下や筋萎縮，関節拘縮などが生じる．

ギプス固定に伴う看護には，①安静の保持の見守り，②障害された日常生活への援助，③ギプス装着に伴う合併症の予防と早期発見，④ストレスを緩和するための援助，などがある．

(1) 安静の保持の見守り

ギプスによって骨折部位は正常な位置に固定するよう保持されている．たとえば上腕骨骨幹部骨折では，固定が正しくされていないと偽関節などが生じるので，固定が保ちやすいようにハンギングキャスト法を用いる（図3-39）．看護師は患部の安静が保持されているか否かを観察しながら日常生活を見守る．

ギプス固定の必要性について患者に理解してもらえるように説明し，安

図3-37 ● 上肢のギプス

肘関節部
上腕骨内側上顆の下での圧迫

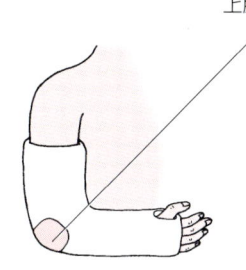

短上肢ギプス（前腕～手）　　長上肢ギプス（上腕～手）　　ショルダー・スパイカキャスト（上部体幹～手）　　肩の上向きスパイカキャスト

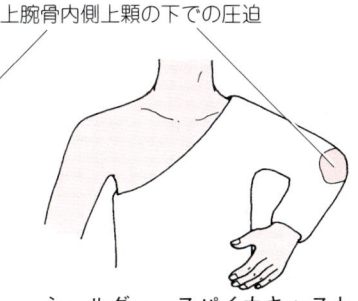

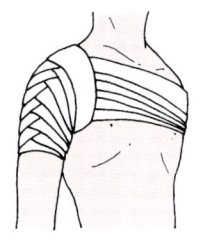

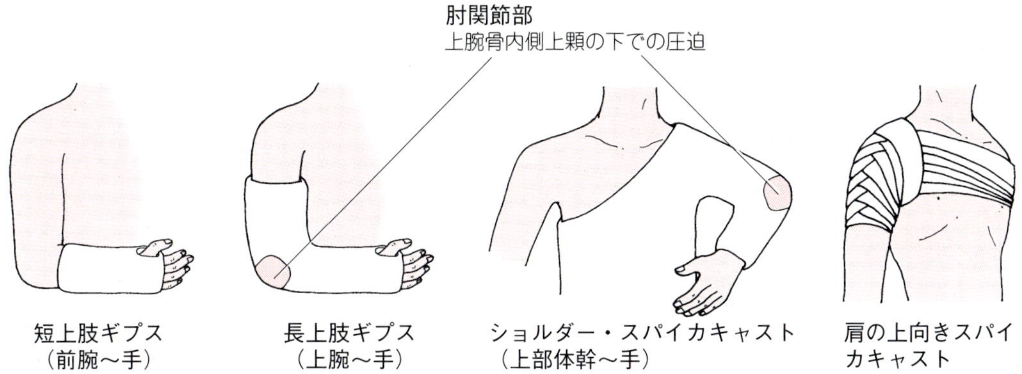

表3-16 ● ギプス装着による上肢の神経障害

障害神経	疾患	運動障害	変形
尺骨神経	上腕骨顆上骨折（フォルクマン拘縮） 肘部管症候群	指の開閉運動障害 フローマン徴候	ワシ手 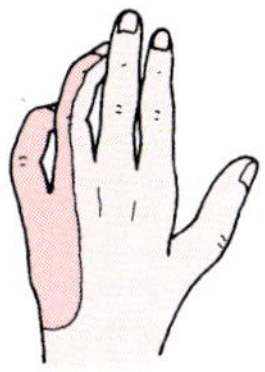 （伸展させたとき）
橈骨神経	上腕骨顆上骨折 上腕骨骨幹部骨折	手関節 中手指節（MP）関節の障害 母指末節伸展・背屈障害	下垂手 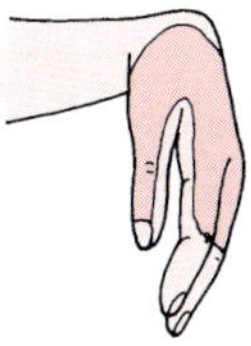
正中神経	上腕骨顆上骨折（フォルクマン拘縮） 手根管症候群	母指の対立運動障害 母指球筋萎縮	祈禱手 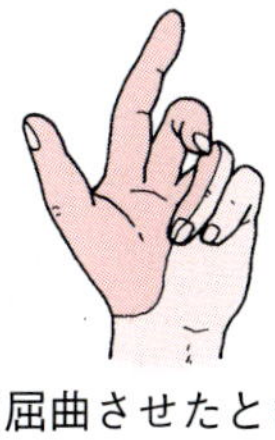　猿手 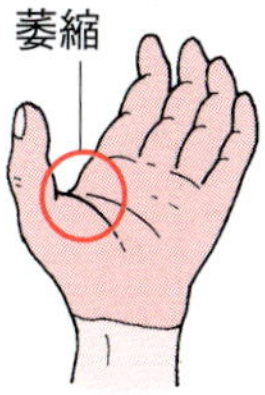　母指球筋萎縮 （屈曲させたとき）

出典／医療情報科学研究所編：看護師・看護学生のためのレビューブック，メディックメディア，2003.

静の保持に努めてもらう．

(2) 障害された日常生活への援助

ギプス固定によって障害された日常生活活動について患者に確認し，障害されている活動を援助する．片手での日常生活を送らなくてはならなく

2 運動機能障害の治療に伴う看護

図3-38 ●上肢神経障害のチェック

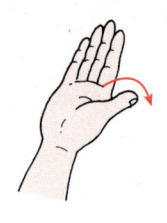

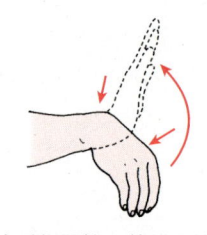

- 母指の外転障害
- 中手指関節の伸展不能
- 手関節の背屈障害
- 橈骨神経麻痺による下垂手
- 環指・小指の伸展不能
- 小指開閉障害
- 環指・小指の知覚鈍麻
- 母指と小指の対立不能
- 示指の知覚鈍麻

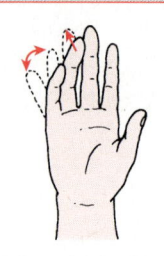

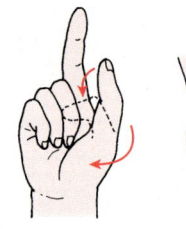

図3-39 ●ハンギングキャスト法

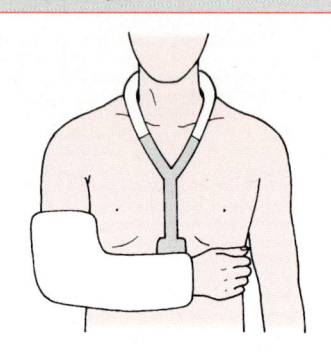

なるため，排泄時の衣服の上げ下げや，洗面時に顔を洗うなど，ふだんは両手を使って行っている動作に不自由が生じやすい．

　特に利き手にギプスが装着されると，健肢で文字を書いたり，箸を使うなどの作業が困難になるが，患者は慣れてくると片手でも日常生活を送れる工夫ができるようになる．保清についても，ギプス部位をビニールシートで覆うなどの防水の工夫をすることによって，入浴やシャワー浴が可能である．可能なかぎり入浴やシャワー浴を勧める．

　また，ギプス装着部位は中がむれやすく，かゆみや汗疹が生じやすい．ギプス内の皮膚のかゆみは，ギプスの上から軽く叩いたり，冷やす，ギプスの周囲をアルコールやハッカ油の入った湯で清拭するなどの方法で対応する．ギプス窓がある場合は，ギプス窓から孫の手や物指しなどを入れて直接かくことも可能である．しかし，ギプス内に擦過症などをつくる可能性があり，あまり勧められない対処法である．

(3) **ギプス装着に伴う合併症の予防と早期発見**

　ギプス装着によって起こる皮膚の圧迫創や神経麻痺，血管障害がないかを観察する（図3-40）．

図3-40 ● ギプス装着時の合併症予防

指の運動

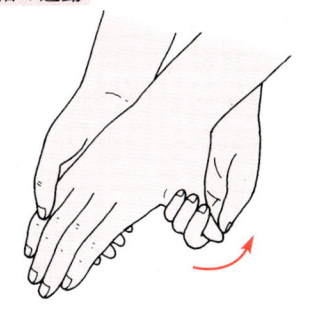

母指の橈側外転運動
母指以外の手指も伸展位に保っておく

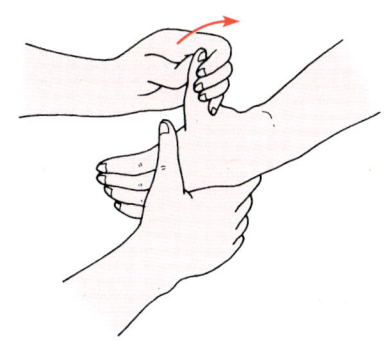

母指の掌側外転運動
掌側面に対して母指を垂直に立てる

肩関節の運動

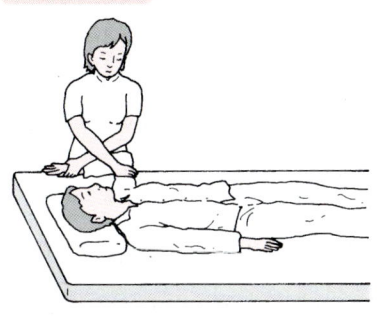

肩関節の外旋運動
肩関節を90°外転，肘関節を90°に保ち，前腕を後方に倒す

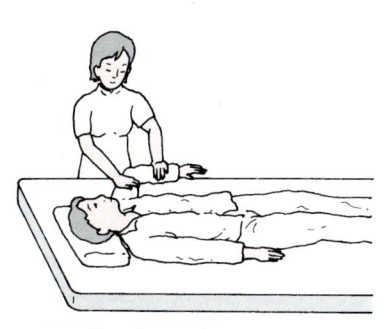

肩関節の内旋運動
外旋運動と同様の肢位で，前腕を前に倒す

皮膚の圧迫創の有無や神経麻痺，血管障害の有無を，しびれや痛みの症状，手指の動き，手指や爪の皮膚の色から観察する．

また，長期的にギプスを使用することで，筋力低下や筋萎縮，関節拘縮が起こりやすい．禁止肢位や動きを医師に確認して，健肢はもちろん患肢でも指先などの動かせる部位の運動を促し，実行してもらう．

上肢のギプスでは，三角巾などで患肢を吊ることが多い．そのため肩凝りが起こることがあるので，患肢に影響を与えない程度に肩のマッサージをすることも有効である．

(4) ストレスを緩和するための援助

上肢は常に日常生活活動に必要不可欠な部位であり，上肢にギプスを装着すると不自由さを感じない時間はないほど影響は大きい．また，そのために日常生活活動や社会活動が自由に行えなくなるため，患者にとって大きなストレスとなる．

ギプス内の瘙痒感による不眠もストレスを引き起こす．このため瘙痒感を緩和することが大切である．

患者が感じているストレスを傾聴し，工夫によって解決できることがないかを検討する．

2 上肢切断・離断術

上肢切断・離断術は，身体から上肢の全部あるいはある部位より先端を切り離す手術である．長骨の部分で切り離すのを切断といい，関節部で切り離すのを離断という．

上肢の切断・離断に至る原因には，労働災害，交通事故による重度の複雑骨折や切断によるものが多い．そのほかに循環障害や腫瘍によりやむを得ず切断に至る場合もある．

患者は上肢とともに作業機能とセルフケアによる安楽を失うことになる．患者は悲嘆や無念の感情，ならびに将来の生活への不安を乗り越えて，上肢の切断・離断術を受けることになる．また，上肢の障害は外見上，目立つので，社会生活での不安も大きい．

作業機能は，網羅性のうえに巧緻性も必要になる．義手では十分に代行できにくく，場合によっては利き手交換や，片手でADLを行う方法などを獲得しなければならない．自助具の工夫も必要である．また，義手を使いこなして生活の自立性を保ち，社会的役割を果たしていくには相当の訓練が必要となる（図3-41）．

(1) 上肢を喪失する患者の悲しみの理解

上肢の切断・離断術に直面し，上肢を喪失する患者の悲しみは多岐にわたる．特に手は，いつも目の前にあり，顔をさわったり，涙を拭いたり，自分を感じ，自分を表現してきたものである．これを失うということは想像できないかもしれない．人によっては職業に復帰できない可能性もある．失うものが大きく多面的であり，不安も大きい（図3-42）．

上肢の切断・離断に至る原因の多くは事故によるものであり，手術前にすでに切断となっている場合も多い．また，接合を願いながら，かなえられない状況を体験する場合もある．患者の悲しみ，不安に耳を傾け，不安や悲しみの大きいことを理解することが大切である．

(2) 上肢切断・離断術後の切断肢のケア

上肢の切断・離断術では，上腕から切断するものから，指先の切断まであり，手術による身体への影響は様々である．いずれにしても，断端の縫合部に血腫が生じやすく，また，感染しやすい．出血の状況，断端部の色を観察するとともに，痛みの変化を聴き，血腫と感染の早期発見に心がける必要がある．

循環機能に影響がなくなれば歩行してもよいが，洗顔や食事に際して断端部を汚染したり，歩行時に切断肢をぶつけないよう配慮する必要があ

図3-41 ●上肢切断・離断術後の経過：患者の問題（課題）と看護の課題

| 上肢喪失の悲しみ，不安 | 上肢切断・離断術の受け入れ | | 切断・離断術からの回復 | 日常生活動作の工夫と訓練 |

受傷疼痛 → 上肢切断・離断術 → 生活の自立性回復のための訓練

上肢の喪失による悲しみ，不安への理解

切断・離断術後の切断肢のケア

日常生活動作の工夫と訓練
義手の作成・装着・活用訓練への援助

■ 患者の問題（課題）
■ 看護の課題

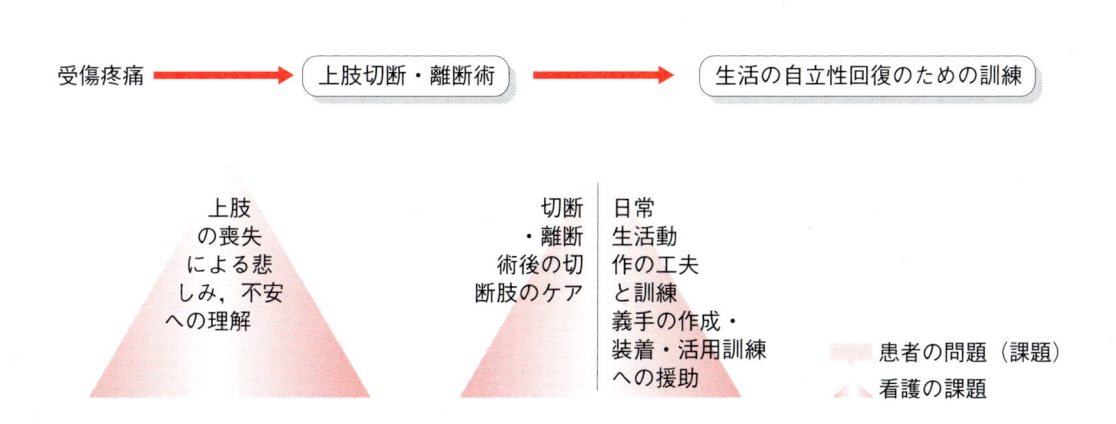

図3-42 ●上肢切断・離断術に直面した患者の悲しみ，不安

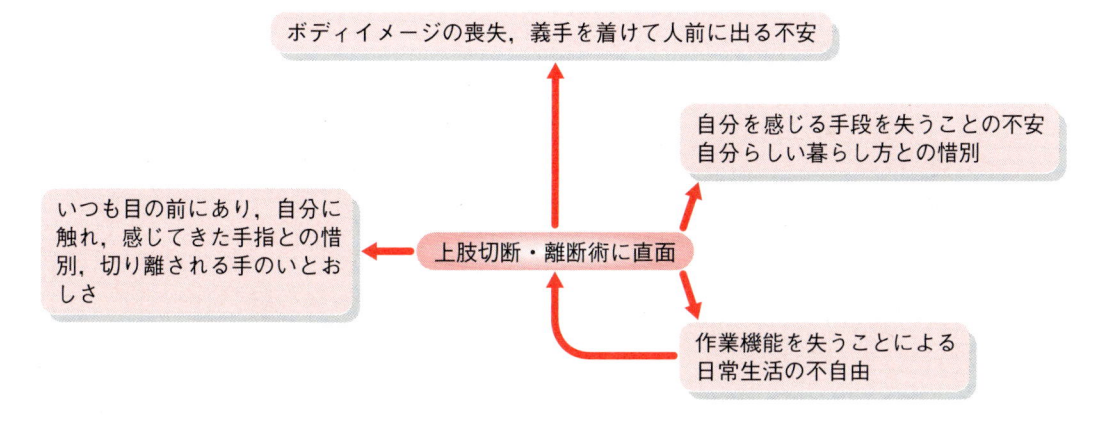

ボディイメージの喪失，義手を着けて人前に出る不安

自分を感じる手段を失うことの不安
自分らしい暮らし方との惜別

いつも目の前にあり，自分に触れ，感じてきた手指との惜別，切り離される手のいとおしさ

← 上肢切断・離断術に直面 →

作業機能を失うことによる日常生活の不自由

る．

　上腕・前腕の切断術では，断端部の浮腫，血腫を予防し，形を整える（断端成熟）ために弾性包帯を巻く方法がとられる（図3-43）．断端部の変化や体動により弾性包帯がゆるむと断端成熟が得られないので，ゆるみを観察して，必要時には巻き換えることが大切である．

　弾性包帯は，清潔なものに毎日取り換えるとともに，汗や食事などでぬれたときも必ず巻き換える必要がある．

(3) 日常生活活動の工夫と訓練への援助

図3-43 ● 上肢の切断・離断術後の弾性包帯の巻き方

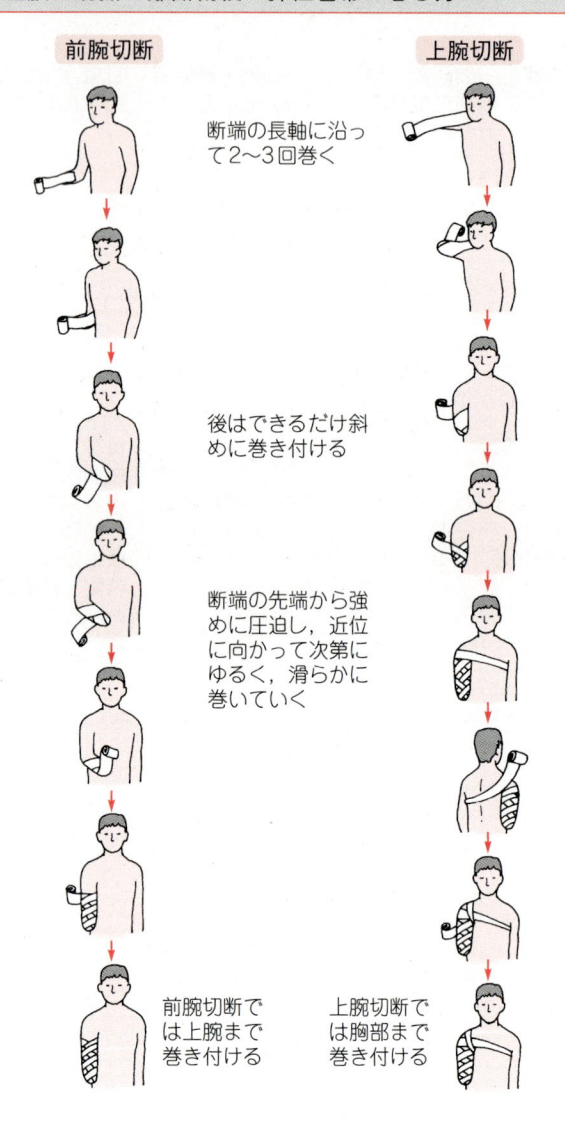

前腕切断 / 上腕切断

- 断端の長軸に沿って2〜3回巻く
- 後はできるだけ斜めに巻き付ける
- 断端の先端から強めに圧迫し，近位に向かって次第にゆるく，滑らかに巻いていく
- 前腕切断では上腕まで巻き付ける
- 上腕切断では胸部まで巻き付ける

　日常生活活動の工夫と訓練を行ううえで，まず切断により生じやすい拘縮を予防し，かつ健側上肢と切断肢の筋力増強運動を行う必要がある．

　上肢切断・離断術を受けることで生じやすい拘縮は，上腕切断では肩関節の内転拘縮であり，前腕切断では肘関節の屈曲拘縮である．一側上肢の切断の場合は，患者に必要性を説明し，自動・他動運動で関節拘縮を予防するよう指導する．

　また，他側上肢と切断上肢の筋力増強運動の方法を指導する（図3-44）．義手の重量や手先器具の操作は，肩や脊柱の可動性であり，上肢を切断した場合，左右の上肢の定量のアンバランスや背筋の廃用性の萎縮により姿勢が悪くなりやすい．さらに肩甲胸部間切断患者や肩関節離断患者では，

図3-44 ●上肢切断者の筋力増強運動

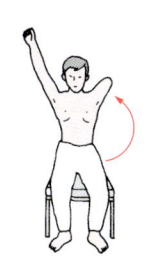

両腕を体側につけた位置から横に，できるだけ上へ振り上げる

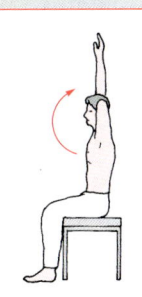

両腕を体側につけた位置から前へ，できるだけ上に振り上げる

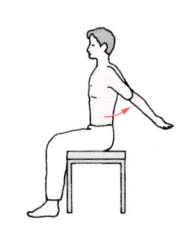

両腕を体側につけた位置からできるだけ後方に振り上げる

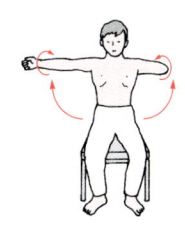

両腕を体側につけた位置から肩の高さまで横に上げ，両腕を外旋する

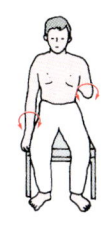

両腕を体側につけたまま，できるだけ内旋・外旋する

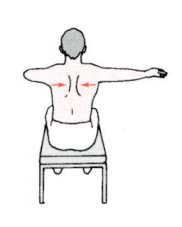

両腕を肩の高さまで持ち上げ，できるだけ後方に引く

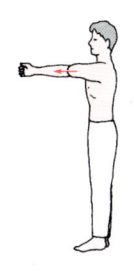

立位で，両腕を肩の高さまで前方に持ち上げ，前方にできるだけ突き出す

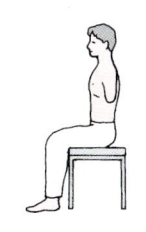

胸を大きく広げて深呼吸する

脊柱の変形も生じやすい．これらを予防するためにも，早期から健側上肢と切断上肢の筋力増強運動を行うことが有効であり，患者にその必要性を説明し，毎日実施するよう促すことが必要である．

一側上肢の切断の場合は，利き手交換や健肢による片手動作を獲得すること，また，代償動作の獲得や自助具の工夫により，日常生活の自立性の回復を図るよう援助する．

両側の場合は，口を使ったり下肢を使ったりする方法があるが，義手と合わせて活用し，健側上肢のみの片手動作を獲得してカバーする方法も習得する．また，片手で押さえたり，挟んだりすることが必要な作業では，口で挟む，両大腿で挟む，腋窩で挟むなどの代償行為の活用法を獲得する必要がある．患者と一緒に工夫したり，先輩患者の方法を紹介する．作業療法の指導を実践したりして，患者の学習を支持することが必要である．同時に，健側上肢の筋力，関節可動域の保持ならびに指先のトラブルの防止に注意するよう指導することも大切である．

(4) 義手の製作，装着，活用訓練への援助

① 義手の製作への支援

義手の場合は，作業機能のうち，特に巧緻性を十分カバーすることはなかなか難しい．しかし特別な職業などの課題については，動力駆動義手を

図3-45 ● 義手製作の要因

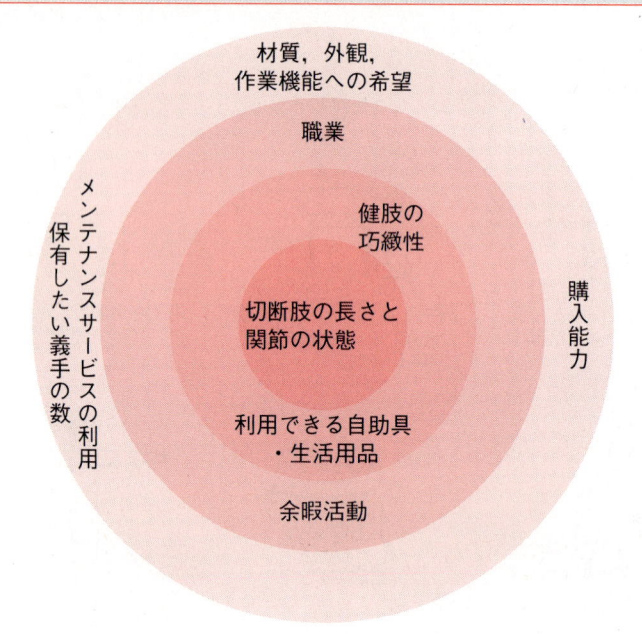

- 材質，外観，作業機能への希望
- 職業
- 健肢の巧緻性
- 切断肢の長さと関節の状態
- 利用できる自助具・生活用品
- 余暇活動
- メンテナンスサービスの利用
- 保有したい義手の数
- 購入能力

特別に製作する場合もある（図3-45）．

　作業機能のなかには，あまり巧緻性を必要としない作業もあり，むしろ外観を整えることが義手では大切になってくることもある（装飾義手）．

　患者の生活スタイルと，それに対応して職業や日常生活で必要となる作業機能を考慮して義手が製作される．職業や日常生活で必要とされる機能は，使用できる自助具や，調理，洗濯，掃除などの生活行為の合理化や外注化，片手動作で済むとか，代償動作で済む生活用品，事務用品の調達によって異なってくる．

　動力駆動義手による作業は巧緻性が求められ，いかに手のひら，指を動かすかが大切となる．手のひらの機能に代われる手先器具の動きをどうコントロールするかが問題となる．一般には，体の動きを肩に掛けたハーネス（たすき）からケーブルに張力を与え，手先器具の開閉や前腕筋の動きをコントロールする．肘継手のロックの掛けはずしを行うタイプが使われる．

　また，手先器具には2本の金具でつまむフック型と，手の形をし，母指部分が動くようになったハンド型がある（図3-46）．

② 義手の着脱，手入れの指導

　切断肢の断端には常に包帯をしておき，義手装着時に断端袋を着けて装着する．ハーネスの下には吸湿性のある薄手のシャツを着用し，皮膚を保護する必要がある．

図3-46 ● 義手の種類

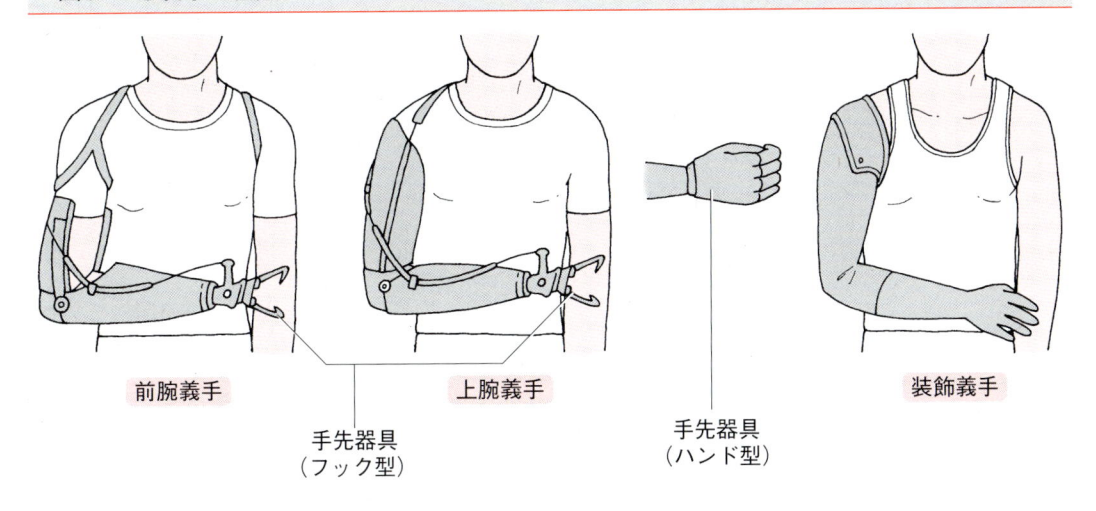

前腕義手　　上腕義手　　　　　　　　　装飾義手

手先器具（フック型）　　手先器具（ハンド型）

図3-47 ● 両側上肢切断者の義手の装着

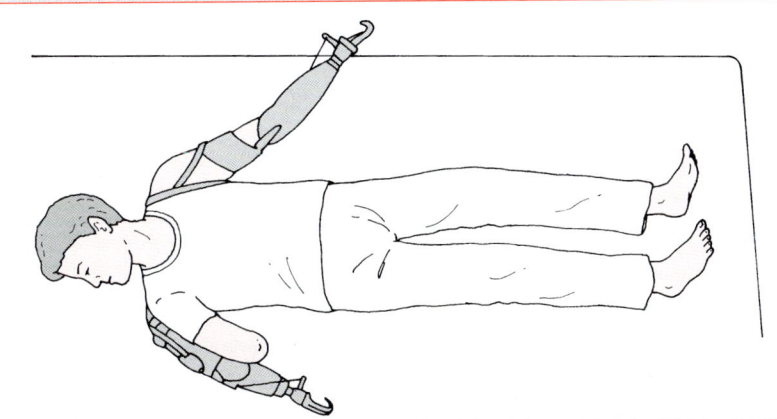

断端と口を利用して，断端袋を装着する．義手を装着しやすいように，平らなところ（ベッドなど）に広げておき，断端をソケットに入れ，ハーネスを頭の上からかぶるようにして装着する

　義手の着脱方法の指導は，作業療法士や義肢装具士が行うが，看護師は，患者が正しく安全な方法で行っているか，自己点検するのに同伴して指導することが求められる．

　両上肢切断患者の義手装着は難しいものがある（図3-47）．また，手先器具の付けはずし，ケーブルの付けはずしも片手でできるように練習しなければならない．

　断端袋は毎日あるいは発汗時，水ぬれや汚れたときには必ず交換し，洗濯しておく．その場合，しわが寄らないように乾かすことが必要である．義手のソケット部分とハーネスは石けん水をつけた布で拭き，よく乾燥させて保清する必要がある．

　断端の皮膚とハーネスを付けた背部の皮膚を毎日観察し，擦過症などの

異常を早期発見することが大切である．

義手生活では，背筋や頸部の筋を使用するので，疲労で痛みが生じることもある．マッサージと上肢の運動によって，毎日ケアすることが大切である．

③ 義手を使っての動作訓練への援助

まず，肘継手のロックのコントロール，肘継手の角度を変化させること，背部の動きで手先器具を開閉することを体験する．次に手先器具で様々な対象物を把握する練習をする（図3-48）．

把持できるようになったら日常生活活動の訓練に移る．ゴム入りのズボンは便利だが，前開きのズボンもはける，カフスボタンの付いたブラウスも着られるほうが生活は広がり豊かになる．豊かな生活を求める患者を励ますことが大切である．

日常生活訓練の後は，それぞれの職業，家事分担，趣味に合わせて必要な作業を訓練し，生活を拡大する．

十分に作業機能が発揮できないので，事故に遭ったとき，からだを護ることができにくいことを理解し，危険防止についてそれぞれの生活現場で考えることを支持する．イライラすることも多く，疲れやすい．十分に栄養と休息をとるよう指導する必要がある．

作業機能が障害されることで，食事，清潔，排泄などのセルフケアがおろそかになっていないかを常に点検するよう指導する．

図3-48 ●手先器具による把持

対象物に手先を近づけ，つかみ・離しを練習する．最初はつかみやすい木片などから始め，次第にすべりやすい碁石などに移行する．さらに紙コップをつぶさないように握る練習や，ピンの固定，財布の片方をつかむなどの練習をする

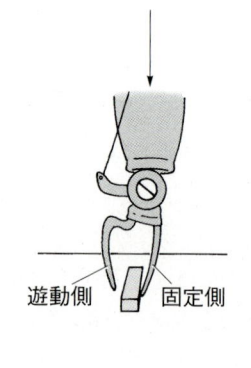

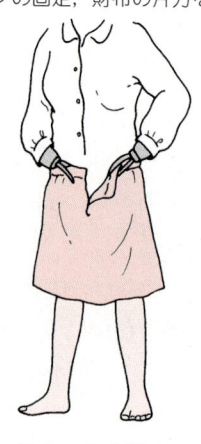

遊動側　固定側

義手での衣服の着脱練習

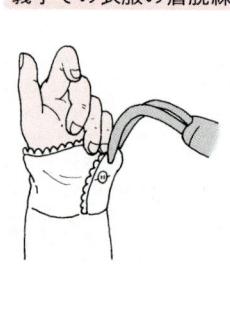

スカートを履く　　健肢のボタンを外す　　両手義手で上着を着る

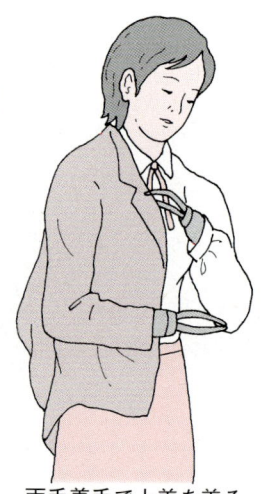

3 腕神経叢損傷の治療

腕神経叢は，C_{5-8}頸神経〜T_1胸神経の前枝から形成され（図3-49），それぞれの神経は，神経孔を出た後，第1肋骨上から鎖骨下を走行して腋窩へとつながっている．このような神経の走行により，交通事故などで頸部と上肢が逆方向に引き伸ばされると，それにより神経も引き伸ばされて損傷されることがある．原因はオートバイの転倒によることが多いが，分娩時に生じる（分娩麻痺）こともある．

腕神経叢が損傷されると上肢の動きが制限されて，作業機能が大きく障害される．

治療は，節後損傷であるか節前損傷であるかにより大きく異なる（表3-17）．節後損傷の場合，保存的な治療のみで，あるいは神経修復術が行われれば，ある程度の作業機能が回復される．しかし，節前損傷の場合は，近年，医学の進歩により有効な神経修復術が開発されてきたものの，まだまだ神経修復は困難であることが多く，機能再建術が必要となる．

機能再建術は，一部の作業機能を回復させることは可能であるが，日常生活上の動作の多くが困難であり，合併症を起こすこともあるため，患者の満足度は低い．

① 腕神経叢損傷に対する保存的な治療

図3-49 ●腕神経叢と損傷による麻痺

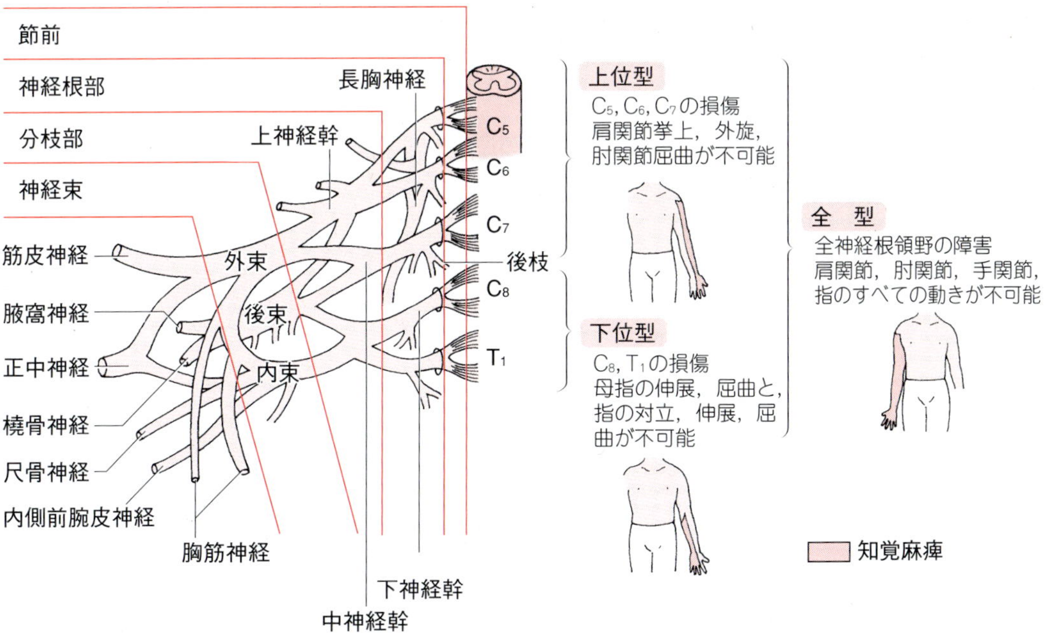

節前
神経根部
分枝部
神経束
筋皮神経
腋窩神経
正中神経
橈骨神経
尺骨神経
内側前腕皮神経
胸筋神経
長胸神経
上神経幹
外束
後束
内束
後枝
下神経幹
中神経幹
C_5, C_6, C_7, C_8, T_1

上位型
C_5, C_6, C_7の損傷
肩関節挙上，外旋，肘関節屈曲が不可能

下位型
C_8, T_1の損傷
母指の伸展，屈曲と，指の対立，伸展，屈曲が不可能

全型
全神経根領野の障害
肩関節，肘関節，手関節，指のすべての動きが不可能

□ 知覚麻痺

表3-17 ● 腕神経叢の損傷部位と治療法

損傷部位の脊髄造影	治療法		
	保存的な治療	神経修復術	機能再建術
節後損傷 神経鞘内断裂（軸索断裂）	他動運動 マッサージ 水治療 電気療法	―	―
節後損傷 神経断裂	手術の待機中と術後に行われる	腓腹神経を用いた神経移植術 （受傷後6か月以内）	神経修復術による回復がみられない場合，必要に応じて行われる
節前損傷 引き抜き損傷（髄液漏出）	手術の待機中と術後に行われる	全根節前損傷，30歳以下の上位型節前損傷には肋間神経移行術を行う （受傷後6か月以内）	〈上位型〉 肩関節固定術 腱移行による手関節，手指の再建 〈下位型〉 腱移行による手指筋再建 前腕の回内・回外再建法
節前損傷 陳旧性引き抜き損傷，髄膜瘤の形成（髄膜瘤が脊髄を引っ張っている）		遊離筋移植と組み合わせた肋間神経交差移行術が行われることがある	〈全型〉 肩関節固定術 遊離筋移植

　節後損傷で神経断裂がなく，軸索のみ断裂している場合は，他動運動，マッサージ，水治療，電気療法などで経過観察を行う．

　節後損傷でも，神経断裂がある場合や，節前損傷の場合は手術が必要となるが，廃用性変化予防のために，手術の待機期間と術後にこれらの保存的な治療を行う．

② 神経修復術

　神経が断裂したり，節前損傷の場合は神経修復術を行う．

神経修復術は，受傷後できれば3か月以内，最長6か月以内に行うことが望ましい．神経修復術までの時間が遅れるほど機能回復は不良となる．また，患者の年齢が低いほど回復が良好であり，逆に年齢が高いほど回復は不良である．

以前に比べ，神経修復術の適応となる損傷は広くなってきているが，完全な回復は見込めないことが多く，筋力低下や関節可動域の縮小はまぬがれないことが多い．

③ 機能再建術

神経の修復が困難な場合や，再生が見込めない場合に行われる．

以前に比べて手術方法は改良されてきているが，予後は不良で，術後も作業機能の障害が残ることが多い．

また，手術によっては合併症が生じることもあり，肩関節固定術では，廃用性変化による上腕の骨折が起こることがある．患肢側への側臥位がとれないなどの問題も生じる．

(1) 患者の年齢や生活を考慮した治療法の選択への援助

患者の年齢が低いときは回復の見込みも大きいが，成長過程であることによる治療法の制約もある．

特に機能再建術が必要となった場合は，術後の運動機能が制限されるので，患者やその家族に手術後の生活について説明し，理解を十分得たうえで治療法を選択してもらう必要がある．看護師は患者や家族の希望を聞き，医師と話せるよう調整を図る．

(2) 術後の順調な回復への援助

患者は術後，疼痛のために数日間は活動量が低下するため，日常生活活動を援助し，セルフケアの不足を解消することが必要である．

患肢の禁止肢位が守られていることを確認し，創部に腫脹，発赤，出血などがないか観察する．患者に表在知覚麻痺があることを把握し，圧迫固定やシーツのしわによる循環障害に注意する．

疼痛が緩和され，医師からの禁止肢位の変更や運動の指示が出たら，患者に指示内容を伝える．患肢を動かすときには，痛みや創の離開への不安が生じやすいので，患者の不安がなくなるまでは一緒に行うとよい．

(3) 患肢の廃用性変化予防のための援助

患肢の筋の萎縮や関節の拘縮が起きると，神経修復術や機能再建術を行っても運動機能の回復は見込めなくなってしまうことが多い．そのため，他動運動やマッサージを行って患肢の廃用性変化を予防する．自力でもある程度動かせる場合は，積極的に患肢を動かすよう指導する．ただし，患肢の骨折を伴っていて固定・安静が必要な場合や，疼痛がひどい場合は無理に行わないようにして，運動が可能となる時期まで様子をみる．

受傷直後や術後は患部に浮腫が生じやすく，浮腫は関節の拘縮の誘因となるので，弾性包帯を用いたり，患部を挙上したりして，可能なかぎり早期に浮腫が軽減するようにすることも必要である．

　患者の作業機能の障害によっては，良肢位を保持するための副子が必要となることがある．副子には様々な種類（図3-50）があり，患者の障害に応じて医師が選択する．副子を装着している場合には，皮膚の損傷やきつさなどの観察を行うことが必要となる．また，患者自身も安全に装具を装着して生活できるように，副子の装着時の観察について指導していく必要がある．

(4) 患肢の知覚麻痺に対する援助

　患肢の知覚麻痺があると，シーツや包帯のしわや圧迫に気づかなかったり，熱い，冷たいなどが感じられないことがあり，褥瘡，熱傷，凍傷となりやすい．患者に，患肢の状態を目で見たり，健肢で触れたりして観察するよう指導し，患肢の循環障害に早く気づくような行動を習慣づけてもらう．また，入浴時など熱湯にさわりやすいときには，熱傷に十分注意するよう説明し，健肢での温度確認をしてから患肢に湯をかける，湯温計を用いるなどの生活の工夫を行ってもらうとよい．

　看護師は，患者の知覚麻痺の程度や回復の状態を把握し，患者が知覚麻痺による日常生活の障害を自覚して行動できているかを確認することが大切である．

(5) 患肢の作業機能の回復への援助

　神経の再生速度は1日に1mmともいわれ，患肢の回復は徐々に進む．また，神経の損傷の範囲や程度によっては完全な回復は見込めないこともある．

　節後損傷患者に対しては，神経の回復には時間がかかることを説明し，毎日少しずつでも患肢を動かしていくことが回復を促すことを伝え，励ますことが大切である．

　節前損傷患者の場合は，神経の回復の見込みはない．機能回復術の進歩により，ある程度までの患肢の活用が可能になってきたものの，作業機能の障害は大きい．

　患者には，完全な回復が期待できないことが理解されているかを確認し，患肢の残存機能を最大限に発揮できるような，日常生活での患肢の利用方法を具体的に指導していくことが大切である．

　節前損傷患者，節後損傷患者ともに，健肢のみを用いていると，患肢の廃用性変化が進む危険があることも指導しておく必要がある．

(6) 作業機能の代行，代償に対する援助

　患肢の作業機能の回復を待つ間，日常生活動作を行うためには代行や代

図3-50 ●副子の種類

基本型副子

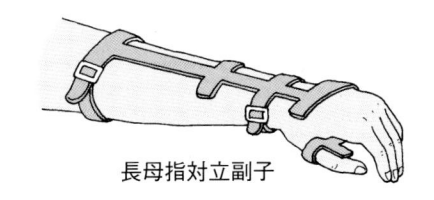

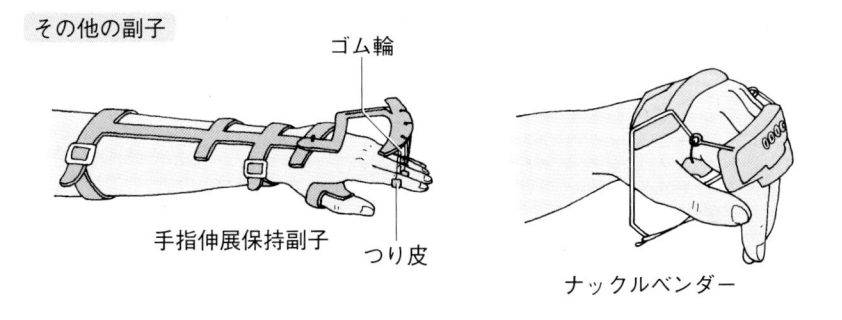

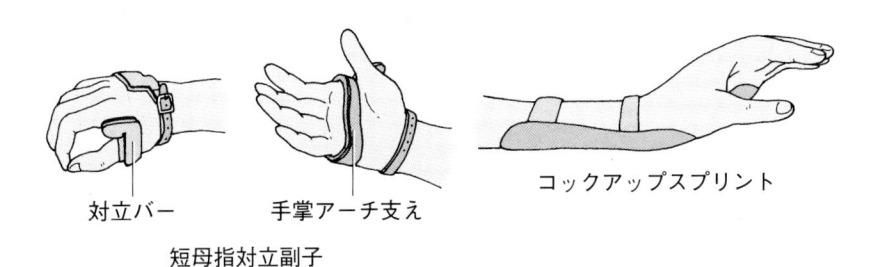

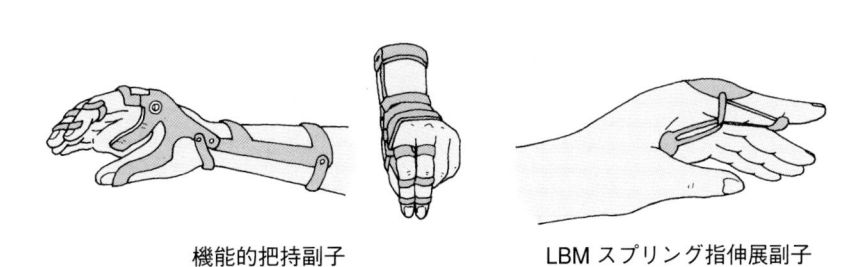

長母指対立副子

その他の副子

ゴム輪
手指伸展保持副子
つり皮
ナックルベンダー

対立バー
手掌アーチ支え
短母指対立副子
コックアップスプリント

機能的把持副子
LBMスプリング指伸展副子

出典／齋藤宏，他：姿勢と動作；ADLその基礎から応用，新版，メヂカルフレンド社，2000，p.212, 213.

償が必要である．また，患肢が利き手の場合は利き手交換をするが，慣れるまでは代行が必要となる．

患者の患肢の作業機能の障害に合わせた自助具を紹介したり，日常生活の工夫を指導する．患者が困難に感じるのは更衣動作や入浴にかかわる動作であることが多いので，これらの日常生活動作を健肢を用いて行う方法を伝えていく．

(7) 不安や焦燥感への援助

腕神経叢が損傷される主な原因はオートバイによる交通事故であり，患者は青年であることが多い．患者が学生であると書字が困難となり，学習に支障が出やすい．また，職業に就いている患者は，仕事の内容によっては転職を余儀なくされることもある．損傷の部位や程度によっては，神経修復術や機能再建術を何度も受けることがあり，治療による経済的負担が大きくなることもある．このような状況により患者には将来への不安が生じやすく，加えて神経の回復が遅いことから焦燥感を抱きやすくなる．

患者の不安や焦燥感を傾聴して軽減を図るとともに，メディカルソーシャルワーカー（MSW）との連携を図り，患者に有益な福祉制度や社会保障についての情報提供に努めるようにする必要がある．

第4章 運動機能障害をもつ患者の看護

A 関節リウマチ（姿勢機能障害／移動機能障害／作業機能障害）患者の看護

　関節リウマチは，全身の結合組織の炎症疾患であり，運動機能を担う関節を侵す．すなわち関節滑膜が慢性的に炎症を起こした結果，関節の変形，亜脱臼，筋力低下などの関節機能の障害が起きる．そして，関節炎による関節破壊と疼痛による運動制限から関節の変形・拘縮・筋萎縮をきたし，日常生活が大きく制限される．

　また，関節外の症状として，各臓器の機能が低下し，重症化すると生命の危機に陥る場合もある（表4-1）．

　関節リウマチの治療は，炎症を抑える薬物治療が中心となる．そして薬物により炎症がある程度抑制されると温熱や低周波などによる理学療法が行われる．また，筋萎縮の防止を図るため関節部のマッサージや他動・自動運動なども行われる．そのほかにも関節症状の進み具合や活動性により，免荷や矯正，滑膜切除術，機能再建術（人工関節置換術など）などの手術，日常生活動作訓練や職業訓練などの作業療法が行われる．

　関節リウマチでは治療薬を長期間にわたって服用するので，症状に合わせたコントロールが必要になる．軽症の場合は，非ステロイド抗炎症薬が用いられるが，炎症が抑えきれなくなると抗リウマチ薬が用いられる．それでも症状が軽減しない場合は，副腎皮質ステロイド薬や免疫抑制薬による治療が必要となる（表4-2）．また，以上の治療と並行して湿布などの外用薬による鎮痛やステロイド薬の関節注入を行う．しかし，副作用があるため，異常の早期発見と対処を目的として定期的に血液検査や尿検査，手指，股関節，膝関節，足関節，肘関節，頸椎の単純X線撮影を行う．副作用が重症であれば薬を中止し，ほかの薬に変更する場合もある．

1）アセスメントの視点と情報収集

(1) 関節障害による日常生活の障害を判断するための情報

　関節の変形や痛みによって，日常生活活動が制限されセルフケアが困難

表4-1 ● 関節以外に生じる症状

全身症状	全身倦怠感，易疲労性，食欲不振，体重減少，発熱，貧血，易感染性など
皮膚	手掌紅斑，皮膚萎縮，皮下結節（リウマトイド結節），紫斑，皮下出血など
肺	間質性肺炎，肺線維症，胸膜炎など
心臓	心膜炎，心筋炎，弁膜症など
骨	続発性アミロイドーシスなど

表4-2 ● 関節リウマチ治療薬と副作用

		一般名	一般名・商品名	共通する副作用	特徴的な副作用
非ステロイド抗炎症薬	酸性	サリチル酸	アスピリン	・胃腸障害（胃炎，潰瘍，出血） ・発疹 ・浮腫 ・腎障害（腎出血，時に急性腎不全） ・肝障害	耳鳴り，難聴，抗血小板作用
		フェニール酢酸	ジクロフェナクナトリウム フェンブフェン		中枢神経症状（めまい，ふらつき感，耳鳴り，軽度錯乱），ショック，早期白内障
		インドール酢酸	インドメタシン インドメタシンファルネシル スリンダク		中枢神経症状（めまい，ふらつき感，耳鳴り，軽度錯乱），ショック，早期白内障
		プロピオン酸	イブプロフェン，ナプロキセン，ケトプロフェン，フルルビプロフェン，チアプロフェン，プラノプロフェン，オキサプロジン，ロキソプロフェンナトリウム		（副作用は少ない） 無菌性髄膜炎
		フェナム酸	メフェナム酸 フルフェナム酸		下痢，骨髄障害
		オキシカム	ピロキシカム テノキシカム		高血圧，日光過敏
		ピラゾロン	フェニルブタゾン ケトフェニルブタゾン		骨髄障害
	塩基性		メピリゾール，チアラミド，チノリジン，エモルファゾン		（副作用は少ない）
抗リウマチ薬	金製剤	金チオリンゴ酸ナトリウム	シオゾール®	・胃腸障害 ・皮膚粘膜障害（瘙痒感，皮疹，口内炎） ・造血障害 ・腎障害（たんぱく尿，血尿，膜性糸球体腎炎） ・肝障害	肺線維症，多発性神経炎
		オーラノフィン	リドーラ®		下痢，軟便
	D-ペニシラミン		メタルカプターゼ®		味覚障害，自己免疫疾患の誘発，ネフローゼ症候群，視神経炎
	ロベンザリットニナトリウム		カルフェニール®		口渇
	ブシラミン		リマチル®		脱毛
	アクタリット		モーバー® オークル®		
ステロイド薬	副腎皮質ステロイド		（内服用） コートン®，コートリル® プレドニゾロン® メドロール® デカドロン® リンデロン®など （注射用） ソル・コーテフ，ソル・メドロール®，リメタゾン® （関節注） ケナコルト-A®，ハロアート-S®	・軽い副作用 ・満月様顔貌（ムーンフェイス） ・発汗異常 ・食欲亢進(体重増加) ・浮腫 ・血圧上昇 ・月経異常 ・多毛 ・頭痛 ・不眠 ・多尿	重篤な副作用 感染症，糖尿病 精神変調 消化性潰瘍（出血，穿孔） 副腎皮質不全症状（ショック，離脱症候群） 骨粗鬆症（病的骨折） 血管炎，血栓症，塞栓症 無菌性骨頭壊死 筋萎縮（能力低下） 白内障，緑内障
免疫抑制薬	メトトレキサート（MTX）		メソトレキセート®	・骨髄抑制（白血球減少，血小板減少，赤血球減少） ・出血傾向，貧血 ・胃腸障害（悪心，嘔吐，腹痛，消化不良，下痢） ・食欲不振 ・易感染性（帯状疱疹，真菌感染など） ・皮疹 ・脱毛 ・腎障害 ・肝障害 ・肺線維症 ・催奇性	口内炎，光線過敏症，色素沈着，色素脱失，肝線維症，肝硬変，肺炎
	アザチオプリン（AZP）		イムラン®		ショック症状，膵炎
	シクロホスファミド（CPA）		エンドキサン®		出血性膀胱炎，膀胱癌，性腺機能障害（無月経，無精子症），精神神経障害
	ミゾリビン		ブレディニン®		口内炎，口渇，膵炎

表4-3 ● 関節リウマチの機能障害の分類基準

分類	程度
クラスI	身体機能は完全で，不自由なしに普通の生活ができる
クラスII	動作の際に1か所あるいはそれ以上の関節に苦痛があったり，または運動制限
クラスIII	普通の仕事とか，自分の身の回りのことがごくわずかできるか，あるいはほとんどできない程度の機能
クラスIV	寝たきり，あるいは車椅子に座ったきりで，身の回りのこともほとんど，またはまったくできない程度の機能

になる．その程度をアメリカリウマチ学会の分類基準（表4-3）でみることができる．さらに障害の程度に合わせた生活の工夫，セルフケアへの援助を行うため，その患者自身の日常生活活動を具体的に把握することが必要である．患者の日常生活活動（ADL）レベルや関節の変形の部位と程度，関節可動域，疼痛のある部位や疼痛を感じる動作，また，1日のなかでの疼痛の変化，季節に伴う疼痛の変化を確認する．

　1日のなかでの疼痛の変化は，鎮痛薬の使用時間の調整で疼痛をコントロールして，活動時間には疼痛をあまり感じずに活動を行うことができる．そのため，鎮痛薬を使用している場合には何時に使用しているかについても確認し，疼痛がコントロールされているか否かを把握する．

　関節症状の特徴として，夜間睡眠中に関節滑膜内の細胞間質の水分が増加するので，起床時に関節がこわばって動かしにくくなる（朝のこわばりとよばれる症状）．

　関節症状が起きる部位は，顎・肩・肘・手・足・手足指・股・膝の関節や頸椎である．上肢の関節の障害では，食事，更衣，整容などの細かい動作が困難となる．下肢の障害では，移動する動作が困難となり，転倒の危険性も出てくる．頸椎の亜脱臼は，生命に直接かかわることもある．また，疼痛によって睡眠が障害されることがあるので，良眠できているか否かを確認することも大切である．

　また，関節の変形によるボディイメージの変化や進行する機能障害に対する不安，周囲の無理解などは，自己概念の変化や抑うつ状態を引き起こし，活動範囲の制限やセルフケアの低下を引き起こすので，精神状態の把握が重要である．日常生活に援助が必要な場合の，家族や周囲のサポート体制についても確認が必要である．

　膝関節など一部の関節のみの腫脹と疼痛が強い場合にはステロイド薬の局所注射を行うことや，関節の変形が強い場合には（特に膝や股）関節置換術が行われる場合もある．内服薬以外にもどのような治療が行われているかを把握する．

（2）臓器機能低下による生命への危機を判断するための情報

関節以外の結合組織がある部位にも症状が起こってくる．特に臓器障害は，重症化の予防や早期発見が重要であるため，呼吸機能，循環機能，消化・吸収機能，防衛機能などの機能の評価が必要である．抗リウマチ薬やステロイド薬による副作用も全身の症状として起こる．看護師は治療薬の確認を行い，作用と副作用について把握する必要がある．

また，諸機能の低下によって起こる日常生活上の障害も把握する．

2）生じやすい看護上の問題（図4-1）

結合組織の炎症により，関節の変形，変性が起こることで疼痛や倦怠感が生じ，関節の変形により可動域制限が起こり，セルフケアが困難となる．痛みや腫脹があるのに無理をして関節を動かすと，さらに関節の組織を傷害することになる．逆に過度に安静を保ち，活動量を減らすと，廃用性の変性を起こす．

セルフケアが困難になり，介護を受けることや，活動範囲が減少すること，慢性的な痛み，関節の変形によるボディイメージの変化などが精神的ストレスを引き起こし，抑うつ状態になったり，不安や不満の増大を引き起こしやすい．セルフケア困難は精神的なストレスを生じる．また，関節

図4-1 ● 関節リウマチ患者に生じやすい問題

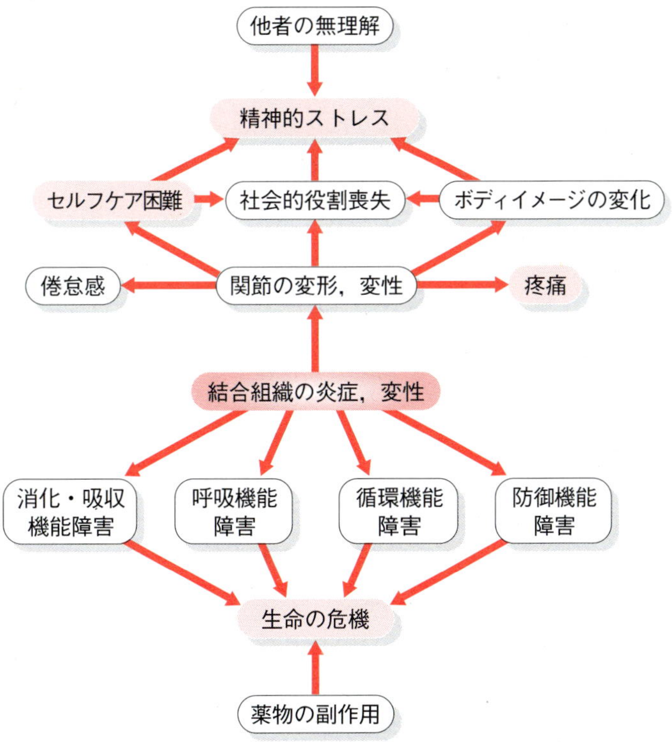

の変性，変形により，家庭や職場での役割が十分発揮できなくなり，社会的役割喪失が起こることもあり，それによって精神的なストレスが生じる．

特に30〜50歳代の女性に多いことから，結婚や出産への不安が生じやすく，主婦であれば家事を行うことが困難となることにより，家庭内役割の変化が生じる．家族や周囲など他者の無理解がさらに精神的ストレスを増大させる．

また，炎症が全身臓器に拡大・重症化することで消化・吸収機能，呼吸機能，循環機能，防御機能などの諸機能に障害が起こり，生命の危機が生じる．さらに，抗リウマチ薬やステロイド薬の重症副作用により生命の危機が生じる．

以上に述べたことをまとめると，主に次のような問題点があげられる．
①関節可動域の制限によるセルフケア困難がある．
②関節の炎症による疼痛がある．
③炎症が全身の臓器に拡大・重症化することによる生命の危機がある．
④苦痛やストレスによる不安・不満が生じやすい．

3）目標と看護

(1) 無理や危険のない日常生活活動への援助

強い痛みや発熱がある時期（活動期）は，動かすと関節の破壊を起こしやすい．安静が必要なので，排泄や食事などの最低限の日常生活活動にとどめて，できない部分は介助する．

朝のこわばりに対しては，起床前に手足をさすったり軽く動かして軽減を図る．それでも動かすことに苦痛を伴う場合は，主治医が鎮痛薬を調整し，薬効がちょうど朝の洗面などの活動を行う時間に現れるように使用する．

適切な補装具や自助具を利用して，痛みと熱感のある関節を保護しながらほかの筋と関節を活用する動作（図4-2）を習得できるようにする．

退院後の家庭での生活を考慮して，家でも行える動作の工夫や，家屋の改造なども考えていく．

関節の変形予防には，痛みと熱感のある活動期を避けて，痛みの伴わない程度の運動（リウマチ体操（図4-3）など）や，関節に負担のかからない正しい姿勢を取り入れ，筋力の維持・増進，関節可動域の維持を図る．過度の安静は拘縮や筋萎縮を引き起こすので，できるだけセルフケアができるよう，見守ったり付き添う．

全身が消耗し疲れやすくなるので，バランスのとれた食事と十分な休息が必要なことを理解し，実践できるよう指導していく．

図4-2 ● 日常生活における関節の保護

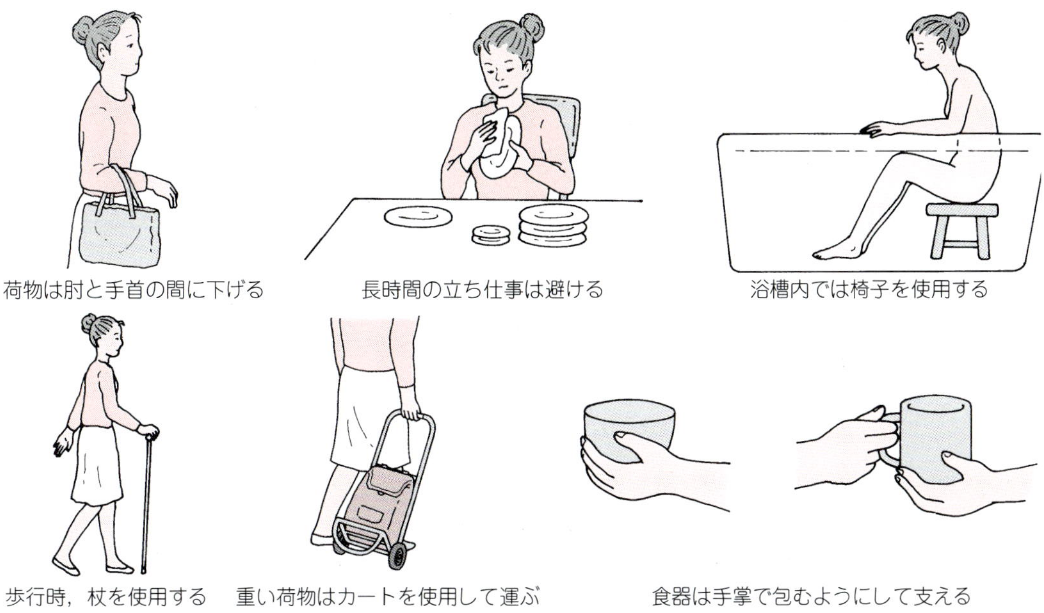

荷物は肘と手首の間に下げる　　長時間の立ち仕事は避ける　　浴槽内では椅子を使用する

歩行時，杖を使用する　　重い荷物はカートを使用して運ぶ　　食器は手掌で包むようにして支える

(2) 疼痛を軽減するための援助

痛みの訴えをよく傾聴し，苦痛を理解する姿勢で接する．

活動期で局所の痛みが強いときは，安静を保ち，変形を防止するために弾性包帯，サポーター，スプリントなどを付け固定する．固定しても1日1回は関節を静かに動かし，拘縮を予防する．

活動期で熱感，腫脹が強い場合は，冷罨法を行う．医師により抗炎症薬の調整が行われる．

冷えによる痛みが生じるときは，活動期を過ぎていれば保温を行う．入浴や部分浴も痛みの緩和に有効である．雨天，寒い季節，季節の変わり目，冷房の直風などは，痛みを増強する因子なので，長袖やズボン，靴下，ブランケットなどで保温するよう指導する．

(3) 炎症の増悪の早期発見と予防への援助

炎症の増悪を把握する所見として，血中C反応性たんぱく（CRP）濃度増加，血沈値亢進，末梢白血球の増加，貧血，血小板数増加などがみられるので，血液データの確認をして，悪化の予測をする．

炎症による骨，軟部組織の破壊はないかX線撮影で確認して，転倒による骨折や頸椎の亜脱臼などの予防行動がとれるよう指導する．

炎症による関節症状の悪化を示す徴候は，発熱や関節の疼痛と腫脹であり，これらがみられたら安静が図れるように，セルフケアについて指導する．

図4-3 ● 家庭でできるリウマチ体操

上肢の運動

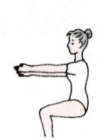

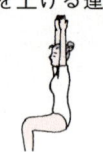

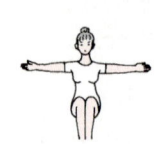

〈腕を上げる運動〉
- 前にならえをした状態で，5～10秒保持する．
- この位置より上方へ腕を上げる．
- 側方へも腕を広げる．

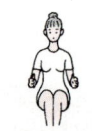

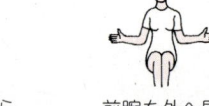

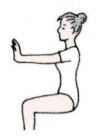

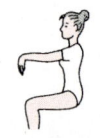

〈手首の運動〉
- 手首を左右同時に起こして3～5秒保持する．
- 手首を左右同時に下げて3～5秒保持する．

〈肩をねじる運動〉
- 小さく前にならえをする．
- 前腕を外へ開き3～5秒保持する．

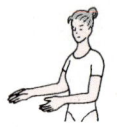

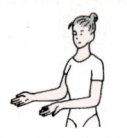

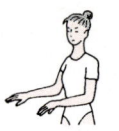

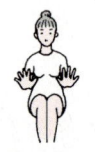

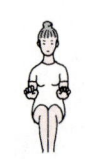

〈手指の運動〉
- 指をできるだけ大きく開いたりぎゅっと握ったりした状態で，それぞれ3～5秒保持する．

〈前腕を回す運動〉
- 小さく前にならえをする．
- 手のひらを上に向けるように回し，5～10秒保持する．
- 手のひらを下に向けるように回し，5～10秒保持する．

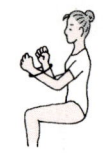

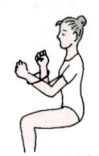

〈肘の屈伸〉
- ひもを手首にかける．前後へ動かして，5～10秒保持する．左右交互に行う．

下肢の運動

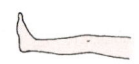

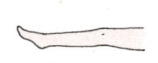

〈足首の運動〉
- 足首を左右同時に起こし3～5秒保持する．
- 足首を左右同時に伸ばし3～5秒保持する．

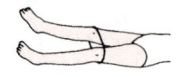

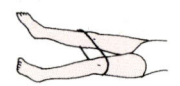

〈足を開く運動〉
- 両大腿部にひもを掛け，膝蓋骨を上に向けた状態でできるだけ力を入れ両足同時に外に開き5秒保持する．

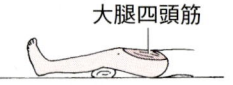

〈大腿四頭筋セッティング〉
大腿四頭筋
- 膝蓋骨を体の方に引き上げるように膝を伸ばした状態で5秒保持する．

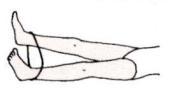

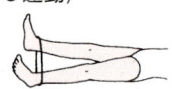

〈足を上げる運動〉
- ひもを足首に掛け，膝を伸ばした状態で，できるだけ外側に開き左右交互に挙上してそれぞれ5秒保持する．

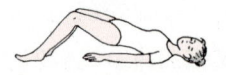

〈腰上げ〉
- 膝を曲げて腰を上げた状態で3～5秒保持する．

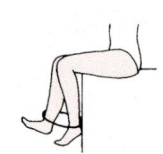

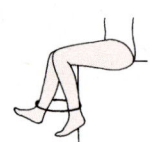

〈膝を曲げた位置での屈伸〉
- 椅子またはベッドに座り，足首にひもを掛け，できるだけ外側に開き左右交互に前後方向に動かした状態で5秒保持する．

資料／リウマチ情報センターホームページ「家族でできるリウマチ体操」

全身の臓器に症状が出現する可能性，また，薬物療法の副作用出現の可能性を理解し，症状の出現や体調の変化を自己観察できるよう指導する．

(4) 薬の副作用を早期発見するための援助

関節リウマチに用いられる治療薬は，炎症を抑える効果が高い薬ほど，強い副作用が現れる（表4-2参照）．薬の副作用のために胃炎や肝障害を起こすことがあり，時にはショックなどによる生命の危機が生じることがある．それぞれの薬の副作用に留意して患者の全身状態の観察を行い，副作用の早期発見ができるようにする必要がある．

(5) 不安やストレス，不満を軽減できるための支援

慢性的な経過で根本的治療がなく，痛みが伴うことで予後への不安が大きいことを理解し，訴えをよく傾聴する．

家族や周囲の人に関節の炎症があるときは安静が必要であることを説明し，日常生活の介助への協力を得る．

また，外出の機会が減少しやすく，気分転換が図りにくくなるので，自分なりのストレス解決法や援助者を見つけられるようアドバイスする．

関節リウマチは，妊娠，出産により増悪しやすいので，妊娠，出産の希望があれば，主治医と相談できるように調整する．患者会，福祉制度などの紹介をして，生活を支援するための情報を提供する．

B 椎間板ヘルニア（姿勢機能障害／移動機能障害）患者の看護

椎間板は，上下隣接する椎体を連結する弾力性のある線維軟骨（図4-4）で，脊椎が担う姿勢の形成機能と保持機能の発現を可能にしている．特に，姿勢の保持機能においては，中心にあるゲル状の組織である髄核と，それを年輪のように囲むコラーゲン線維からなる線維輪によって図4-5に示すように重心の微妙なずれを巧みに修正することができる椎間板は重要な役割を果たしている．このような働きをなすものの1つである髄核は，水分を多く含む組織であり，加齢とともに水分含有量が減少し，変性していくという特徴をもつ．

椎間板ヘルニアの主な原因は，前述した髄核の水分含有量の減少などの退行性変化や，背骨に負担をかけるような日常生活での動作，姿勢の悪さからくる骨盤の歪み（悪い姿勢で偏った動作を繰り返すと骨盤がズレやすくなり，骨盤がズレて傾いてしまうことで背骨（腰椎）も傾くことになる）などである．

そして，これらの原因に伴い，層板の断裂や層構造の剥離を生じ，そのため線維輪に亀裂が入った状態となり，その結果，髄核の周囲を取り囲ん

図4-4 ● 腰椎の解剖（運動分節）

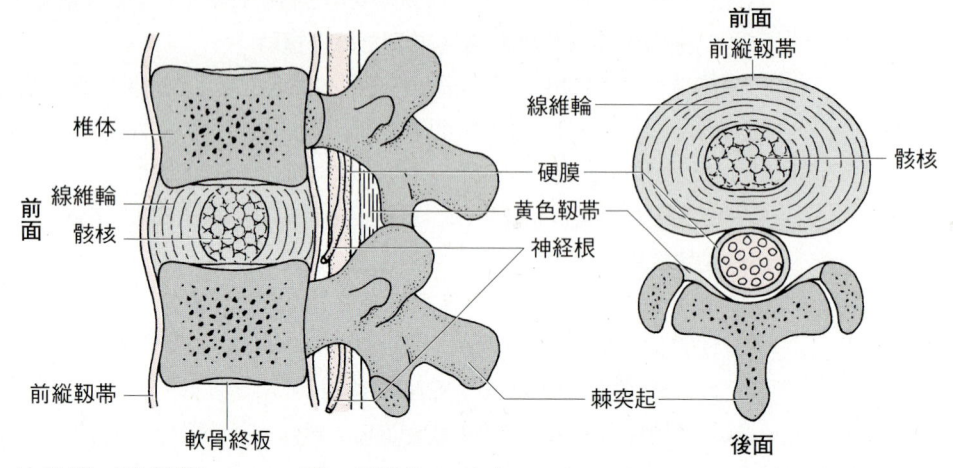

出典／山岸正明：腰椎椎間板ヘルニアの病態，看護技術，40（13）：13，1994．

図4-5 ● 椎間板のクッション作用

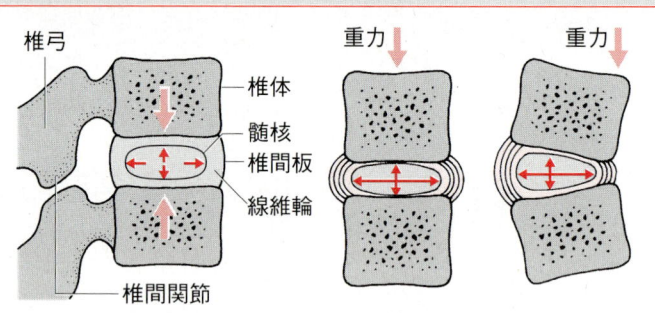

出典／小板橋喜久代，他編：カラーアトラスからだの構造と機能；日常生活行動を支える身体システム，学研，2005，p.43．

でいる線維輪の亀裂から髄核が後方へ脱出あるいは突出した状態を椎間板ヘルニアという（図4-6）．その発生部位は，第4〜5腰椎（L_4〜L_5），第5腰椎〜仙椎椎間板（L_5〜S）に多い．

椎間板の後方には，神経を保護している脊柱管と神経根が位置し，椎間板後方の後縦靱帯を穿破して神経根あるいは脊柱管を圧迫することによって症状は生じる．その症状は，圧迫の度合いによって異なり，圧迫の度合いが弱ければ無症状のこともあるが，圧迫の度合い（広さ・程度）が強いほど様々な症状が出現する．

椎間板ヘルニアの発生部位によって症状の出現する部位も異なるが，障害部位での痛み（腰痛や下肢痛）やしびれ，筋力の低下，知覚麻痺があるため，椎間板ヘルニアの発生部位によっては，姿勢機能が障害されるだけではなく，移動機能や作業機能にも障害が生じる．それらの障害によって，

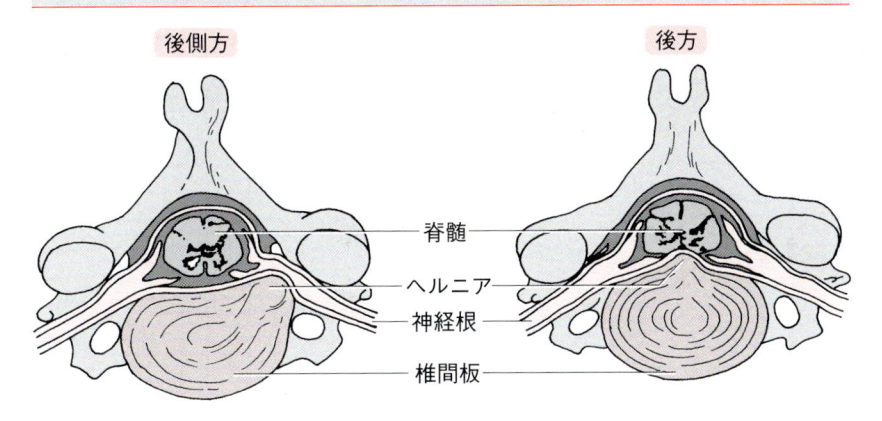

図4-6 ●腰椎椎間板ヘルニアとその組織

後側方　　　　　　　　　　後方

脊髄
ヘルニア
神経根
椎間板

生活の質の低下もきたすこととなる．

　したがって，治療は緊急に手術が必要な場合（持続的な強い痛み，高度の下肢の麻痺，膀胱直腸障害（排尿・排便困難）がある場合）を除き，図4-7に示すように保存療法からスタートする．特に急性期は，消炎・鎮痛薬や筋弛緩薬を内服し，除痛を図りながらコルセットなどの装具を使用して患部を固定し，患部の安静を図る．しかし，3か月以上過ぎても症状が変化しない場合は手術の適応となる．

1）アセスメントの視点と情報収集

(1) ヘルニアに伴う圧迫による機能障害の程度の把握

　ヘルニアによる髄核の突出の程度や場所により神経圧迫の程度や症状が異なるため，どの神経が侵されているのか，どの程度侵されているのかを把握する．同時に，症状によって姿勢機能をはじめとする移動機能や作業機能への影響はどの程度かを把握することも必要である．また，症状が軽減しているのか，治療が効果的に行われているかを把握する．

　そのほかにも，痛みによって睡眠や休息が十分にとれないなどの2次的に起きている症状があるか否かを把握することも重要である．

(2) 日常生活活動や社会生活への影響の把握

　腰椎椎間板ヘルニアがあると疼痛やしびれなどの症状のため姿勢機能や移動機能が障害され，日常生活が今までどおり行えなくなる．たとえば，食事や保清，排泄行動に影響が生じ，セルフケアレベルが低下することもある．また，痛みやしびれをおそれて日常生活活動をすることへの不安，あるいは睡眠や休息が保てないなどの苦痛が生じたりもする．さらに，これらのことが原因となり，生活の場・社会活動の場が縮小することもある．そこでどのように日常生活活動，社会生活が障害されているのか，手助け

図4-7 ● 椎間板ヘルニアの治療の流れと看護の視点

```
症状の出現 ──→ 症状軽減 ---→ 再　発
```

【保存療法】
安静臥床
コルセット
疼痛管理
（薬物療法, ブロック療法）

【保存療法】
牽引
物理療法
体操療法
日常生活動作の指導

【手術療法】
後方椎間板切除術（LOVE法）
椎間固定術
内視鏡下ヘルニア摘出術（MED法）
レーザー治療
　　　　　　　　など

症状悪化

看護

①疼痛およびその他の症状を緩和するための援助
　（疼痛, しびれ, 運動麻痺, 知覚障害, 膀胱直腸障害などの症状の進行の有無・程度の把握も含む）
②安静を保持し, 効果的に保存療法を行うための援助
③治療に伴う制限によるセルフケアの不足部分への援助
④治療に伴う制限による筋力低下への援助
⑤ヘルニアの悪化を防止する日常生活活動への援助

①安全・安楽に手術に臨み, 無事に手術を終えるための援助
②術後の回復を促進するための援助
③ヘルニアの再発を予防するための援助

【観察のポイント】
①ヘルニアによる圧迫部位と症状の把握
②日常生活活動や社会生活への影響の把握
③ストレスや不安・不満の把握

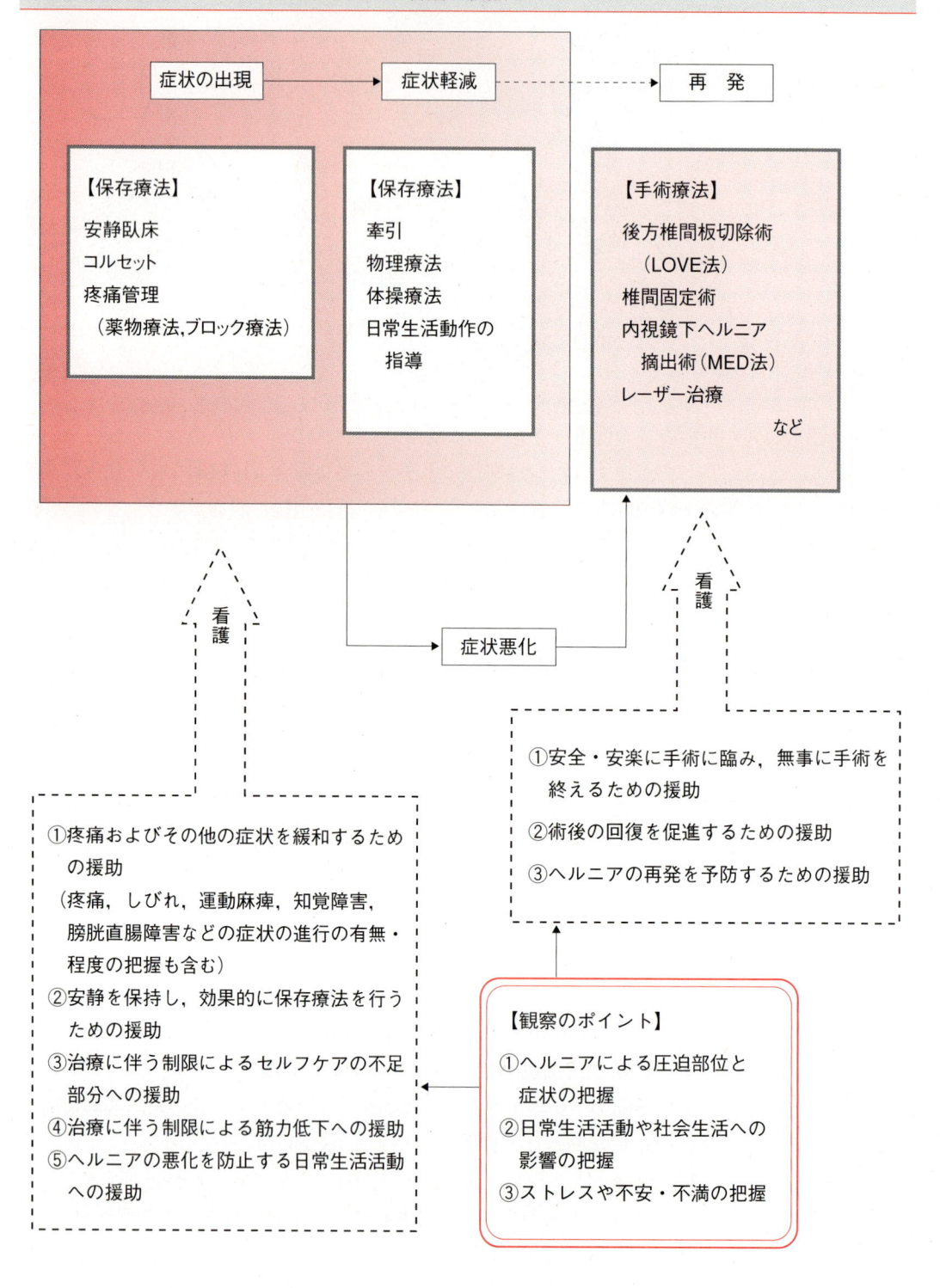

178　第4章　運動機能障害をもつ患者の看護

の必要があるのか，日常生活活動のなかで，辛いことは何か，について患者から話を聴き，日常生活を観察しながら把握する．

しびれや歩行障害，知覚低下が強ければ転倒や低温熱傷などの事故が起こることもあるため注意が必要となる．

(3) ストレスや不安・不満の把握

人間にとって痛み，しびれなどの症状があることにより日常生活活動が思うように行えなくなることは非常に大きなストレスである．また，痛みやしびれという症状そのものもストレスや不安の原因となる．

そこでストレスや不安・不満が増大していないか，相談したり，表出できる相手がいるか，治療や回復への見込みに対して不安をもっていないかなどについて把握する．また，治療，回復の見通しなどについて医師からの説明を患者が十分理解していないと疾患や治療に対するとらえ方が異なる場合もある．そのため，このような情報は医師と患者双方より得ていく必要がある．

2）生じやすい看護上の問題

①疼痛により睡眠・休息が保てない．
②痛みへの恐怖から，日常生活活動をすることへの不安がある．
③疼痛と神経障害のため，立位や移動が難しい．また，そのことで日常生活活動が自立して行えない（姿勢機能・移動機能の障害）．
④しびれ，歩行障害，知覚低下により，転倒，低温熱傷などの2次的な事故の起こる危険性がある．
⑤神経圧迫が高度になると，排尿困難，尿閉となったり，障害された神経が回復しないために手術が必要となる．
⑥生活の工夫によっても再発を完全に防げるわけではないため，再発への不安や恐怖がある．

3）目標と看護

(1) 疼痛を緩和するための援助

安楽な体位をみつけ，その体位をとるのを助ける．また，疼痛を悪化させない活動の仕方を指導する（生理的彎曲を助ける姿勢がよい．図4-8）．

痛みの観察を行い，薬物による痛みのコントロールが図れるように医師と調整を行う．

(2) 日常生活活動の援助

ヘルニアによる痛みやしびれのため日常生活で不足しているところは援助する．ヘルニアの生じている部位のあることを伝えるとともに，痛みやしびれが増強する運動は危険なことを理解してもらう．また，治療によっ

図4-8 ● 腰椎への負担の軽減

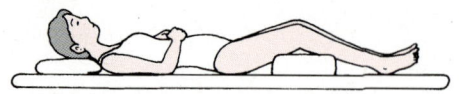

仰臥位
膝の下に枕を入れ，股関節を軽く屈曲させる．

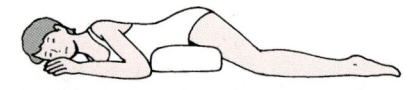

腹臥位
腹部に枕を当て，腰椎の生理的彎曲に合わせる．

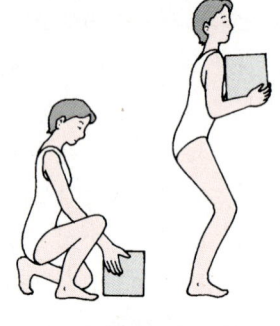

物を持ち上げる
膝を曲げて腰を落とした位置から，荷物を身体に引きつけたまま立ち上がる．

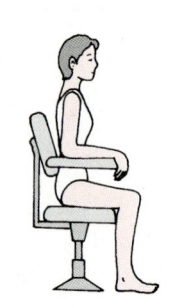

座位
背もたれ，肘かけのある椅子を使用する．

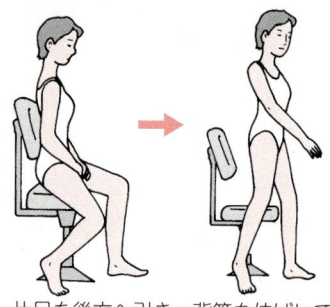

立ち上がる
片足を後方へ引き，背筋を伸ばして立ち上がる．

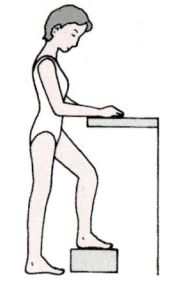

立位
足を交互に台に乗せる．

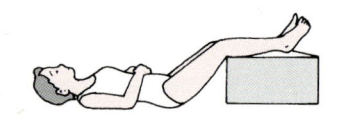

休息
1日に20分ほど，両足を高く保持して休息する．

てベッド上安静や牽引が行われ，そのことで日常生活がさらに制限されることもある．

日常生活に人の手を借りるストレスについて理解し，負担感はないか，ニーズを抑制していないかなどを聴いていく．

治療の効果が十分得られるように安静の仕方，牽引装置の状態をみていく．

(3) 痛みやしびれなどの症状緩和のための治療が効果的に行われ，2次的な事故が起こる危険性を回避するための援助

腰椎椎間板ヘルニアでは，痛み，しびれなどの症状緩和や患部の安静を保つために骨盤牽引，コルセットなどでの治療が行われる．

骨盤牽引の場合は，治療の効果が十分得られるように正しく牽引されているか，自覚症状の軽減がされているか否かなどを確認する必要がある．また，牽引による神経障害や循環障害，皮膚の損傷などの合併症の有無も

図4-9 ● 腰痛体操

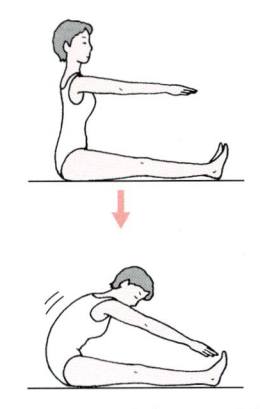

体の前屈は，背筋とスネの裏側の筋肉のストレッチになる．できる範囲での前屈でよいが，膝は曲げないこと．

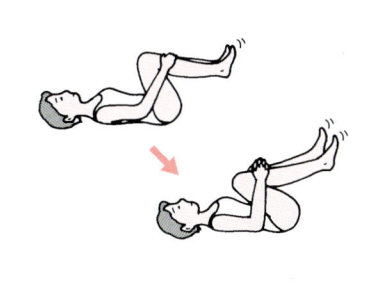

背筋の訓練は両手で両膝を抱え，できるだけ胸に引きつける．足先を開いたほうが楽にできる．

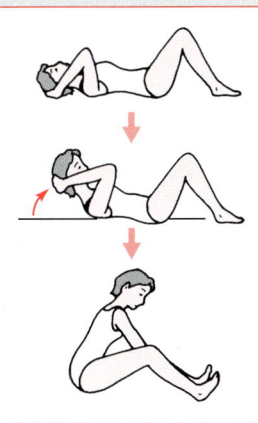

腹筋訓練は上半身を起こす運動だが，膝を曲げて行うのがポイント．足先を固定しても構わない．腰痛のある人は頭を持ち上げるだけにする．

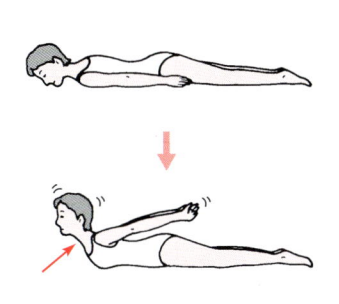

背筋の強化運動はうつ伏せから上半身を起こして胸を反らせる．腰痛のある人は頭を持ち上げるだけにする．

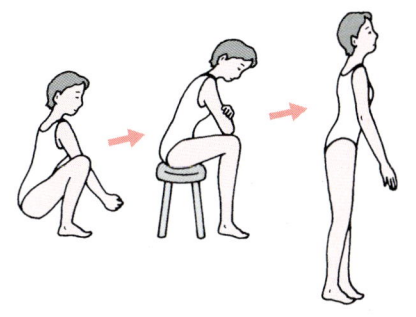

しゃがみ込んだ姿勢からゆっくり立ち上がる．難しい人は椅子にかけた姿勢からでもよい．立ち上がる際にやや前傾姿勢をとる．

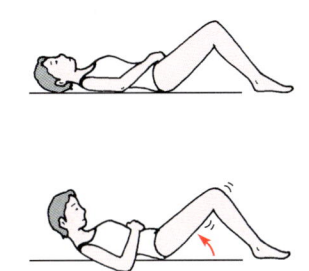

臍部を覗き込むようにしながら軽く殿部を上げる．殿部の筋肉の強化運動だが，同時に骨盤の傾斜を減らす目的ももつ．

観察し，予防する．

　ダーメンコルセットを装着する場合は，コルセットを装着した状態での生活についてイメージでき，コルセットの必要性や利点について理解して，面倒がらずに装着するよう説明する必要がある．また，コルセットの長期装着は，筋力低下を招くことを説明し，腰痛体操を勧める．腰痛体操は，腹筋と背筋を強化して腰椎ヘルニアへの負担を少なくすることが目的である（図4-9）．

　コルセットを使用する際には適切な位置に装着されていることを確認するとともに，固定に必要な締め具合であることを患者と一緒に確認する．コルセットによる摩擦で皮膚に擦過傷ができる場合もあるので，患者に使用感を確認する．

　(4) ヘルニアの再発を防止する生活の工夫への援助

ヘルニアが生じている脊椎の部位を知り，ヘルニアの悪化を予測し，これを防止するよう日常生活活動を患者に伝える．

特に中腰での作業や重い物を持つ作業，長時間の立作業はヘルニアを悪化させる．腰への負担を軽くするための姿勢と動作を紹介する（図4-8参照）．また，体重の重さによって腰にかかる負担が増減するので，標準体重を目標として体重をコントロールする．

ヘルニアは今後も再発の可能性のあることを知ってもらうとともに，対策を知らせ，不必要に不安感や恐怖感を抱かないように援助することが大切である．

悪化，再発予防のために生理的彎曲が保たれる日常生活活動が行え，腰部に負担がかからない生活が送れるようボディメカニクスを活用した作業の方法や姿勢を適正に保つことを指導する．

腹筋，背筋を強化することで，腰椎にかかる負担を軽減できるので，腰痛体操が有効であることを理解できるよう必要性と方法を説明する．

症状の軽いうちに受診することを勧める．

C 重症筋無力症（姿勢機能障害／移動機能障害／作業機能障害）患者の看護

重症筋無力症は，神経と筋肉の接合部分における異常，つまり，アセチルコリン受容体（アセチルコリンレセプター）の不足により，脳からの指令・伝達が障害されること（図4-10）によって生じる．

臨床的特徴として，骨格筋の筋力が運動の反復により低下すること（易疲労性）と脱力，あるいは日や時間によって症状が増悪するなどの日差変動や日内変動があること，寛解・増悪を繰り返すことなどがあげられる．

重症筋無力症では，運動機能障害の担い手の一つである骨格筋の働きが障害されるため，障害される部位によって様々な症状（大きくは3型に分けることができる）が現れる．主な症状は，眼瞼下垂，複視などの眼症状，四肢・前頸筋の筋力低下，構音障害，嚥下障害，さらに呼吸障害などがある（表4-4）．

このように重症筋無力症は，運動機能だけではなく，呼吸機能や感覚機能にも影響が及ぶことがある．発症年齢は一定していないが，成人をみると女性では20～30歳代に，男性では40～50歳代に発症することが多く，また，1対2の割合で女性に多いといわれている．

治療は，アセチルコリンを分解する酵素（コリンエステラーゼ）を阻害する抗コリンエステラーゼ薬である臭化ピリドスチグミン（メスチノン®）や塩化アンベノニウム（マイテラーゼ®），臭化ジスチグミン（ウブ

図4-10 ● 重症筋無力症の病態生理

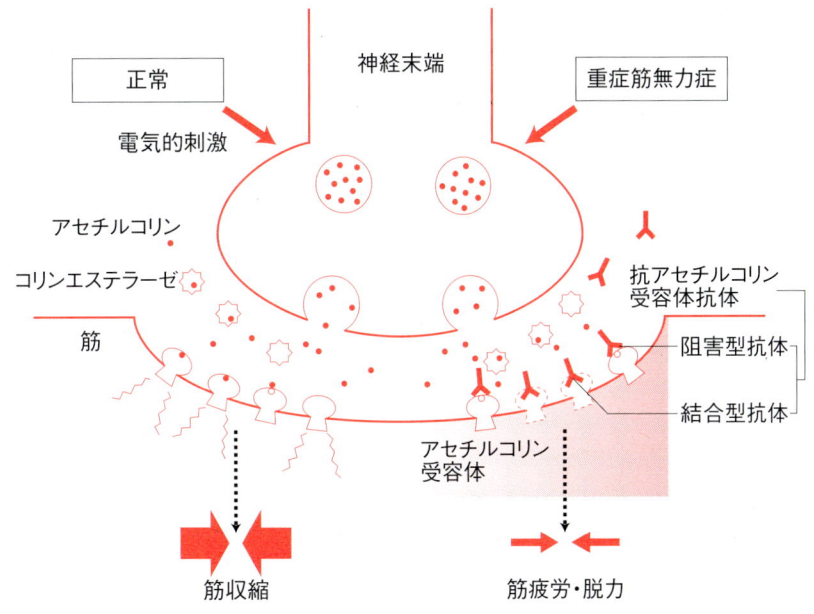

出典／関野宏明，陣田泰子監：ナーシングセレクション⑥脳・神経疾患，学研，2006，p.250．

表4-4 ● 骨格筋の働きが障害されることによる様々な症状

部　位	症　状	分　類
眼の周りの筋肉	目が疲れる，眼瞼下垂，複視，斜視　など	眼筋型
口の周りの筋肉	嚥下障害（ものが噛みにくい，飲み込みにくい，食べたり飲んだりするとむせる，つばがあふれる　など），構音障害（しゃべりにくい，会話の途中で鼻声になる　など）	球麻痺型（球症状*2）
呼吸筋	呼吸困難	全身型
顔の筋肉	表情がうまくつくれない，頬を膨らませられない	
首の前の筋肉（前頸筋）	臥位から頭を挙上できない	
手足の筋肉	四肢の筋力の低下*1（手を上げにくい，持ったものを落とす，字が書けない，立てない，歩けない，階段が昇れない　など）	

*1：四肢の筋力低下は近位筋に強い．
*2：球は延髄球のことで，脳の最下部にあり，脊髄の上に続く部分である．太く膨れているので球ともいう．
　　この部分には，口や舌などの運動を司る神経が集まっている．

レチド®）の経口与薬が行われる．抗コリンエステラーゼ薬で十分に症状がコントロールされないときは，胸腺摘出やステロイドによる治療が行われる．

　重症筋無力症の患者に生じやすい看護上の問題を図4-11に示す．
　図4-11に示すように，運動機能の担い手である骨格筋の働きが障害さ

183

図4-11 ● 重症筋無力症患者に生じやすい看護上の問題

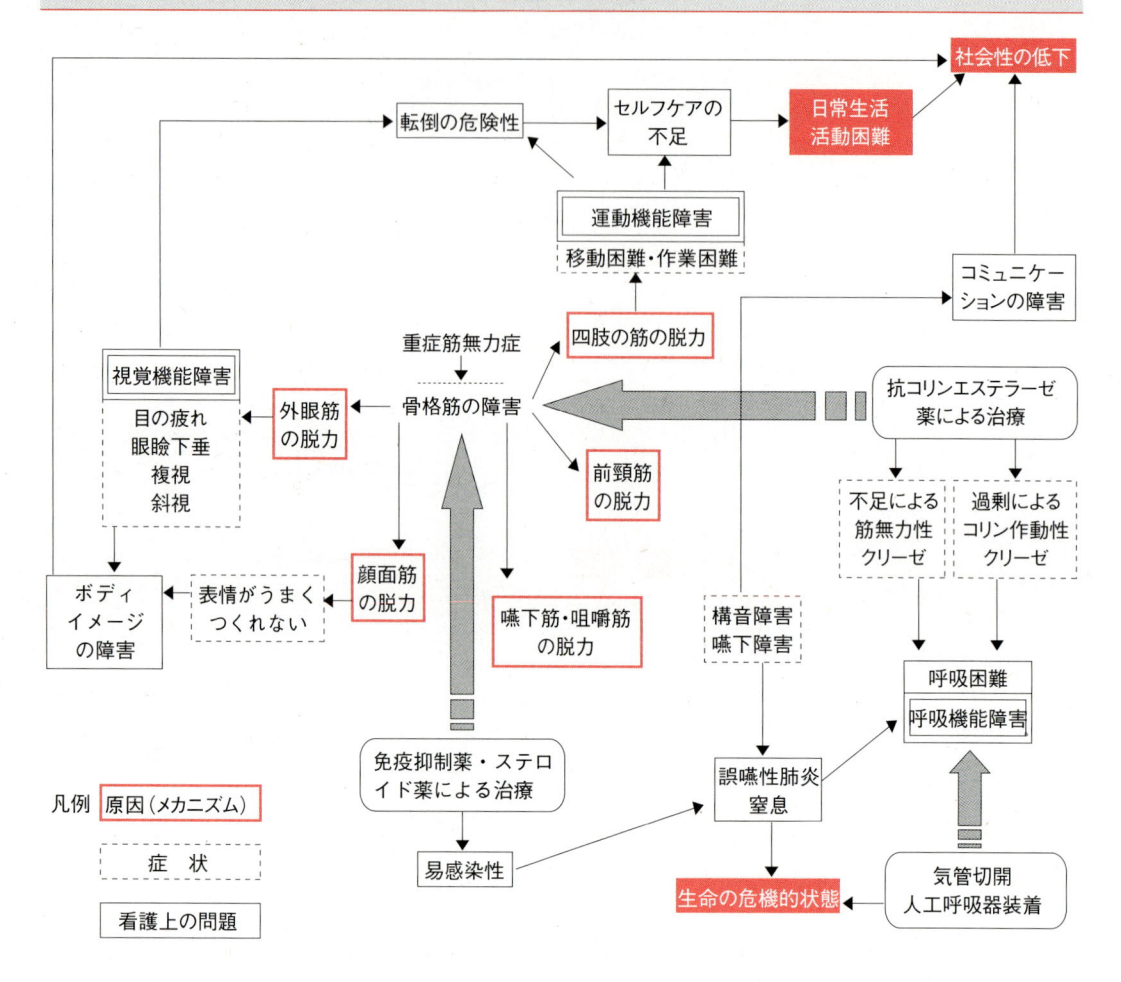

れることにより様々な問題が生じる危険性がある．また，治療に伴って生じる問題もある．そして，これらの問題には運動機能障害だけではなく，他の機能障害も含まれる．

1）アセスメントの視点と情報収集

(1) 骨格筋の易疲労性による日常生活活動における困難の程度を判断するための情報

筋肉の易疲労性は，眼瞼挙上筋，外眼筋，表情筋，舌・咽頭筋，四肢近位筋を好んで侵すが，障害される部位は様々であるため，どこの部位に障害が起きているかを情報収集することが必要となる．

四肢近位筋の麻痺が出現すると，上肢の挙上困難といった作業機能障害や，歩行困難といった移動機能障害などが生じやすく，それによってセルフケアが低下し，日常生活上の困難が引き起こされることも少なくない．

下肢の筋の脱力によって転倒などをすると，さらにセルフケア能力は低下し，日常生活上の困難を引き起こす危険性は高まる．また，眼瞼挙上筋，外眼筋，表情筋などの麻痺により眼瞼下垂・眼球運動障害がみられると，複視や視野狭窄といった症状が出現する．これによっても，転倒などの危険性は生じる．

骨格筋の易疲労性の特徴として，これらの症状は，発症初期では夕方や繰り返し動作を行った後などにみられ，安静によって消失するが，病状が進行すると消失せずに常に認められるようになる．

したがって，患者の骨格筋の筋力や疲労の程度と，日常生活活動の低下の程度を把握すること，そして，患者自身が，日常生活活動の内容や時間などを工夫するなどのセルフケア行動がとれているか否かを把握する必要がある．また，増悪因子（過労，ストレス，かぜなどの感染症，外傷，など）を回避することや，転倒などによる事故の危険性について患者が理解しているのかも把握しておくことも必要である．

(2) 誤嚥性肺炎やクリーゼによる呼吸機能の障害を判断するための情報

重症筋無力症では，嚥下筋，咀嚼筋の脱力により，窒息や誤嚥性肺炎が生じやすい．また，抗コリンエステラーゼ薬による治療では，クリーゼによる呼吸機能障害が起きやすい．したがって，呼吸苦の有無や飲み込みにくい，噛みにくい，話しにくいといった患者の訴えをよく聴くことや，呼吸状態，飲食時の状態，会話時の状態など，患者の状態を把握することが重要となる．

クリーゼとは，感染やストレスなどを機会に急激に症状が悪化し，呼吸困難を引き起こし，生命の危機に直結する状態をいう．クリーゼを引き起こす増悪因子には，感染やストレス，月経，妊娠，気温差，薬剤などがあるので，これらの因子はないかを把握することも必要である．治療薬である抗コリンエステラーゼ薬は，不足でも過剰でもクリーゼが起こるので，与薬の時間・量・種類の把握は重要である．また，患者が最も活動する必要のある時間はいつであるのかを患者に聴き，その時間帯に薬の効果が最も現れるよう医師に薬の量を調整してもらうことも大切なポイントである．

誤嚥性肺炎やクリーゼによる呼吸困難が強いときには，気管切開，人工呼吸器を使用する場合もある．このような危機的状態や処置は，患者に大きな恐怖や不安を与える．気管切開により言語的コミュニケーションの障害も起きてくるので，呼吸機能の観察とともにコミュニケーションの工夫をしながら患者の精神状態の把握も行う必要がある．

(3) 生じている苦痛と自己に対する考え方を把握し，社会生活上の影響を判断するための情報

眼瞼挙上筋，外眼筋，表情筋などの麻痺により，表情の表現が思うようにできなくなったり，斜視や眼瞼下垂などの顔貌の変化から人との接触を避けがちになることもある．加えて，舌・咽頭筋の麻痺により，構音障害，嚥下困難が起きたり，構音障害により言葉によるコミュニケーションがとりにくくなることで，ますます他者との接触を拒むようになりやすい．また，症状の特徴である易疲労性や日内変動・日差変動は，周囲の人から「怠けている」とみられることもあり，周囲の人との関係性に影響を及ぼす．

　さらに，四肢の筋の脱力から生じる日常生活活動の能力低下は，このような患者の精神状態にますます影響し，自身の価値観を損なう危険性もある．難病で慢性の経過をたどるということで，悲観的になってしまうこともある．病気をどのように理解し，受け止めているかは生活意欲にも影響してくる．

　病気および病気から生じている機能障害をどのように理解し，受け止めているか，患者の社会性における変化はないか（たとえば，抑うつ状態やひきこもりなどが生じていないかなど）患者の受け止め方の把握と患者の状態を観察することが必要である．

2）生じやすい看護上の問題（図4-11参照）

①骨格筋の易疲労性と脱力により日常生活活動に困難が生じやすい．
②誤嚥性肺炎やクリーゼによる呼吸機能の障害で生命の危機に陥る可能性がある．
③心身ともに苦痛が生じやすく，自己の価値観が低下しやすいことから，社会性が低下しやすい．

3）目標と看護

(1) 日常生活活動における困難を解決するための援助

　易疲労性のパターンに合わせて，午前中の調子のよいときや薬が効いている時間帯に活動するようセルフケアの調整をする．

　セルフケアの自立を促し，できない部分を援助する．また，疲労する前に休息，安静をとることができるよう指導する．

　転倒に注意し，安全な環境の整備と行動がとれるようにする．また，コミュニケーション手段の工夫を行い，意思疎通が図れるようにする．

　嚥下機能に合わせて，食事形態や内容，食事時間を工夫して，食事の楽しみを失わず，バランスのとれた栄養の補給をする．

(2) 誤嚥性肺炎やクリーゼによる呼吸機能障害の予防と早期発見，患者の希望と健康管理に応じた薬による治療のための援助

患者の嚥下能力を定期的にチェックし，誤嚥性肺炎や窒息の危険性を把握しておく．発熱や咳，痰などが生じたら，速やかに医師に報告する．

クリーゼを起こす増悪因子を除去・回避するとともに，患者や家族にも増悪因子および注意すべき症状を伝え，自らが気をつけられるように援助する．たとえば，食事に関する注意では，球症状がある場合には，ご飯は柔らかめに炊く（あるいは粥（かゆ）やおじやに），野菜は軽くおすと潰れるくらいに柔らかく煮る，生野菜は刻んでマヨネーズなどで和える．片栗粉・ゼラチン・寒天などでとろみをつけるなどがよいことを伝える．

息苦しさ，食事ができない，唾液があふれる，首が重い，チアノーゼなどの症状が出たら，すぐに医師に報告し，気道を確保する．気管切開時には，言語的コミュニケーション障害が生じるので，筆談などで意思疎通の工夫を図る．

処置やレスピレーター装着は重症感を与え，恐怖や不安が増大するので，頻回の声かけや訴えを十分に聴き，不安感や恐怖感の軽減を図る．

患者の日常生活の過ごし方について聴き，どのように活動したいかという希望を医師に伝える．また，生活のパターンに合わせて，主治医と薬の調整について十分話し合えるよう調整をする．

(3) 生じている苦痛を軽減し，その人らしい社会生活を送れるための援助

寛解と増悪を繰り返し，慢性的な経過をたどり，ライフスタイルの変更を余儀なくされることを看護師が理解し，患者とその家族の訴えをよく傾聴する．

患者がどのように生きていきたいのか，家族や患者の身近な人たちと話し合えるよう調整し，そのうえで，家族や周囲の人に患者の筋力低下と必要な介助について説明し，協力を得る．また，筋力が低下しても補助具を用いて食事ができるようになることなどの，自立した行動がとれるような工夫も必要である．

妊娠・出産により，症状が増悪しやすいので，妊娠，出産の希望があれば主治医とよく相談できるように調整する．

患者会を紹介し，まれな疾患であることによる孤独感を軽減する．また，福祉制度を利用し，患者の筋力低下に合わせた環境整備を図る．

性・生殖機能障害

第1章　性・生殖機能障害と日常生活　191

① 性・生殖機能とその役割 ── 192　② 性・生殖機能とその障害 ── 196

第2章　性・生殖機能障害の把握と看護　225

① 男性に現れる症状と看護 ── 226　② 女性に現れる症状と看護 ── 239

第3章　性・生殖機能障害の検査・治療に伴う看護　255

① 性・生殖機能の検査に伴う看護（男性） ── 256
③ 性・生殖機能障害の治療に伴う看護（男性） ── 267
② 性・生殖機能の検査に伴う看護（女性） ── 261
④ 性・生殖機能障害の治療に伴う看護（女性） ── 275

第4章　性・生殖機能障害をもつ患者の看護　283

第 1 章

性・生殖機能障害と日常生活

1 性・生殖機能とその役割

A 性・生殖機能とは何か

　性＝生であり，性の機能は，単にパートナーとの間に交わされる性行為をいうのではなく，生殖性，快楽性，連帯性の3つの側面が存在する．

① 生殖性
　動物が子孫を残し，種を保存していくために必須の機能である．そのため，性的な欲求や性的な行動はもともと本能的なものであり，性ホルモンや身体の状況に影響を受ける．

② 快楽性
　性的な欲求の充足と性的な活動によって生じる快感である．快楽性は子孫を残すための性行動を行う動機づけとして必要な特性といってもよい．しかし，身体的な快楽性だけを重視するのではなく，人生を豊かにするものとして，連帯性と結びつけてとらえる必要がある．

③ 連帯性
　人と人との心の結びつきであり，人間にとって非常に大切な機能である．連帯性は親子，兄弟，夫婦，恋人，友人など様々な人間関係で生じ，人生を充実したものとする．また，パートナーとの間に連帯性があることで，よりよい性的生活を営むことができる．

　要約すれば，人間にとって性とは，よい人間関係を築くことであり，人間が豊かな人生を送るために欠かすことができない欲求の一つである．この基本的な欲求を実現するためには，自分を含め，周囲とのあらゆる関係に対して肯定的な姿勢で臨み，連帯性をはぐくみつつ，充実した人生を送れるようにする必要がある．

B 性・生殖機能の成熟への理解

　性・生殖機能のなかでも，身体的な機能が現れてくるのは第2次性徴の時期からである．そのため，人間の性・生殖機能は，思春期以降の機能であるかのように間違って認識される傾向がある．性・生殖機能の心理的な側面は，生まれたときからの社会や文化，体験に影響を受けつつ成長するのであって，ほかの機能とは異なった発達のプロセスがあることを十分に理解しておかなければならない．

1 男性の性・生殖機能の成熟

　性・生殖機能に関する男性の身体的（生理的）成熟は，性交を可能にする性器の発育，生殖機能の発現に最も顕著に現れる．男性がこの成熟域に達するのには個人差があるが，15年が平均とされている．

　いうまでもなく，男性の正常な性・生殖機能とは，精子の形成機能が正常であること，副性器の機能と分泌機能が正常であること，性交に必要な性欲，勃起機能と射精機能が正常であることを指す．これらの発達がさらに男性としてのアイデンティティを形成していく．

　男性の場合，身体的（生理的）な性・生殖機能が成熟すると，妊孕力（にんよう）が備わるが，これだけでは成熟というには不十分であり，性機能の成長があって初めて本当の意味の成熟に達したといえる．

　性機能の具体的表現である性行動は，性的刺激に対する生理的・心理的な反応の結果といえる．性行動の背景にある性欲の高まりは，ホルモンの作用もあるが，それに多く関与しているのは精神的な作用であり，性の成熟には精神的側面の成長が大きくかかわってくる．

2 女性の性・生殖機能の成熟

　女性の性機能は，男性以上に生殖機能の成熟との関連が深い．女性の性・生殖機能の成熟を現す最初の特徴的な事柄に初経がある．初めての月経の発来の意味である．初経が訪れる年齢は，遺伝，身体の発育，栄養状態，精神的影響などによって異なるが，日本人の場合には，12〜16歳である．しかし，この時期には卵巣の発育はまだ不十分であり，生殖能力の完成を迎えるまでには，さらに1〜2年を要する．そして，生殖機能の完成に伴い，不安定であった月経の周期も安定する．

　このように生殖機能の完成という面からみると，女性の場合も，年齢的には男性とほぼ同じ時期に成熟期を迎えるといえる．

　一方，心理的な側面では，母親への基本的な信頼を獲得することや，母乳を吸うことで，口をとおして満足感や快感を得るといった性器以外への性欲などが，乳幼児期にはすでに出始めている．そして，その後の，学童期での性同一性の獲得，性別役割意識や自己尊重の学習などをとおして徐々に成長していく．これらの成熟には，小さい頃の生育環境や体験，文化や社会が大きく影響している．

　このように，性機能が本当の意味で成熟期に達するには，男性と同様に，身体的成長と心理的な成熟を待たなければならない．

C 性・生殖機能と生命・生活

1 生命維持への関与

　人間の生命は，2つの性すなわち男性と女性の交わり，つまり生殖によって誕生する．生殖の成立に直結する性・生殖機能は，人間の生命の原点に位置する機能といえる．

　生殖機能は，直接的に今，そこに存在する一つの生命の存続を左右するものではない．次の世代の生命を生み出し，生まれた子が良好な人間関係を保ち，充実した人生を送っている人々に触れることで体験を共有し，人生を充実したものにでき，さらに次の子孫に伝えていくという役割がある．つまり，性・生殖機能が生命に関与するのは，次の世代の生命をつくり出すことと，充実した生活を送れるようにすることである．

2 生活に及ぼす性・生殖機能の影響

　人間における性の機能は，男性は成熟した精子の形成を行い，女性の腟内へ射出し，女性は成熟した卵胞を形成し，排卵，受精，着床の態勢を整えて生殖を行うことにある．しかし，一般の動物が本能に従って行うのと異なり，人間の場合，それぞれの性における意思的な過程が付加されてくる．それは，先に述べた快楽性や連帯性であり，人間の生活を豊かにし，異性との相互関係を築くための，いわば社会的・文化的な機能をももっているということができる（図1-1）．

　性・生殖機能に対する考え方は，その時代，あるいは国や地域，また文化などによっても異なり，日々の生活体験をとおして記憶され，その時代の性についての意識や観念から学びとられる．そして第2次性徴期を迎え，性に対して本格的に目覚めたとき，それまでに培った意識や観念を基盤として，聴覚，視覚，触角，嗅覚，味覚，イメージなどをとおして大脳皮質に入った刺激により，異性との間につながりをもちたいという欲求が引き起こされる．そして，異性への一般的な関心が特定の異性に向けられるようになり，さらに，その人との間に身体的な接触を図りたいという欲求へと発展するようになる．その欲求は，目からからだに始まり，目から目，手から手，口から口と，徐々にペッティングという性的な触れ合いを経て，性器を介した性交へと進むようになる．これらは互いの愛情を確認するための手段であり，その体験を共有することでパートナーとのつながりを自覚し，精神的な満足を得ることになる．そのためには，必ずしも性交の快感だけでなく，性的な接触も含めた全体としての性的体験や満足感が，大

図1-1 ● 生活に及ぼす性・生殖機能の影響

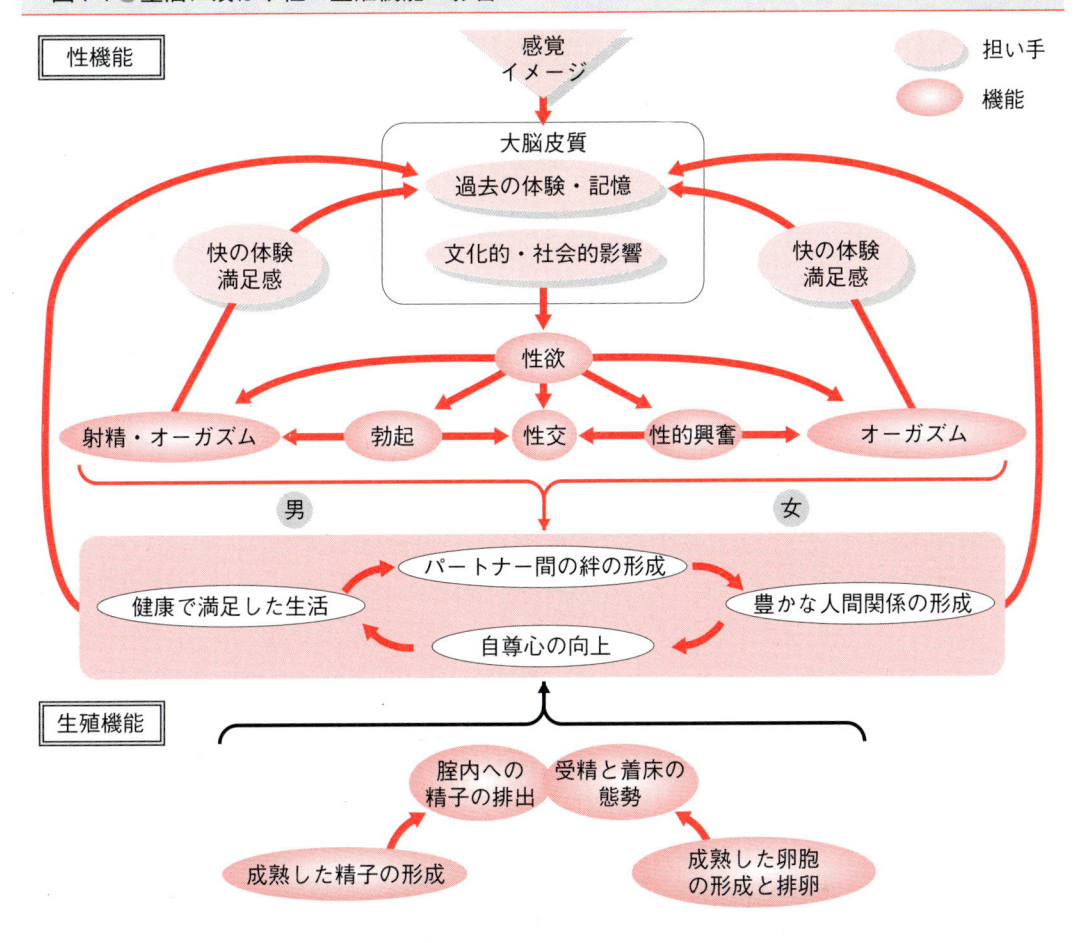

脳で，よい体験として記憶されなければならない．

このようにして，性の営みの充実はパートナー間の絆をいっそう強め，優しくて豊かな人間関係が根づく．また，健康な2つの性の出会いと交わりが，自己を愛するという自尊心を高め，健康で充実した生活を生み出す．それにより，性機能が育ち，生殖機能が衰えてからでも，パートナー同士に合った性機能がつくりあげられる．

人間の一生は，性機能と非常に密接に結びついている．つまり性機能は，私たちの生活のなかで様々な役割を果たし，私たちの生活を支えているのである．

1 性・生殖機能とその役割 195

2 性・生殖機能とその障害

A 性機能とその障害

1 性の過程

　人間の性の営みは，他の動物のように生殖にのみ焦点化されるものではなく，他の目的ももっている．その目的をみると，そばにいることに始まって，言葉を交わすこと，手を握り合うこと，お互いの唇やからだに触れ合うことも，性の営みに通じる要素を多くもっている．時によっては，それらの行為により，十分な性的満足を得られることもある．

　これらは，人間の性の機能がもつ多様性を示している．人間においては，必ずしも性交のみが性の過程を意味するものではないし，またその一方で，性交は果たしえても，当事者にとってその過程が満足のいくものとはならないこともある．つまり，身体的・生理的な満足だけではなく，心の充実がなされて初めて人間における性の過程は成立するのである．

　とはいえ，性の営みにおいて性交が大きな位置を占めるのは事実である．そのため性にかかわる悩みの多くが性交に関係したこととなっている．したがって男性にとっても女性にとっても，性機能の担い手としての器官である性器や，性交が可能な状態に導く大脳，神経系，血管系などの器官が重要な意味をもってくる．

2 性機能とその担い手

1）男性の性機能とその担い手

(1) 性欲とその担い手（図1-2）

　思春期の頃に性的関心となって現れる性欲は，まず異性のからだに触れたい，あるいはキスがしたいというようなイメージの世界から，マスターベーションによる快感などの経験を経て，異性との間に具体的な接触を図るという行動として表現されるようになるのが一般的である．

　性欲とは性行動へ向かわせる欲求であり，本能に基づく基本的な欲求の一つである．しかしそのプロセスは十分に解明されていない．今のところ，男性の場合には，視覚，聴覚，触角，嗅覚，味覚，あるいは女性の裸体を想像することなどによる精神的刺激が大脳に入り，過去の体験，記憶に基づいた文化的・社会的影響に基づき統合され，性中枢である視床下部に伝

図1-2 ●性欲のプロセスと担い手

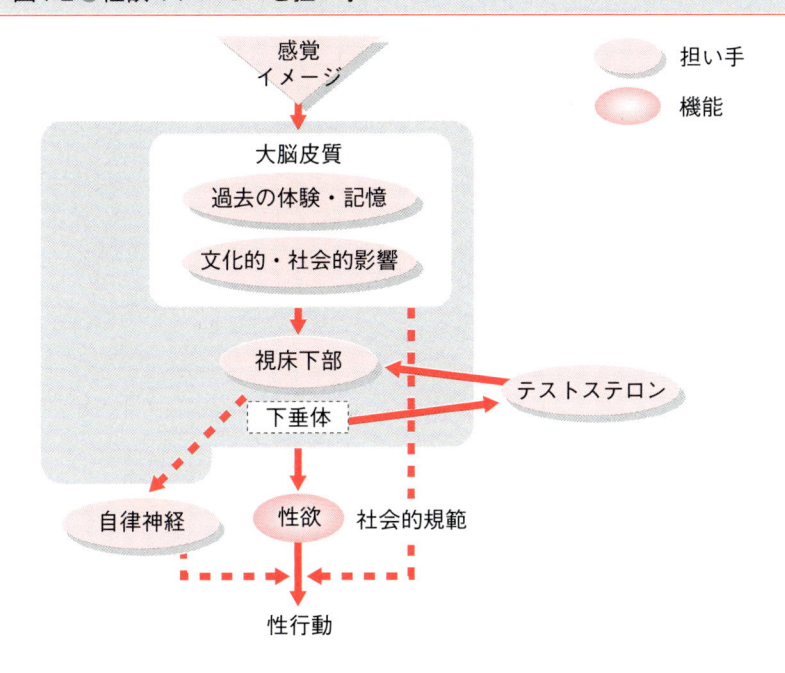

わって性欲を高め，自律神経を興奮させることにより性行動が生じるとされている．

また性欲には，ホルモンの働きも重要であり，テストステロンの分泌は性中枢を刺激したり，陰茎などの末梢への刺激性を高め，性欲を昂進させると考えられている．なお大脳皮質は個々の体験などの影響を受けているため，人によっては性的刺激を感じる対象に違いがある．なかには，同性を性の対象とする人や，異性の身体の一部を性の対象とする人などがある．何が刺激となるかは，それぞれの人によって異なる．

性欲が高まることにより，パートナーへのキスやタッチングなどの性行動へと駆り立てられるが，通常は社会的規範に基づき，社会的に容認できるであろう行動として調整されている．ここでいう性行動は，性交だけではなく，マスターベーションや互いの愛情を確かめ合う接触，コミュニケーションも含める．

(2) **勃起とその担い手**（図1-3）

性交に必要となる男性側の器官の代表は，陰茎であり，その陰茎が勃起するとともに，一定の時間，その状態が持続することで性の営みが可能になる．

勃起とは陰茎海綿体内に大量の血液が急速に流入することにより，内圧が上昇し，陰茎が膨張して硬くなることで，それにより女性性器への挿入が可能となる．その前提として性欲の高まりが必要であり，大脳，神経系，

2 性・生殖機能とその障害　197

図1-3 ●勃起のプロセスと担い手

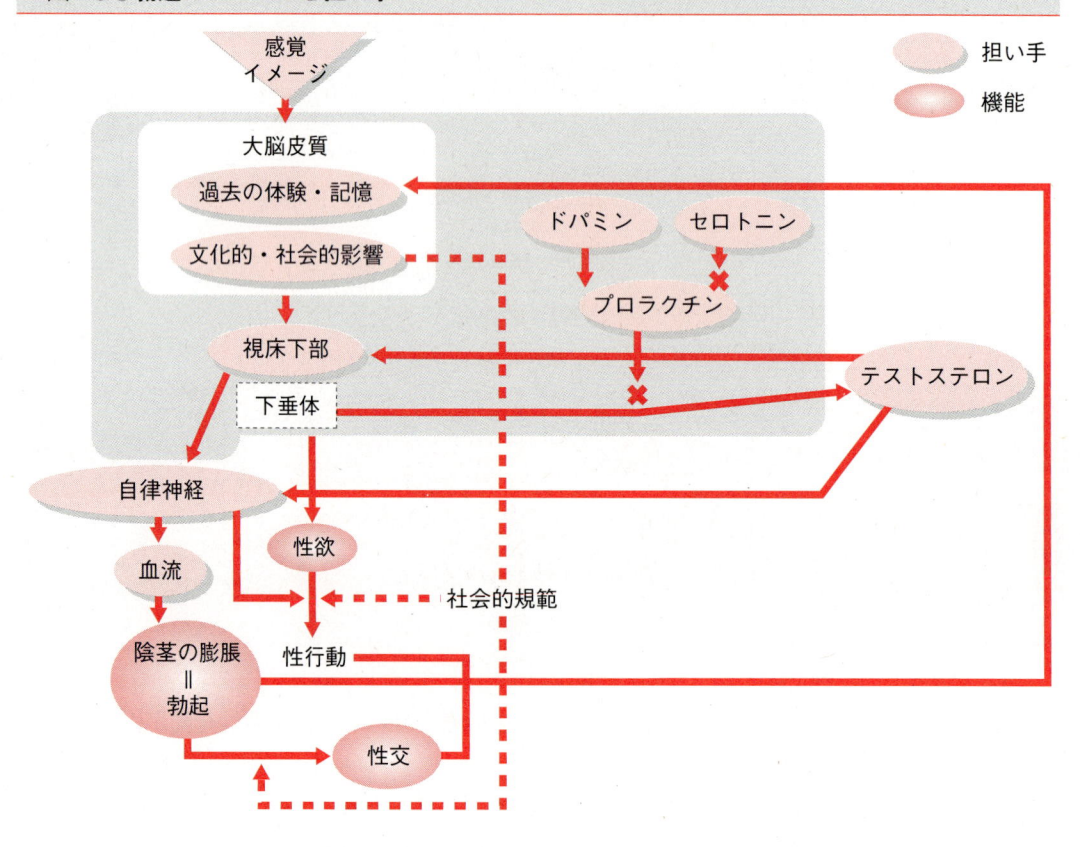

血管系などが関与することになる．

最近，ホルモンやドパミン，セロトニンが性行動の促進，抑制に関与していることが明らかになった．セロトニンの減少，ドパミンの増加はプロラクチンの分泌を抑制し，テストステロンの分泌を促進するため，性的活動を活発にするという．

① 勃起のプロセス

勃起は，以下のプロセスで生じる．

感覚やイメージから得られた性的刺激は，大脳皮質で適切な性的興奮に調節され，性中枢のある視床下部に送られ，自律神経である脊髄を通り，仙髄に存在する勃起中枢に伝えられる．

すると，副交感神経である骨盤神経（勃起神経）が興奮して，神経伝達物質が放出され，血管や海綿体洞の壁に分布する陰茎海綿体小柱の平滑筋を弛緩させる．

弛緩し，拡張した陰茎深動脈（海綿体動脈ともよばれている）から多量の血液が，らせん動脈より海綿体洞へ流入して勃起が起こり始める．

一方で，海綿体洞内へ血液が貯蔵されて内圧が高まると，後海綿体小静

198　第1章　性・生殖機能障害と日常生活

脈が海綿体洞と白膜によって圧迫され，さらに，貫通静脈が引き延ばされた白膜により絞扼されることで血液の流出抵抗が増し，勃起が完成する．さらに，坐骨海綿体筋と球海綿大筋が収縮することにより，性交時に腟内挿入に十分な硬度が得られる．

また，勃起には，性的興奮を伴わない反射性勃起がある．これは，陰茎などの末梢器官の直接刺激が，陰部神経を経て，仙髄から大脳へ伝えられることで生じる．勃起中枢より上位での脊髄損傷患者が，性的興奮は伴わないが，陰茎の刺激により勃起が生じることがあるのがその例である．

② **勃起の消退するプロセス**

性的興奮が治まると，交感神経（下腹神経）の伝達物質が放出され，血管や陰茎海綿体小柱の平滑筋が収縮して，海綿体洞内への血液の流入が減少する．貯留していた血液が貫通静脈へと流れ，海綿体内圧は低下して勃起が終了する（静脈閉鎖機構の解除）．しかし，交感神経支配だけでは説明しきれないことも明らかになってきている．

勃起が生じたことで，身体的には性交が可能な状態になるが，人間は社会的規範に則り，今ここで性交してもよいか悪いかの判断を行ったうえで性交へと移行する．そして勃起，性交の満足感が大脳皮質に情報として入り，快の体験として記憶されていく．

(3) **射精・オーガズムとその担い手**（図1-4）

性交を充実したものにするには，射精のもつ意味も大きい．この射精についても様々な担い手が関与する．

射精とは，精子を含んだ精液を体外へ射出する現象のことをいう．この過程のなかでオーガズム（快感）が生じると考えられている．

① **射精に至る機序**（図1-5）

陰茎からの刺激が陰部神経に伝えられ，仙髄に入り，射精中枢に伝わると，射精中枢から，交感神経の下腹神経により，シグナルが精巣上体尾部，精管，精囊，前立腺，膀胱頸部に伝えられる．

すると，精巣上体尾部に続く精管精巣上体部付近の内圧が上昇し，精子は急速に精管内を移動して，精囊液とともに射精管口から後部尿道へ放出される．後部尿道へはすでに前立腺液が分泌されており，精液となる．

このとき，内尿道口も下腹神経の支配により閉鎖し，精液が膀胱へと逆流するのを防いでいる．

② **精液の射出**

後部尿道から体外への精液の射出は，主に仙髄から枝を出す陰部神経の支配を受けている．

後部尿道に精液が排出されることによる内圧の上昇が脊髄中枢に伝わり，陰部神経により会陰筋である外尿道括約筋，球海綿体筋，坐骨海綿体

図1-4 ●射精のプロセスと担い手

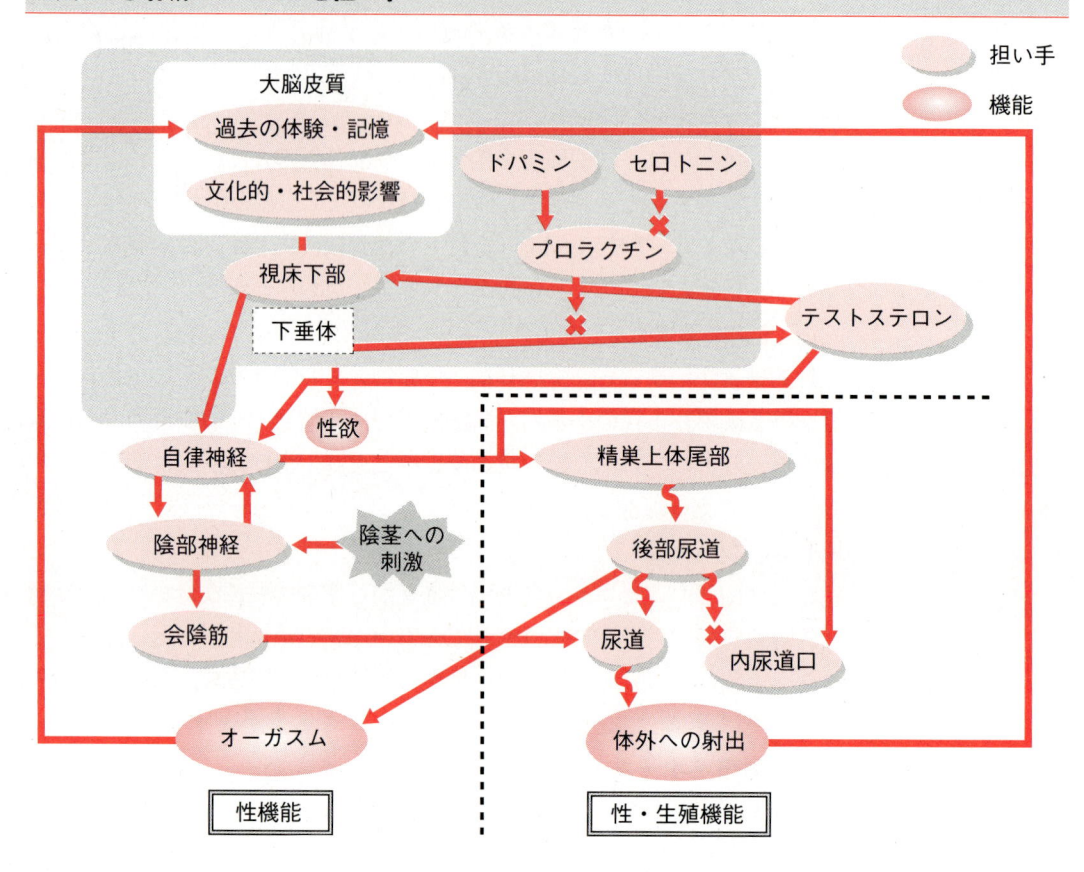

筋の律動的収縮を起こし，精液を体外へ射出する（精液の分泌を遮断しても律動的収縮がみられるという報告もある）．通常，その収縮は約0.8秒間隔で2～3回続き，その後2～4回は緩慢な収縮となって射出が弱まり，終了する．また，射精を支配する交感神経路は，2重交差神経支配になっているため，一部の神経が損傷されても射精機能は温存されるようになっている．

射精は反射現象といわれている．しかし勃起と同様に，セロトニン，ドパミン，大脳皮質などにより促進的に，あるいは抑制的に調節されていると考えられている．したがって，このプロセスが作動するには心理的要因も大切になってくる．そして，オーガズムと，射精の満足感が大脳皮質に入り，快の体験として記憶されていく．

通常，射精は勃起に連続して，オーガズムを伴ってみられるが，勃起と射精は別の神経系の支配であるため，勃起があっても射精がみられないこともあるし，逆に勃起がないのに射精がみられることもある．

オーガズム（快感）は，後部尿道に精液が放出されたときに生じると考

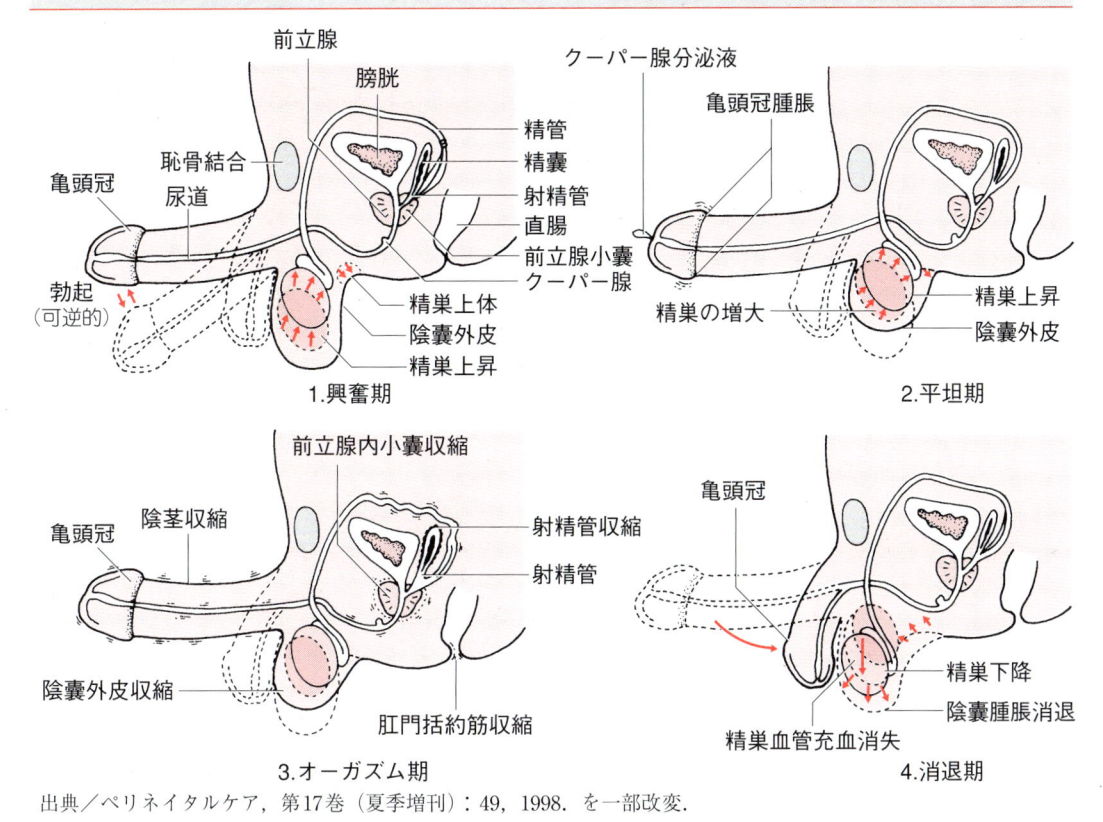

図1-5 ● 陰茎の性反応

1.興奮期
2.平坦期
3.オーガズム期
4.消退期

出典／ペリネイタルケア，第17巻（夏季増刊）：49，1998．を一部改変．

えられており，性的興奮に達した後にもとに戻ろうとする交感神経の反射であるといわれている．

(4) **性交におけるオーガズムの一致**

男性の射精感と女性のオーガズムが一致すると，性の過程をとおして一体化した実感が心理的安定をもたらす．

2）女性の性機能とその担い手（図1-6）

(1) **性的欲求とその担い手**

性的な欲求の担い手としては，男性と同様に大脳皮質，視床下部があげられる．大脳皮質に蓄えられている過去の性的な体験の記憶や文化的・社会的考えと，脳下垂体あるいは卵巣から放出される性ホルモン（テストステロン）によって，性的な空想をしたり，性的な欲求が生じる．

男性同様，性欲は思春期の頃より現れ，性行動へと駆り立てる欲求である．性欲の担い手としては，五感や記憶といった大脳皮質の働き，性ホルモンがある．女性の場合は，つつましくあるべきだなどといった文化的・社会的影響が，性欲に抑制的な影響を強く与えていることが考えられる．

2 性・生殖機能とその障害　201

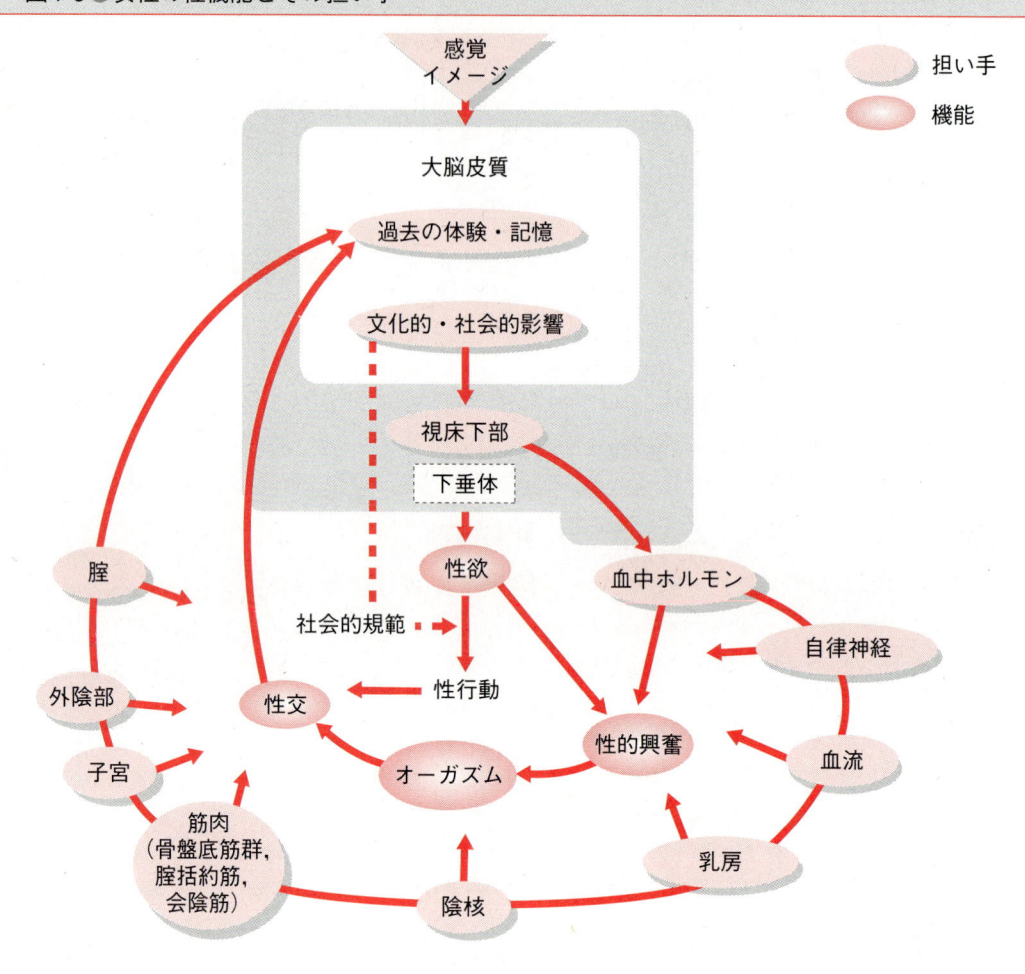

図1-6 ● 女性の性機能とその担い手

　性行動としては，異性への一般的な関心が特定の異性に向けられるようになる．また，その人との間に身体的な接触を図りたいという欲求へと発展するようになり，さらにペッティングといわれる性的な触れ合いを経て，性交へと進むようになる．

　女性は相手との関係性を重視する傾向があり，感情的に親密になり，会話を楽しむことから始まり，身体の接触に愛情を感じるようになり，さらに，性の営みによってそれを確かなものにしていく．また，その異性との間に心身ともに快適に過ごせる時間をもつことによって，女性の性欲は高まる．

　このように女性の性欲は，文化的・社会的な影響といった心理的な側面や，パートナーとの関係性のあり方に左右されることが多い．

(2) 性的興奮とその担い手（図1-7）

　性的興奮では，感覚やイメージから得られた性的な刺激によって，大脳

図1-7 ● 女性の性反応

1. 興奮期

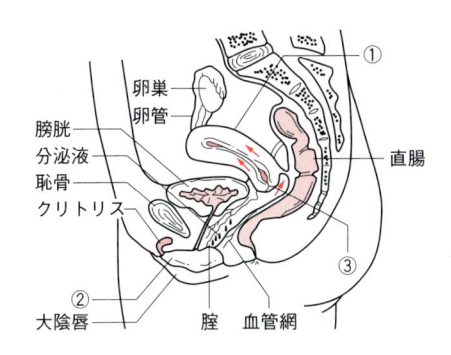

- 卵巣
- 卵管
- 膀胱
- 分泌液
- 恥骨
- クリトリス
- 大陰唇
- 腟　血管網
- 直腸
- ①
- ②
- ③

① 子宮が上昇する
② 小陰唇が厚みを増す
③ 腟が奥へ向かって広がる

2. 高原期

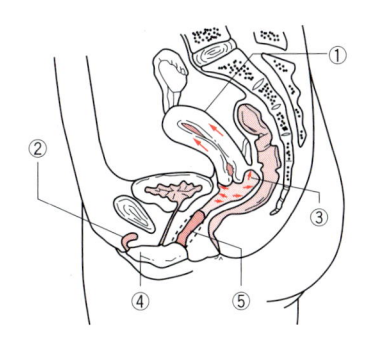

① 子宮が上昇する
② クリトリスは上に移動し、包皮の中に隠れてしまう
③ 腟は完全に広がる
④ 小陰唇の厚みがさらに増す
⑤ 腟のこの部分の充血が激しくなる

3. オーガズム期

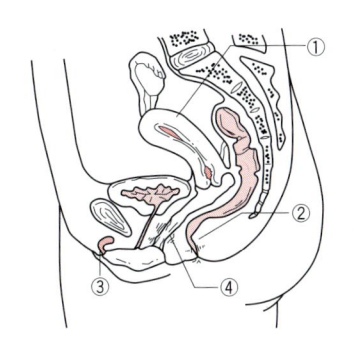

① 子宮が収縮する
② 肛門括約筋が収縮する
③ クリトリスは隠れている
④ 腟はこの部分が波打つように収縮する

4. 消退期

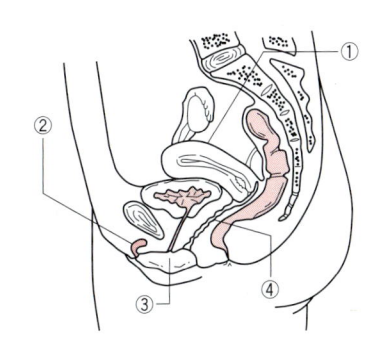

① 子宮は元の位置に戻る
② クリトリスは元の状態に戻る
③ 小陰唇の厚みが消える
④ 腟の大きさは元の状態に戻る

出典／吉沢豊予子編，鈴木幸子著：女性生涯看護学；リプロダクティブヘルスとジェンダーの視点から，真興交易医書出版部，2004，p.146.

皮質で主観的な快楽を感じる．それによって，自律神経をとおして骨盤神経が興奮し，腟壁から腟分泌物が分泌される．また，腟の奥の2/3が広がり，子宮が上昇し，クリトリスは充血して硬くなる．腟の下1/3に充血が起こり，厚くなるため腟の中は狭くなる．小陰唇は拡張し，赤みを増す．子宮はさらに上昇し，腟と子宮頸部の間に空間を形成する．これらの身体の変化によって，男性の陰茎が受け入れやすくなる．

2 性・生殖機能とその障害　203

女性の場合，性欲が心理的な側面やパートナーとの関係に左右されるのと同様に，性的興奮もこれらの影響を強く受ける．また，腟分泌物の分泌にはエストロゲンが必要であり，閉経といった加齢による身体的な変化を受けることが特徴である．

(3) オーガズムとその担い手

オーガズムは性的興奮の絶頂期であり，最も強烈な快楽を感じる．女性にとってオーガズムは，それ自体が性交や生殖機能に影響を及ぼすものではないが，性的な体験をよりよいものとしていく意味は大きい．

女性の陰核は男性の陰茎と発生が一緒であり，構造も非常によく似ている．そのため，陰核を刺激されることで性的な興奮を強く感じる．興奮によって張りつめられた骨盤底筋群のうち，特に腟壁の外1/3部分と会陰筋が，約0.8秒ごとに，強くリズミカルに収縮する．この収縮は3～10秒の間に3～15回続き，強い収縮から始まり，徐々に弱まる．それと同時に，子宮や直腸も収縮し，それまで骨盤内にたまっていた血液が全身へと押し戻される．このときに，脳で感じる快感がオーガズムである．

オーガズム終了後，約10秒でクリトリスは元に戻る．腟の弛緩は約15分後であり，子宮頸管は20～30分は開いている．

女性の場合，オーガズムにも文化的・社会的な影響は強く関与する．

3 性機能の障害

1）男性の性機能障害（表1-1）

性欲，勃起・性交，射精・オーガズムの障害があり，性欲が障害されると，その後に続く陰茎の勃起・性交，射精・オーガズムが現れない可能性がある．

早漏や遅漏には明確な定義はなく，本人とパートナーが，腟挿入から射精までの時間を短いと思えば早漏，長いと思えば遅漏である．早漏，遅漏は過去の性体験などの心理的要因によるほか，セロトニンの調整機構の障害によるものが明らかになり，両者の影響が考えられている．

2）女性の性機能障害（表1-1）

性欲，性的興奮，性交，オーガズムの障害がある．

性欲が障害されると，その後に続く性的興奮，オーガズムが障害され，性交痛が生じる可能性がある．

性交の障害にある性交痛とは，性交は不能ではないが，疼痛や不快感があり，性交が完遂できない状態である．

性交不能とは，様々な要因により性交がまったくできない状態をいう．

表1-1 ●男性・女性の性機能障害

男　性	性機能の障害		女　性
・性欲の減退や欠如 ・性欲亢進	性欲の障害		・性欲の減退や欠如（冷感症） ・性欲の亢進
・陰茎の膨張がない，もしくは性交に不十分 ・勃起までに時間がかかる ・性交が終了するまで，勃起した状態が持続できない ・勃起が持続し苦痛を感じる（持続勃起症）	勃起の障害	性的興奮の障害	・腟の分泌物の障害 ・腟の分泌物の不足 ・心理的な性的興奮の抑制 　（ターンオフメカニズム）
・陰茎を腟に挿入したとき，性交が終了するまで保てない	性交の障害		・性交困難 ・性交不能 ・性交痛 ・腟痙攣
・オーガズムの減退や欠如 ・射精痛	オーガズムの障害		・オーガズムの減退や欠如 ・不感症
・早漏（早すぎる射精） ・遅漏（遅すぎる射精） ・逆行性射精（精液が膀胱内に逆流する）	射精の障害		

　腟痙攣とは，陰茎，指，などを腟へ挿入しようとするとき，腟の外1/3の部分の筋層に反復性または持続性の不随意痙攣が起き，性交ができないことをいう．

　一般的に不感症とよばれているものは，性欲はあるが性的興奮やオーガズムが欠如している状態をいうが，専門用語としては存在しない．

4 性機能障害とその要因

1）男性の性欲障害の要因（図1-8）

　人間の場合には，異性と交わりたいという本能以外に，どのような刺激が性欲に影響を及ぼすかは，その人がどのような社会的・文化的背景で育ち，どのような過去の体験をもっているかによって大きく異なってくる．

① 大脳皮質の統合に影響する要因

　マンネリ化した性生活などによるパートナーの性的魅力の欠如や，それに対する不満，本人もしくはパートナーの身体的変化，結婚や妊娠への恐れや焦り，生活上のストレス，居住環境，性に関する否定的な教育，性についての誤った知識，幼少時の心的外傷，母子分離不安などの心理的要因が大脳皮質での統合に影響し，性欲の高まりを抑える．

② 視床下部の障害に影響する要因

　慢性腎不全や肥満は，視床下部—下垂体—性腺の調整に影響を与える．

③ 自律神経の障害に影響する要因

図1-8 ● 男性の性欲障害の要因

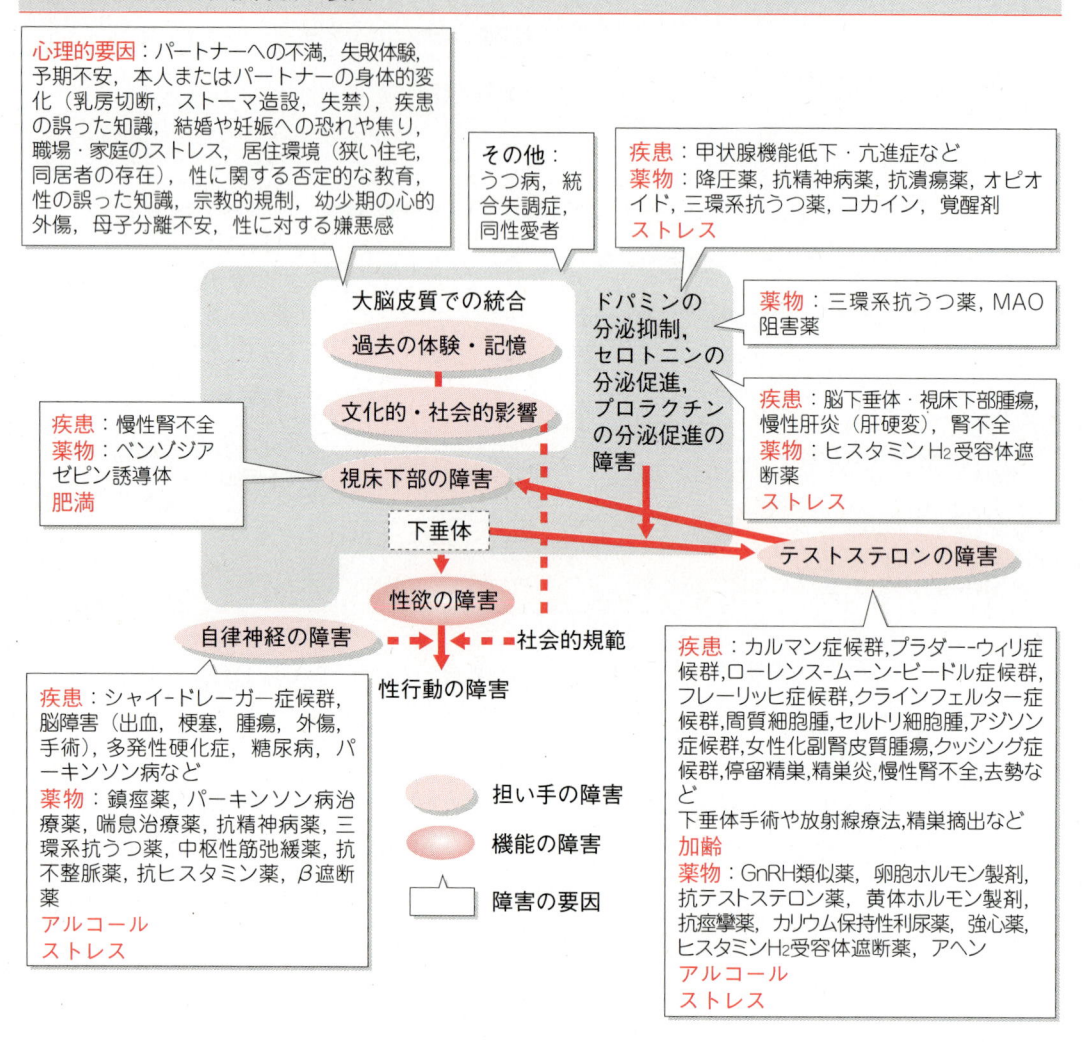

心理的要因：パートナーへの不満，失敗体験，予期不安，本人またはパートナーの身体的変化（乳房切断，ストーマ造設，失禁），疾患の誤った知識，結婚や妊娠への恐れや焦り，職場・家庭のストレス，居住環境（狭い住宅，同居者の存在），性に関する否定的な教育，性の誤った知識，宗教的規制，幼少期の心的外傷，母子分離不安，性に対する嫌悪感

その他：うつ病，統合失調症，同性愛者

疾患：甲状腺機能低下・亢進症など
薬物：降圧薬，抗精神病薬，抗潰瘍薬，オピオイド，三環系抗うつ薬，コカイン，覚醒剤
ストレス

薬物：三環系抗うつ薬，MAO阻害薬

疾患：脳下垂体・視床下部腫瘍，慢性肝炎（肝硬変），腎不全
薬物：ヒスタミンH_2受容体遮断薬
ストレス

疾患：慢性腎不全
薬物：ベンゾジアゼピン誘導体
肥満

大脳皮質での統合
- 過去の体験・記憶
- 文化的・社会的影響
- 視床下部の障害

下垂体 → 性欲の障害 → 性行動の障害
社会的規範

自律神経の障害

テストステロンの障害

疾患：シャイ-ドレーガー症候群，脳障害（出血，梗塞，腫瘍，外傷，手術），多発性硬化症，糖尿病，パーキンソン病など
薬物：鎮痙薬，パーキンソン病治療薬，喘息治療薬，抗精神病薬，三環系抗うつ薬，中枢性筋弛緩薬，抗不整脈薬，抗ヒスタミン薬，β遮断薬
アルコール
ストレス

- 担い手の障害
- 機能の障害
- 障害の要因

疾患：カルマン症候群，プラダー-ウィリ症候群，ローレンス-ムーン-ビードル症候群，フレーリッヒ症候群，クラインフェルター症候群，間質細胞腫，セルトリ細胞腫，アジソン症候群，女性化副腎皮質腫瘍，クッシング症候群，停留精巣，精巣炎，慢性腎不全，去勢など
下垂体手術や放射線療法，精巣摘出など
加齢
薬物：GnRH類似薬，卵胞ホルモン製剤，抗テストステロン薬，黄体ホルモン製剤，抗痙攣薬，カリウム保持性利尿薬，強心薬，ヒスタミンH_2受容体遮断薬，アヘン
アルコール
ストレス

疾患，薬物により起こり，アルコールの大量摂取や長期間の摂取は，中枢および末梢の神経を障害する．慢性ストレスは，交感神経優位になるため性欲が抑制される．

④　テストステロンの障害に影響する要因

疾患，薬物，アルコール，ストレス，加齢などがテストステロンの産生や合成を抑制し，低テストステロンになる．

⑤　ドパミン，セロトニン，プロラクチンの障害に影響する要因

担い手としては明らかになっていないが，障害の要因として考えられている．

プロラクチンの分泌は間接的にテストステロンの産生を抑制し，性欲低下をきたす．さらにドパミンがプロラクチンの分泌抑制を行い，セロトニ

ンがプロラクチンの分泌を亢進する．したがって，ドパミンの分泌を抑制する薬物や，セロトニンの分泌を促す薬物を使用することで血中のプロラクチンが上昇し，性欲障害を示す．

⑥ その他

うつ病や統合失調症，同性愛者も性欲障害を示す．

2）勃起障害の要因（図1-9）

基本的に性欲障害によって勃起障害が生じる．しかし，性欲がなくても神経への直接刺激などで勃起を生じる可能性があるため，性欲障害を必ず伴うとはかぎらない．ほかに自律神経の障害，血流，陰茎の要因などが考えられる．

勃起障害があれば女性の腟に挿入できないため性交が不可能になり，性交障害が生じる．また勃起しないことで男性性がゆるがされたり，パートナーに知られることへの恐れや羞恥心などから，パートナーへの接触，コミュニケーションを避けるなど，性行動の障害も生じる．

図1-9 ●勃起障害・性交障害の要因

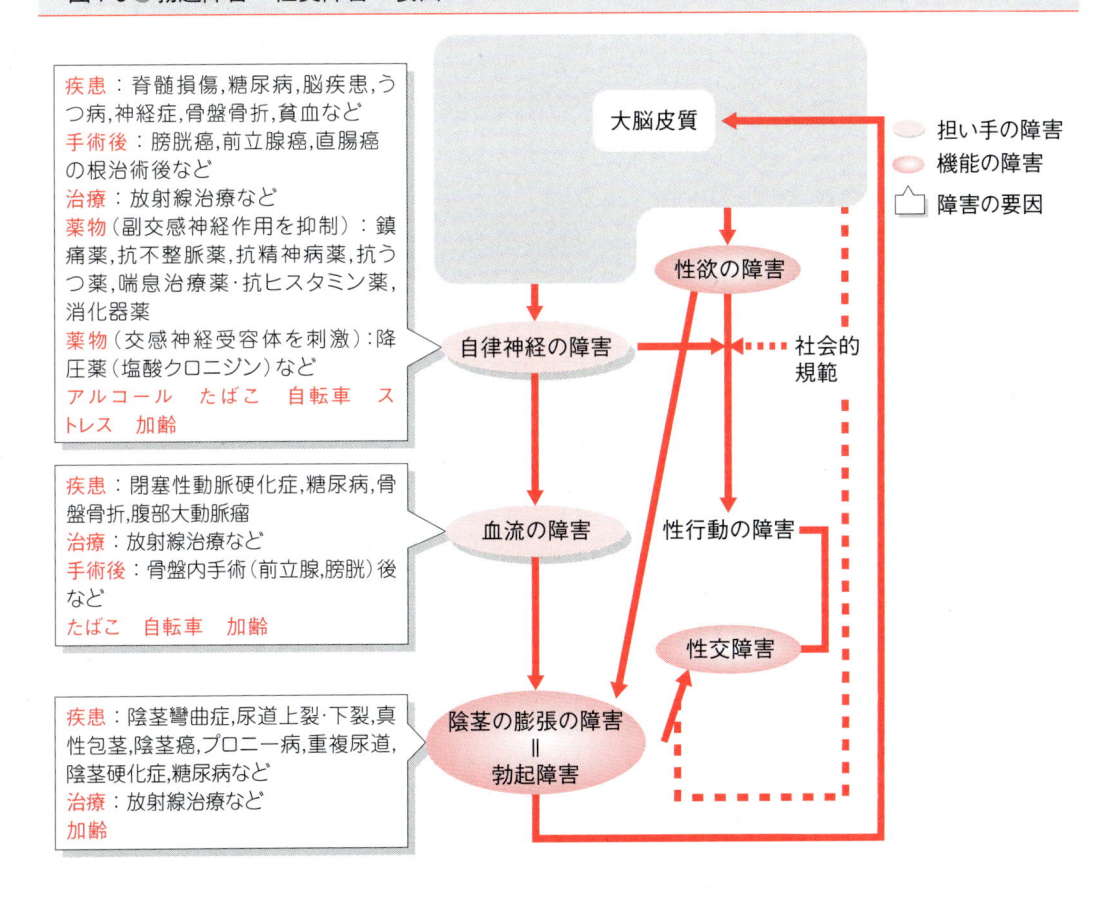

自律神経の障害の要因
- 疾患：脊髄損傷，糖尿病，脳疾患，うつ病，神経症，骨盤骨折，貧血など
- 手術後：膀胱癌，前立腺癌，直腸癌の根治術後など
- 治療：放射線治療など
- 薬物（副交感神経作用を抑制）：鎮痛薬，抗不整脈薬，抗精神病薬，抗うつ薬，喘息治療薬・抗ヒスタミン薬，消化器薬
- 薬物（交感神経受容体を刺激）：降圧薬（塩酸クロニジン）など
- アルコール　たばこ　自転車　ストレス　加齢

血流の障害の要因
- 疾患：閉塞性動脈硬化症，糖尿病，骨盤骨折，腹部大動脈瘤
- 治療：放射線治療など
- 手術後：骨盤内手術（前立腺，膀胱）後など
- たばこ　自転車　加齢

陰茎の膨張の障害＝勃起障害の要因
- 疾患：陰茎彎曲症，尿道上裂・下裂，真性包茎，陰茎癌，プロニー病，重複尿道，陰茎硬化症，糖尿病など
- 治療：放射線治療など
- 加齢

凡例：担い手の障害／機能の障害／障害の要因

経路：大脳皮質 → 自律神経の障害／性欲の障害 → 血流の障害 → 陰茎の膨張の障害＝勃起障害 → 性交障害／性行動の障害／社会的規範

① 自律神経の障害に影響する要因

性欲障害に影響している要因に加え，疾患では，脊髄損傷，糖尿病，うつ病，神経症などがある．うつ病は，副交感神経が傷害され，神経症は交感神経が優位になるため勃起障害になると考えられている．手術では，膀胱癌，前立腺癌，直腸癌などの根治術後などがあり，原因は不明だが，経尿道的手術でも障害されるといわれている．そのほかに，アルコールによる神経の抑制，ストレスによる交感神経の優位による海綿体や平滑筋の緊張，自転車のサドルも原因といわれている．

② 血流の障害に影響する要因

閉塞性動脈硬化症，糖尿病，骨盤骨折，腹部大動脈瘤があり，手術には骨盤内手術（前立腺，膀胱）後などがある．ほかに，放射線治療，たばこなどが要因となる．また，加齢は流入動脈の血流の低下，静脈閉鎖機構の低下をきたす．自転車は陰茎の動脈に影響すると考えられている．

③ 陰茎の膨張・勃起の障害に影響する要因

陰茎彎曲症，尿道上裂・下裂，真性包茎，陰茎癌，加齢などがある．

3）射精障害，オーガズム障害の要因（図1-10）

射精は神経の反射現象であるため，性欲がなくても可能である．しかし，上位の中枢で抑制的あるいは促進的にコントロールされているため，中枢の働きに影響される．したがって，性欲障害により射精障害が引き起こされることもある．中枢のメカニズムは性欲障害，勃起障害と同様であるが，性欲障害の心理的要因に加え，マスターベーションのときに強い刺激での射精を経験していると，腟内への挿入では満足できず，障害となることもある．

① 自律神経の障害に影響する要因

疾患，手術後の要因は，勃起障害に影響する要因と同様である．腹部大動脈瘤は，射精中枢と同じ位置にあるため影響されると考えられている．薬物には，高血圧薬，抗精神病薬などがある．

② 陰部神経の障害に影響する要因

直腸癌，前立腺癌，膀胱癌の根治術などがある．

③ 精巣上体尾部・精管の障害に影響する要因

性感染症（STD）による炎症，射精管閉塞症（腫瘍），両側停留精巣などの疾患がある．

④ 後部尿道の障害に影響する要因

後部尿道周囲（尿道・前立腺）の炎症などが要因となる．

⑤ 尿道の障害に影響する要因

陰茎彎曲，真性包茎などの疾患がある．

図1-10 ●射精障害・オーガズム障害の要因

○ 担い手の障害
○ 機能の障害
□ 障害の要因

大脳皮質

疾患：脊髄損傷，糖尿病，腹部大動脈瘤など
手術後：膀胱癌，前立腺癌，直腸癌の根治術後など
薬物：高血圧薬，β遮断薬，抗精神病薬，抗うつ薬など
アルコール　コカイン

手術後：直腸癌，前立腺癌，膀胱癌の根治術後など

疾患：糖尿病，尿道炎，前立腺炎，後部尿道周囲の炎症，尿道上裂・下裂，前立腺肥大，骨髄障害，精神疾患など
手術後：前立腺切除後など
薬物：抗うつ薬（SSRI）など

性欲の障害
自律神経の障害
陰部神経の障害
会陰筋の障害
陰茎への刺激不足
不適切なマスターベーション
精巣上体尾部・精管の障害
後部尿道の障害
尿道の障害
内尿道口の障害（閉塞）
オーガズムの障害
体外への射出の障害

疾患：プロニー病，真性包茎など

疾患：STDによる炎症，射精管閉塞症（腫瘍），両側停留精巣など
疾患：後部尿道周囲の炎症
疾患：糖尿病，脊髄損傷などによる神経損傷
手術後：直腸癌，前立腺癌，膀胱癌の根治術後の神経損傷，前立腺肥大症などによる経尿道的手術後の筋組織の損傷

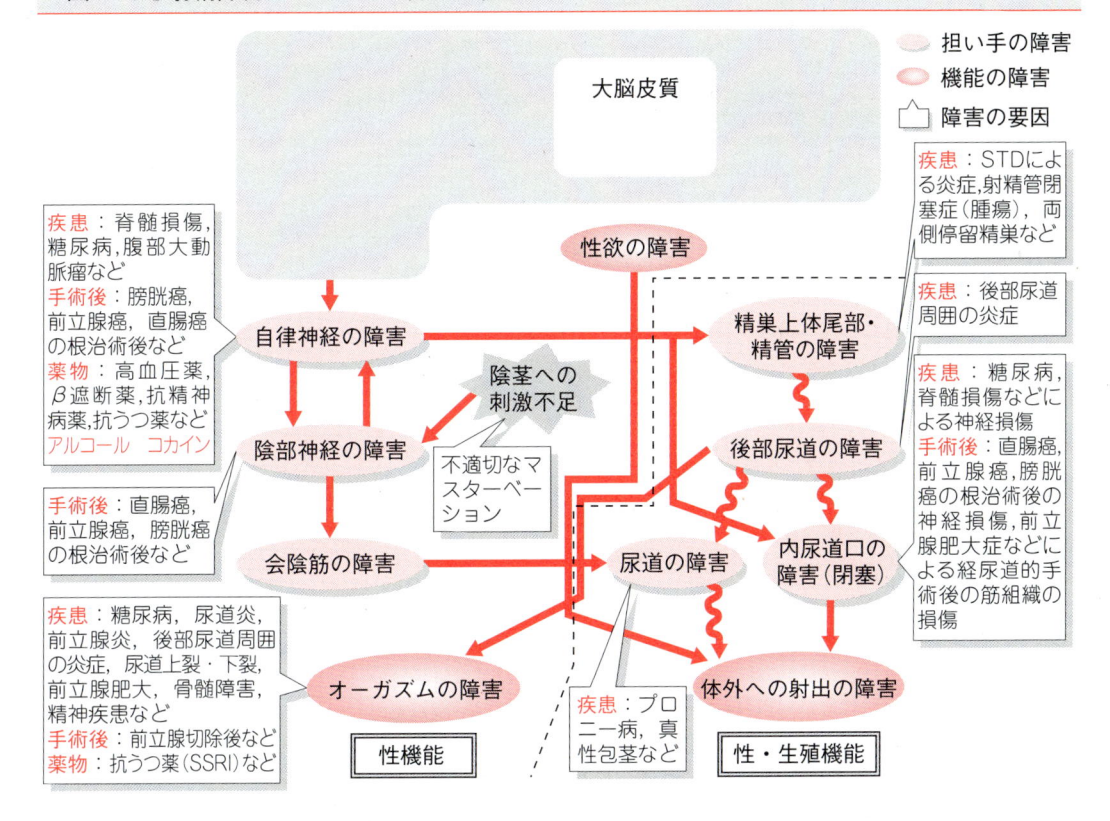

性機能
性・生殖機能

⑥ 内尿道口の障害に影響する要因

糖尿病や脊髄損傷，手術後などの自律神経の障害や経尿道的手術後などにより筋組織が損傷されて閉鎖不全となり，逆行性射精を引き起こす．

⑦ その他の要因

陰茎への刺激不足，マスターベーションのときに陰茎を畳や絨毯にこすりつけたり，手の握力が強すぎたり，早い刺激で射精することが，遅漏の原因の一つになることもある．

オーガズム障害のメカニズムには，快感の消失と射精時痛があげられる．快感の消失には，糖尿病，尿道の炎症，前立腺切除術後，精神的疾患，抗うつ剤（SSRI）が影響する．また，興奮時に意識的に集中をやめ，意識をそらすことで生じると考えられている．射精時痛には，後部尿道の炎症，尿道口の異常，飲酒などが影響する．しかし，オーガズム障害のメカニズムは不明であり，解明されていない．

4）女性の性欲障害の要因 (図1-11)

(1) 性欲障害の要因

性欲障害には，性的欲求の低下と性に対する嫌悪がある．

2 性・生殖機能とその障害

図1-11 ● 女性の性機能障害の要因と性状

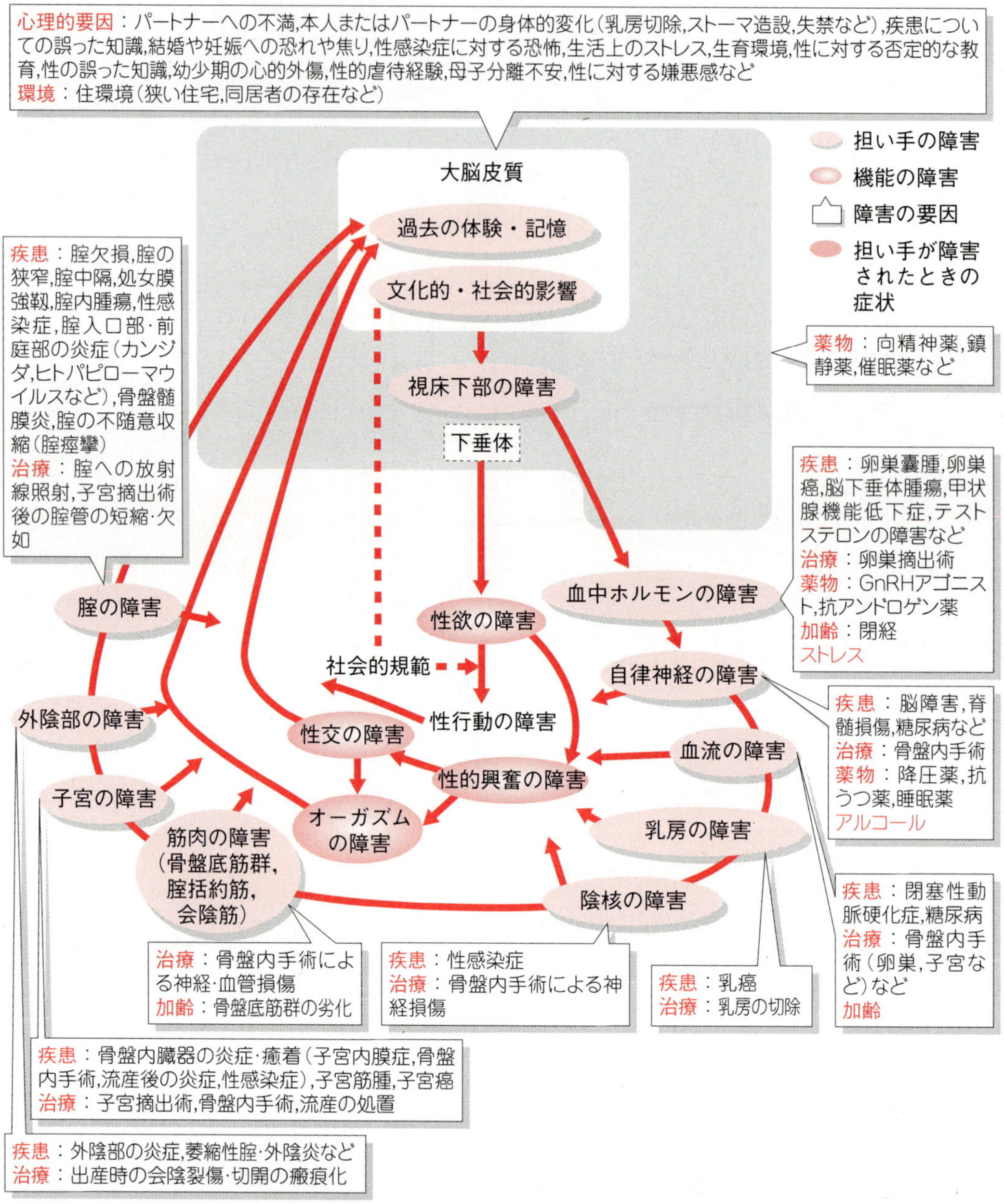

心理的要因：パートナーへの不満，本人またはパートナーの身体的変化（乳房切除，ストーマ造設，失禁など），疾患についての誤った知識，結婚や妊娠への恐れや焦り，性感染症に対する恐怖，生活上のストレス，生育環境，性に対する否定的な教育，性の誤った知識，幼少期の心的外傷，性的虐待経験，母子分離不安，性に対する嫌悪感など
環境：住環境（狭い住宅，同居者の存在など）

凡例：
- 担い手の障害
- 機能の障害
- 障害の要因
- 担い手が障害されたときの症状

大脳皮質
- 過去の体験・記憶
- 文化的・社会的影響

視床下部の障害
下垂体

疾患：腟欠損，腟の狭窄，腟中隔，処女膜強靱，腟内腫瘍，性感染症，腟入口部・前庭部の炎症（カンジダ，ヒトパピローマウイルスなど），骨盤髄膜炎，腟の不随意収縮（腟痙攣）
治療：腟への放射線照射，子宮摘出術後の腟管の短縮・欠如

薬物：向精神薬，鎮静薬，催眠薬など

疾患：卵巣嚢腫，卵巣癌，脳下垂体腫瘍，甲状腺機能低下症，テストステロンの障害など
治療：卵巣摘出術
薬物：GnRHアゴニスト，抗アンドロゲン薬
加齢：閉経
ストレス

腟の障害
外陰部の障害
子宮の障害
筋肉の障害（骨盤底筋群，腟括約筋，会陰筋）
性欲の障害
社会的規範
性交の障害
性行動の障害
性的興奮の障害
オーガズムの障害
血中ホルモンの障害
自律神経の障害
血流の障害
乳房の障害
陰核の障害

疾患：脳障害，脊髄損傷，糖尿病など
治療：骨盤内手術
薬物：降圧薬，抗うつ薬，睡眠薬
アルコール

治療：骨盤内手術による神経・血管損傷
加齢：骨盤底筋群の劣化

疾患：性感染症
治療：骨盤内手術による神経損傷

疾患：乳癌
治療：乳房の切除

疾患：閉塞性動脈硬化症，糖尿病
治療：骨盤内手術（卵巣，子宮など）など
加齢

疾患：骨盤内臓器の炎症・癒着（子宮内膜症，骨盤内手術，流産後の炎症，性感染症），子宮筋腫，子宮癌
治療：子宮摘出術，骨盤内手術，流産の処置

疾患：外陰部の炎症，萎縮性腟・外陰炎など
治療：出産時の会陰裂傷・切開の瘢痕化

　性的欲求の低下とは，性的活動の欲求や，性的な空想をすることがほとんどないことをいう．また，性に対する嫌悪とは，パートナーとの性器以外での接触はできても，性器による接触を嫌悪するものを指す．
　女性は，性に対して楽しむことをよしとしない文化的・社会的背景のなかで育ち，過去の経験などが，大脳皮質の中で記憶・統合され，性に対する考え方が形成されている．そのため，男性より性欲障害を生じやすいが，

一般的に女性が性欲をもつことを認めないような社会では，性欲が低下しても問題としてとらえる意識が低い．

女性の性欲障害の要因には，男性同様に，①大脳皮質の統合に影響する要因，②視床下部の神経に影響する要因，③自律神経の障害に影響する要因，④テストステロンの障害，⑤ドパミン，セロトニン，プロラクチンの障害に影響する要因があるほかに，性感染症に対する恐怖，苦痛な性交体験，人工中絶や流産などの経験，つらい出産体験，婦人科での不快な体験などの心理的要因が影響する．

また，卵巣，子宮，腟，外陰部の障害や，加齢によるプロポーションの崩れ，乳房の切除などのボディイメージの変化が生じると，女性としてのアイデンティティだけでなく，女性性の喪失へと向かい，性欲障害をきたす．

(2) 性的興奮障害の要因

性的興奮障害とは，性欲があるにもかかわらず，適切な刺激を受けて，腟の潤滑・膨張を伴う性的興奮反応を起こしても，性行為を完了するまでそれを維持できないことである．

女性の場合，心理的に快感を得たいという気持ちを抑制してしまうことで，性的な身体反応をも障害することが大きな問題になりやすい．そのため，腟分泌物の存在だけでなく，心を開放して性的な快楽を楽しめているかどうかをアセスメントすることは重要である．

① 心理的要因

性欲障害とほぼ同じで，社会的影響から，性に対する否定的な考え，快楽を感じることへの罪悪感などがある．そのことによって無意識に性的興奮を抑制したり，性行動の途中でいつも，仕事のことなど同じことを考え始め，集中できなくなるといったことがある．

② 血中ホルモンの障害に影響する要因

疾患では，卵巣癌，脳下垂体腫瘍，甲状腺機能低下症などがある．

治療では，卵巣摘出術，薬剤ではGnRHアゴニスト薬，抗アンドロゲン薬などがある．

そのほか，加齢によって卵巣機能が低下したためのエストロゲンの分泌低下がある．

③ 自律神経の障害に影響する要因

疾患では，男性と同様に，脳障害，脊髄損傷，糖尿病などがある．

治療では，骨盤内手術（卵巣，子宮）や，腟内への放射線照射によって神経が障害される．また，薬物では，降圧薬や抗うつ薬，睡眠薬などがあり，アルコールも要因となる．

④ 骨盤内の血流障害に影響する要因

疾患では，男性同様に，閉塞性動脈硬化症，糖尿病などがある．

治療では，骨盤内手術（卵巣，子宮）や，腟内への放射線照射によって血流障害が生じ，腟分泌物の低下が起きる．

⑤ 乳房の障害に影響する要因

疾患では乳癌，治療では乳房の切除があげられる．

これら女性性の喪失に直接つながる身体の障害は心理的要因にも強くかかわる．

⑥ 陰核の障害に影響する要因

陰核につながる神経や血流の障害では③，④の要因がある．そのほか，疾患による要因として性感染症があげられる．

⑦ その他

加齢によりエストロゲンの分泌が減少すると，腟分泌物の低下につながる．

(3) オーガズム障害の要因

オーガズム障害とは，正常な性的興奮があるにもかかわらず，オーガズムが遅延する，あるいはないことである．女性の場合，オーガズムを感じるか否かは，年齢，性交の経験，その場での性的刺激の適切さと関係があり，障害そのものを判断することは難しい．

多くは心理的要因が関与しており，性欲障害，性的興奮障害の要因と共通する．そのほかに，オーガズムのときに身体反応として起こる骨盤底筋群（会陰・腟括約筋）の収縮の障害が要因として加わる．骨盤底筋群の障害の要因には，神経や血流の障害のほか，加齢による骨盤底筋群の劣化がある．

わが国のように，性に対して「いやらしい」というイメージがあり，女性が性に対して開放的になることをよしとしない社会では，無意識のうちに快楽を抑制し，オーガズムが得られにくくなる．また，陰茎を挿入して腟の中を刺激しなければオーガズムが得られないといった誤った知識も広く普及している．これは，陰茎を挿入されることで初めて女性が快楽を得られるという，男性優位の社会の考え方を反映している．しかし，腟には神経がほとんどなく，解剖学的には，腟内で受けた刺激によってオーガズムが生じるメカニズムは解明されていない．そのため，女性が適切な性的刺激を受けられず，オーガズムを感じられないこともある．

(4) 性交障害の要因

性交障害には，何らかの要因で腟への陰茎の挿入が不可能なものと，陰茎の腟内への挿入はできるが性交を続けることが困難なものとがある．

腟への陰茎の挿入が不可能なものの代表的な例では，腟欠損などの腟の形成障害や，腟痙攣のように腟の外1/3の部分の筋層に反復性または持続

性の不随意性攣縮が起こり，性交を障害するものがある．一方，腟への陰茎の挿入はできるが性交を継続することを困難とするものには，性交痛があげられる．

① 子宮（内生殖器）の障害に影響する要因

疾患では，骨盤内臓器の炎症・癒着（子宮内膜症，骨盤内手術など），子宮筋腫，子宮癌などがある．

治療では，子宮摘出術，骨盤内手術，流産の処置などがある．

② 腟の障害に影響する要因

疾患では，腟欠損，腟の狭窄，処女膜強靱，腟内腫瘍，性感染症，腟痙攣などがある．

治療では腟内への放射線照射，子宮摘出術後の腟管の短縮・欠如などがある．

③ 外陰部の障害に影響する要因

疾患では，性感染症などの炎症，萎縮性腟外陰炎がある．

治療では，出産時の会陰裂傷や切開の縫合の瘢痕化がある．

④ 心理的要因

性欲障害，性的興奮障害，オーガズム障害と同じく，心理的要因の影響は大きい．特に，「腟は月経血が通るところで，陰茎が入るようなところではない」といった誤った知識からくる不安がある．また，性交痛や腟痙攣といった苦痛な性的体験から，性交に対する精神的反射現象によって身体的な性反応が抑制され，性交痛などが増強するともいわれている．

5 性機能障害がもたらす生活への影響（図1-12）

性機能障害を生じたことで，怒りや，パートナーに知られることへの不安，羞恥心などが生じ，パートナーとの接触を避け，性交の成立が困難あるいは不可能になる．それによりパートナーとの間での性の不満が生じたり，良好な人間関係の持続ができなくなると，性機能のもつ様々な働きの多くが達成されなくなる．また，パートナー以外なら可能ではないかと考えて社会規範を超えた行動をすることで問題が生じたり，パートナーとの関係に深い溝が生じるなど，多くの問題が発生する．

また，障害は，性行為への自信喪失をもたらすだけでなく，自尊心の低下へと結びついている場合もある．その結果，生活への意欲が低下し，生き方そのものに自信を失うといったことも生じる．これらが悪循環しながら進むことも多い．

この障害は，長い付き合いのパートナーであれば，お互いの存在の重要性を認め，様々なコミュニケーション法をもっているため，パートナーとの関係性にまで波及することは少ないかもしれない．しかし，青年の場合

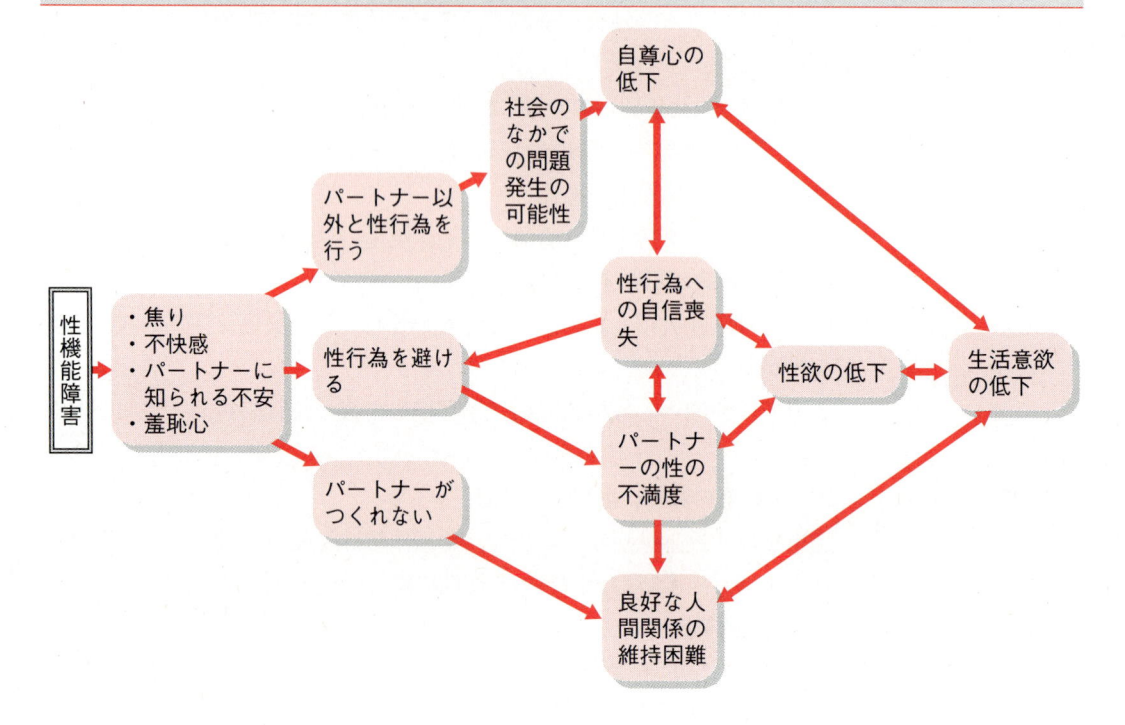

図1-12 ● 性機能障害の生活への影響

には，これからパートナーとの関係を築いていく世代であるため，その関係性に深刻な影響を及ぼすことにもなる．壮年期では女性のエストロゲンの低下により性欲が減退していくため，パートナー間でのズレを生じる可能性がある．

B 生殖機能とその障害

1 生殖の過程 (図1-13)

　生殖とは，生物が自分と同じ種類の生物をつくり出すことをいい，妊娠の成立が前提となる．妊娠の成立には，成熟した卵胞の形成，排卵，成熟した精子の形成，腟内への精子の排出，受精というように，メス（雌）の身体内部，オス（雄）の身体内部，そして両性の結びつきのなかで展開される5つの過程と，受精卵が子宮の内膜に着床することが必要となる．したがって，この過程のどこかに障害が生じると，次世代をつくり出すという目的は達成できないことになる．

　生殖機能は，オス，メスという2つの分極した性のそれぞれが生殖細胞（性遺伝子）をつくり，性の営みの過程（有性生殖）をとおして新しい生命を誕生させ，さらにその生命が新たな世代へと継続されていくという役

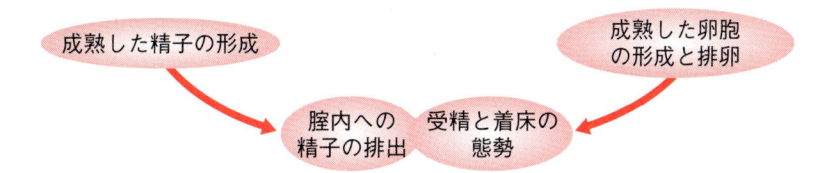

図1-13 ● 生殖の過程

成熟した精子の形成 → 腔内への精子の排出　受精と着床の態勢 ← 成熟した卵胞の形成と排卵

割をもっている．

　したがって，少しでも安全に新たな生命の誕生を迎えるために，オスは，健康な生殖細胞（精子）をできるだけ小さく，そして多く産生し，メスは，健康な生殖細胞（卵子）をできるだけ少なく，そして大きく産生している．オスあるいはメスの体内でなされるこの営みは，意思的になされるものではない．この生殖機能は成熟過程と密接に結びついており，第2次性徴を機に現れる．

2 生殖機能とその担い手

1）男性の生殖機能

　男性の生殖機能は，成熟した精子が形成されること，腔内への精子の排出がなされることである．

(1) 成熟した精子の形成とその担い手（図1-14）

　成熟した精子の形成は，染色体異常がない男性が思春期に達した時期以降に精巣（睾丸）で行われ，血液・精巣関門によって，自己免疫から守られている．

　精子の形成にかかわるのは，視床下部からの性腺刺激ホルモン放出ホルモンと，下垂体から分泌される卵胞刺激ホルモンと黄体形成ホルモンである．卵胞刺激ホルモンは精細管にある精細胞で，精子のもととなる精祖細胞の分裂と発育を進め，精子形成を促す．また黄体形成ホルモンはテストステロンの分泌を調整し，成熟した精子の造成を維持している．

　精巣は1対の卵形をしており，陰嚢内に吊り下げられた状態にある．精巣が陰嚢内に吊り下げられ，人間のほかの器官に比べて外気に近い位置にあるのは，成熟した精子をつくり出すには，体温より3℃程度低い環境が必要だからである．

　精細管でつくられた精子は，精巣上体へと移動する．精巣上体の精子は，まだまだ未成熟状態であり，その後，精子は精巣上体管の頭部から尾部に運ばれる間に成熟した精子となり，精巣上体尾部に一時的に貯蔵される．成熟した精子の条件は，運動性と妊孕力を備えていることである．精祖細

図1-14 ● 成熟した精子の形成と，腟内への精子の排出のプロセスおよびその担い手

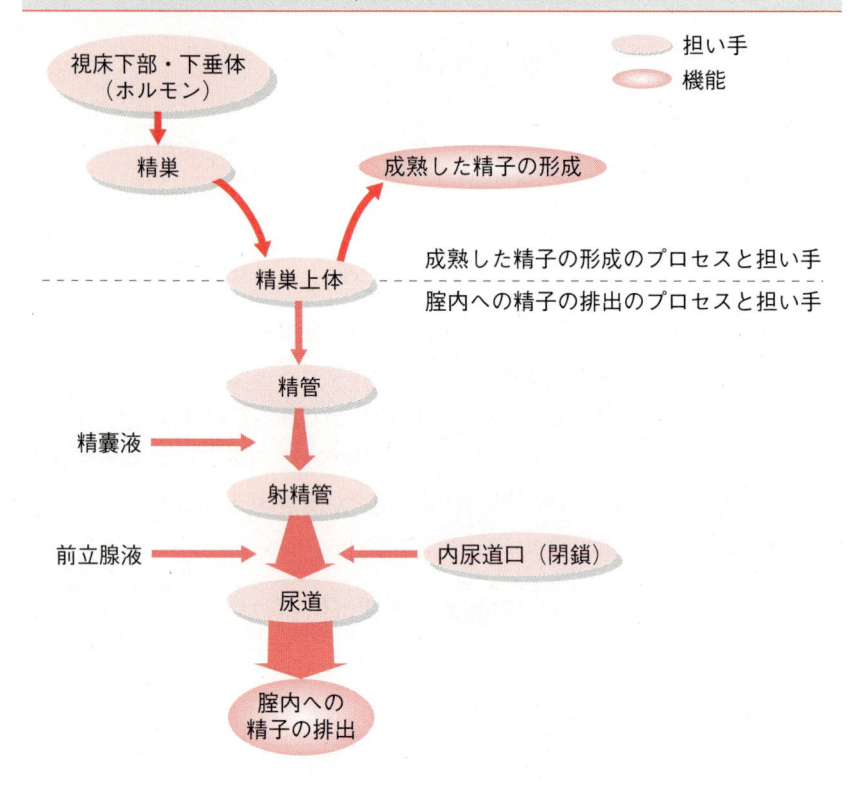

胞が分裂を繰り返して精子になるまでには74日間を要し，精子が精巣上体から精巣上体管を移動する期間，つまり未成熟の精子が成熟するまでには，約20日間を要する．

精子の妊孕力は，精液中の成熟した精子の量，運動性に関係している．

精液は，精子，精嚢液，前立腺液で成り立っており，肉眼的所見は乳白色であり，1回の射精によって排出される量は2～4 mlで，1 ml中に5000万から1億個の精子が含まれている．1 ml当たりの精子数が2000万個に満たない場合には，妊娠は望めないといわれている．

精子は，精嚢，前立腺，尿道球腺から分泌される栄養をもらい，運動性を高める．

(2) 腟内への精子の排出とその担い手

精子は精巣上体管の収縮によって精巣上体尾部に運ばれ，蓄えられている．性的刺激が精巣上体尾部，精管に伝わり，精嚢液とともに射精管から排出され，前立腺液と混ざり，精液となる．

精液の膀胱への逆流を防ぐため内尿道口が閉塞され，尿道から腟内へ排出される．

2）女性の生殖機能

　女性の生殖機能が正常に発揮されるには，成熟した卵胞が形成され，排卵されることと，精子と出会い，子宮に移動した受精卵が，着床できる態勢を準備できなければならない．

　月経は，女性の心身の状態や環境に大きく左右されるため，周期に変動があるのはまれなことではない．

　以下，女性の生殖機能について概略を述べる．詳しくは本巻『母性看護学』あるいは本巻『成人看護学⑩／女性生殖器』を参照されたい．

(1) 成熟した卵胞の形成と排出の担い手（図1-15）

　卵胞の形成は卵巣で行われる．この卵巣は左右1対で，子宮の両側の位置にある．

　女性が一生の間に供給できる卵子の数はおおよそ決まっており，これはすでに卵胞として卵巣内に存在している．この卵胞が思春期を迎える頃になると生殖機能をもつ卵子となる．

　卵巣内に1層の卵細胞上皮細胞に包まれた原始卵胞がある．視床下部から性腺刺激ホルモンが下垂体に分泌され，下垂体から卵胞刺激ホルモンが分泌されることによって，卵巣から卵胞ホルモン（エストロゲン）が分泌される．卵胞刺激ホルモンは，数個の原始卵胞を発育させ，その中の1つの卵胞のみが成熟した卵胞（グラーフ卵胞）になる．血中のエストロゲンが増加すると，それが下垂体へポジティブフィードバックされ，黄体化ホルモンが放出される．黄体形成ホルモンの働きにより，グラーフ卵胞が破れ，卵子が卵巣から腹腔内に放出され，排卵が起こる．排卵後に残った黄体細胞は，黄体ホルモン（プロゲステロン）を分泌し，子宮内膜の増殖を

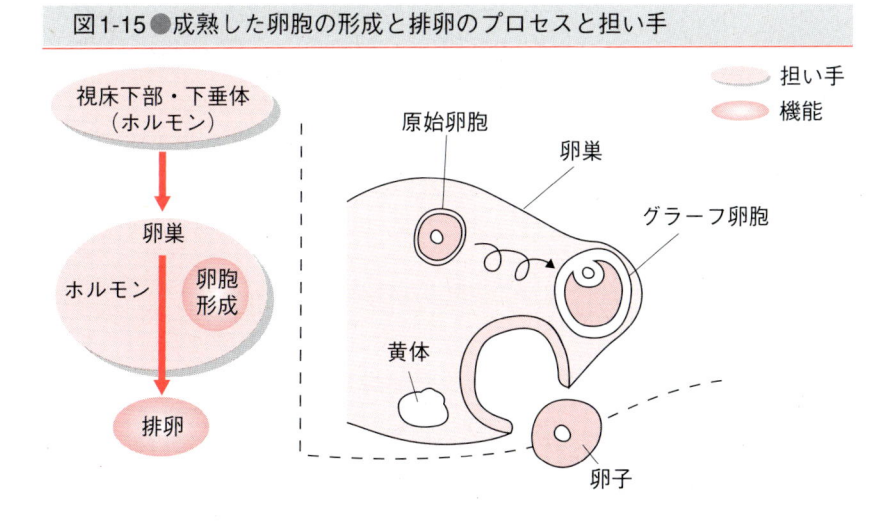

図1-15 ● 成熟した卵胞の形成と排卵のプロセスと担い手

図1-16 ●受精と着床の態勢のプロセスと担い手

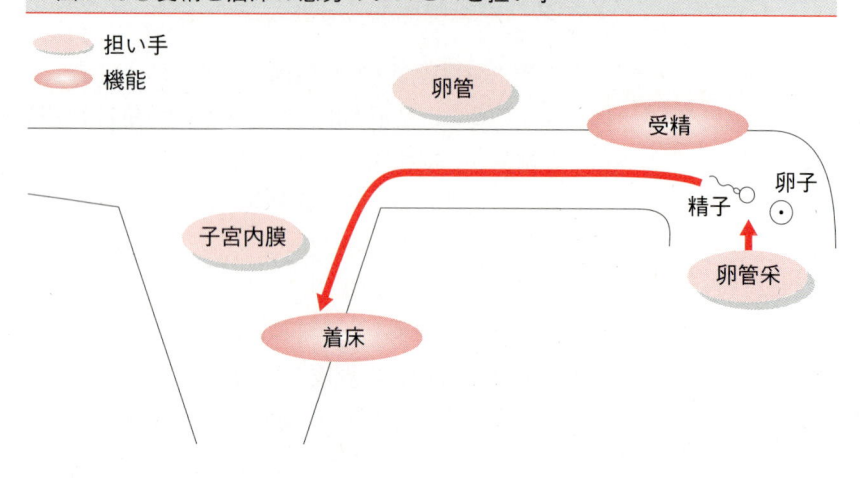

促す．

(2) 受精と着床の態勢の担い手（図1-16）

　腹腔に排卵された成熟した卵子は，卵管采により卵管内に吸い込まれる．卵管は卵子を卵巣から子宮へと運ぶ機能をもつ1対の管である．卵管の一端は卵巣の近くで腹腔に開口し，卵管采があり，他端は子宮内に開口する．卵子は排卵から24時間しか受精能力をもたず，この間に卵管膨大部で精子と出会った場合にのみ受精が成立する．受精した卵子は，主に卵管筋層の収縮によって子宮へと運ばれることになる．

　受精卵はその後，分割を続けながら，受精後4～5日目に子宮腔内へ到達し，着床する．これによって妊娠が成立する．

　一方，受精しなかった卵子は，排卵後14日前後に黄体が退行する時点で，子宮粘膜の一部や，そこから流れ出る血液と一緒に体外へ排出される．これが月経である．

　グラーフ卵胞と同時に成長を開始した5～12個のほかの卵胞は退縮する．また，排卵を終えた卵胞は黄体形成を行い，妊娠すれば妊娠黄体となり，妊娠しないときは機能を失い，白体となる．

　一般に女性に生殖機能があるのは約40年間であり，この間に排出される卵子は400～500個にすぎない．また，排出された卵子が受精しない場合には，最終的には小さくなり，結合組織化することになる．

3 生殖機能の障害（表1-2）

1）男性の生殖機能障害

　成熟した精子の形成障害と，腟内への精子の排出障害がある．

表1-2 ● 男性・女性の生殖機能障害

男　性	生殖機能障害		女　性
・無精子症：精子がまったくない場合 ・乏精子症：精子濃度が2000万/ml以下 ・精子無力症：精子の運動率が40％以下	成熟した精子の形成障害	成熟した卵胞形成，排卵の障害	・卵胞発育障害 ・成熟卵胞はあるが，排卵しない
・精巣上体の閉塞 ・精管の閉塞 ・射精管の閉塞 ・逆行性射精 ・尿道の障害	腟内への精子の排出障害	受精と着床の態勢の障害	・排卵はあるが，卵管采で卵子を捕捉できない ・卵管の狭窄および閉塞により，卵子と精子が出会わない ・子宮内膜が十分に増殖せず，着床できない

2）女性の生殖機能障害

成熟した卵胞形成と排卵の障害，受精と着床の態勢の障害がある．詳細は「不妊」の項（p.251）を参照されたい．

4 生殖機能障害の要因

1）男性の場合

ほとんどは，原因が不明である．原因がわかっているなかでは多くが成熟した精子形成の障害といわれている．

(1) 成熟した精子形成の障害の要因（図1-17）

① ホルモンの障害に影響する要因

頭蓋咽頭腫，下垂体腫瘍などの疾患，放射線治療がある．また，アルコールを多量に飲むことで血中のプロラクチンが上昇し，男性ホルモンの産生を抑制するために生じる．

② 精巣の障害に影響する因子

疾患としては，染色体異常のクラインフェルター症候群，精索静脈瘤では静脈血が陰嚢内にうっ滞するため精巣の低酸素，陰嚢内の温度の上昇とそれに伴う精巣温度の上昇などが原因と考えられている．耳下腺炎性精巣炎では，精細管が萎縮し停留精巣は温度の上昇により影響を受ける．また，精祖組織の障害，精路の損傷により，血液－精巣関門が破綻すると抗精子抗体ができる．

薬物では，抗癌薬により生じる．また，放射線照射量が0.08Gy（グレイ）程度で障害が生じ，5Gyを超えると回復困難となる．様々な重金属も影響しているといわれている．

③ その他

疾患としては，精路である前立腺や精嚢の炎症は精子の運動率を下げ，肝硬変や慢性腎不全，糖尿病も影響を与える．ダイオキシンも原因の一つ

と考えられているが，まだ明確にはなっていない．

(2) 腟内へ精子を排出する障害の要因（図1-17）

排出路の欠如，閉塞は両側路で生じることで不妊になる．炎症では，クラミジア，トラコマティス，淋菌が多い．

① 精巣上体の障害に影響する因子

先天的欠損，精巣上体炎，腫瘍による閉塞などがある．

② 精管の障害に影響する要因

先天的欠損，精管炎，鼠径ヘルニアの手術後閉塞などがある．

③ 射精管の障害に影響する要因

炎症などによる閉塞がある．

④ 尿道の障害に影響する要因

尿道下裂，尿道上裂などがある．

⑤ 内尿道口の障害に影響する要因

図1-17●成熟した精子の形成障害と腟内への精子の排出障害の要因

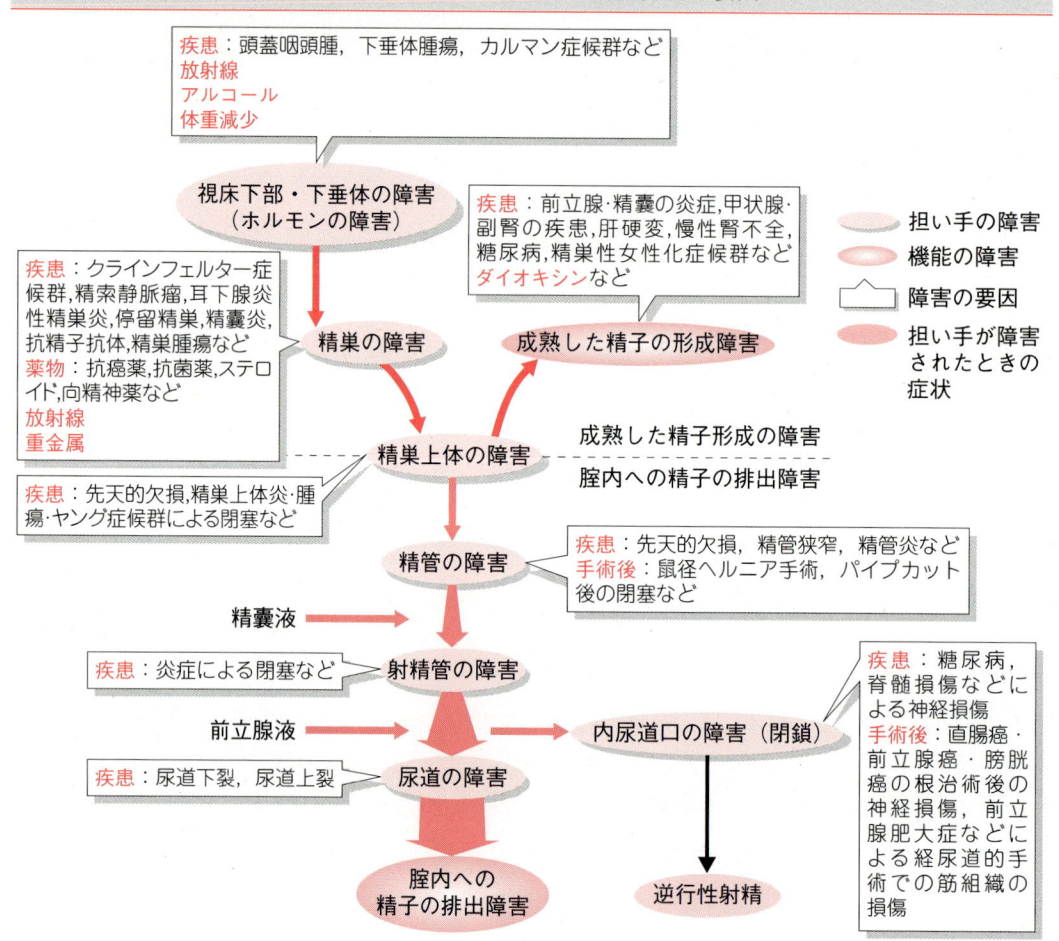

220　第1章　性・生殖機能障害と日常生活

糖尿病・直腸癌・前立腺癌・膀胱癌の根治術による神経損傷，経尿道的手術による筋組織の損傷などがある．

逆行性射精とは，内尿道口の神経・筋組織が疾患や手術により傷害されて閉塞不全となり，精液が膀胱内に流れ込む現象をいう．

2）女性の場合

(1) 成熟した卵胞の形成と排卵の障害の要因（図1-18）

成熟した卵胞の形成と排卵の障害の要因は，卵胞の成熟を促すホルモンの障害と，卵胞を成熟させる卵巣の器質的障害の2つに大きく分けられる．

① ホルモンの障害に影響する要因

卵胞の成熟を障害する要因は，脳下垂体から分泌される卵胞刺激ホルモン，黄体化ホルモン，またそれらのホルモンに影響を受ける卵胞ホルモン（エストロゲン）や黄体ホルモン（プロゲステロン）の分泌が低下することである．

疾患には，頭蓋咽頭腫，下垂体腫瘍，カルマン症候群，シーハン症候群，クッシング症候群，ゴナドトロピン単独欠損症，フレーリッヒ症候群，

図1-18 ● 成熟した卵胞の形成と排卵の障害の要因

疾患（ホルモン—脳）：低ゴナドトロピン性卵巣機能低下症（汎下垂体機能低下症，下垂体腫瘍），糖尿病，甲状腺疾患，副腎皮質疾患，神経性食欲不振症
疾患（ホルモン—卵巣）：高ゴナドトロピン性卵巣機能低下症（卵巣の形成不全），卵巣腫瘍など
薬物：向精神薬，降圧薬，経口避妊薬など
ストレス
急激な体重減少
加齢

担い手の障害
機能の障害
障害の要因
担い手が障害されたときの症状
機能が障害されたときの症状

視床下部・下垂体の障害
（ホルモンの障害）

卵巣機能の障害
ホルモンの障害
成熟した卵胞の形成障害

疾患：ターナー症候群，精巣性女性化症，卵巣囊腫，炎症など
治療：卵巣摘出，放射線照射
薬物：抗癌薬

無月経 ── 排卵の障害

疾患：高プロラクチン血症，多囊胞卵巣，卵巣炎など

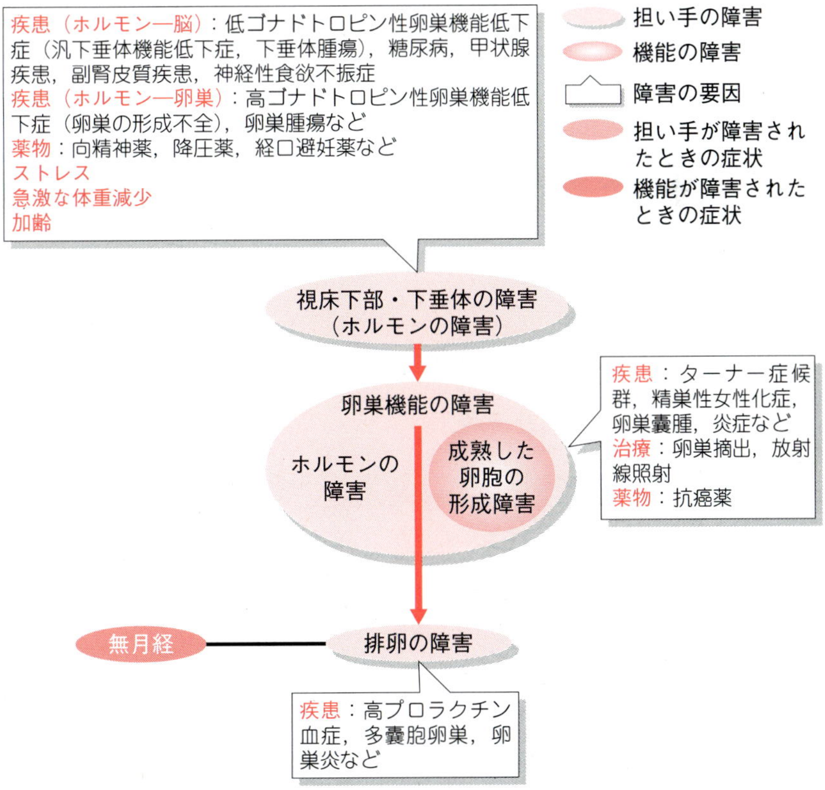

神経性食欲不振症，多嚢胞性卵巣症候群などがある．
　薬物には，向精神薬，降圧薬，経口避妊薬，胃腸薬などがある．
　ほかにストレスや急激な体重減少でも生じる．

② **卵巣の障害に影響する要因**

　疾患として，ターナー症候群，精巣性女性化症，副腎性器症候群，卵巣の腫瘍や炎症，手術として，両側性卵巣摘出などがある．
　抗癌薬や放射線照射による影響もあるが機序は不明である．
　ホルモンの障害および卵巣の障害により無月経を生じることがある．

③ **排卵の障害に影響する要因**

　疾患には，高プロラクチン血症，多嚢胞性卵巣がある．卵巣の炎症により卵巣白膜が硬くなり排卵が生じなくなる．

④ **その他の要因**

　糖尿病，肝疾患，甲状腺疾患，副腎皮質疾患などがある．
　卵巣が様々な要因により障害されると成熟した卵胞の形成や排卵が障害され，無月経が生じる．

(2) **受精と着床の態勢の障害の要因**（図1-19）

① **卵管采の障害に影響する要因**

　疾患には，卵管采の炎症，卵管水腫，子宮内膜症などがある．

② **卵管の障害に影響する要因**

　卵管炎，炎症後の癒着，卵管結紮術後などによる狭窄および閉塞がある．

図1-19 ●受精と着床の態勢の障害の要因

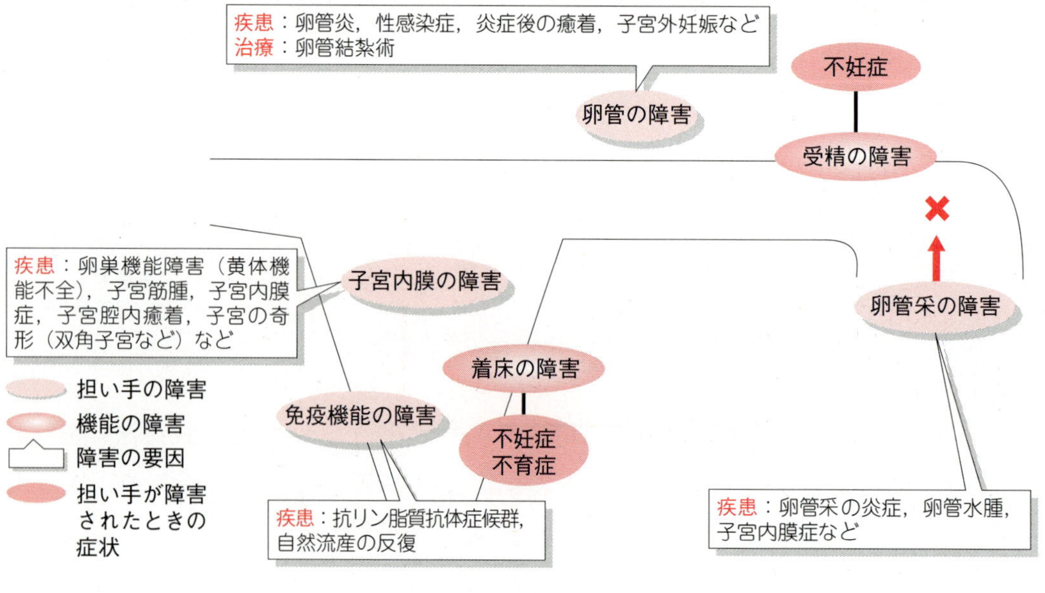

③ 子宮内膜の障害に影響する要因

子宮筋腫，子宮内膜症，子宮腔内癒着（アッシャーマン症候群）などがある．

なお，卵管や子宮が様々な要因により障害されることにより，受精や着床が障害され，不妊症，不育症が生じる．それらが心理的要因となり性機能障害が生じる可能性もある．生殖機能と性機能とは密接に関係しているのである．

5｜生殖機能障害がもたらす生活への影響（図1-20）

生殖機能障害は，子どもをもつことを望んでいる人々にとっては男性性，女性性の喪失のような体験となり，非常に大きな問題となる．また，生殖機能障害は，家族計画だけでなく，人生のプランに影響し，パートナーへの罪悪感などから自尊心の低下などが生じる．社会的・文化的な背景として「子どもを産んで一人前」という考え方があると，周囲の何気ない言葉に傷つき，パートナー間だけでなく，社会的にも自己のゆらぎを感じさせられ，パートナーを含めた周囲の人々との良好な人間関係を維持することが困難となる．

これらは複雑に関与するため，様々なところで悪循環を生じてくる．それが日々の生活における満足感を減退させ，生活意欲の低下を引き起こす．

図1-20 ● 生殖機能障害の生活への影響

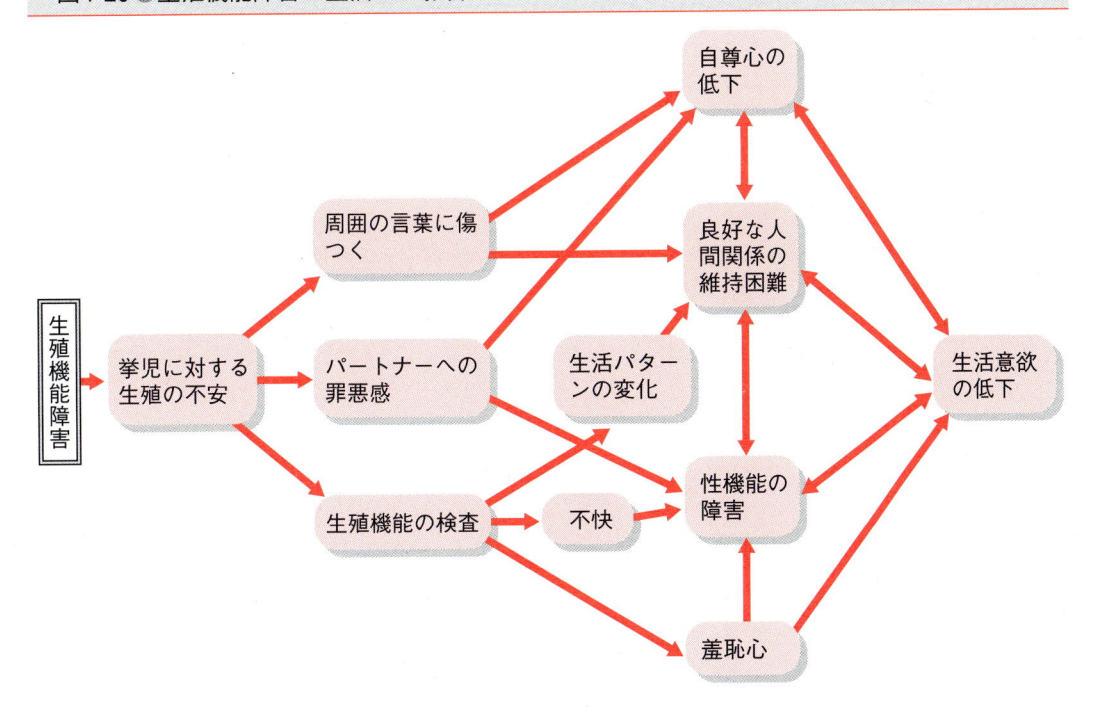

第2章

性・生殖機能障害の把握と看護

1 男性に現れる症状と看護

A 性欲の減退

基本的に性欲が減退すると勃起が生じないために，性交そのものが困難になる．その結果，パートナーとの関係の破綻(はたん)も含め，様々な関係性の障害に発展する危険性がある．

1 性欲減退の要因（図2-1）

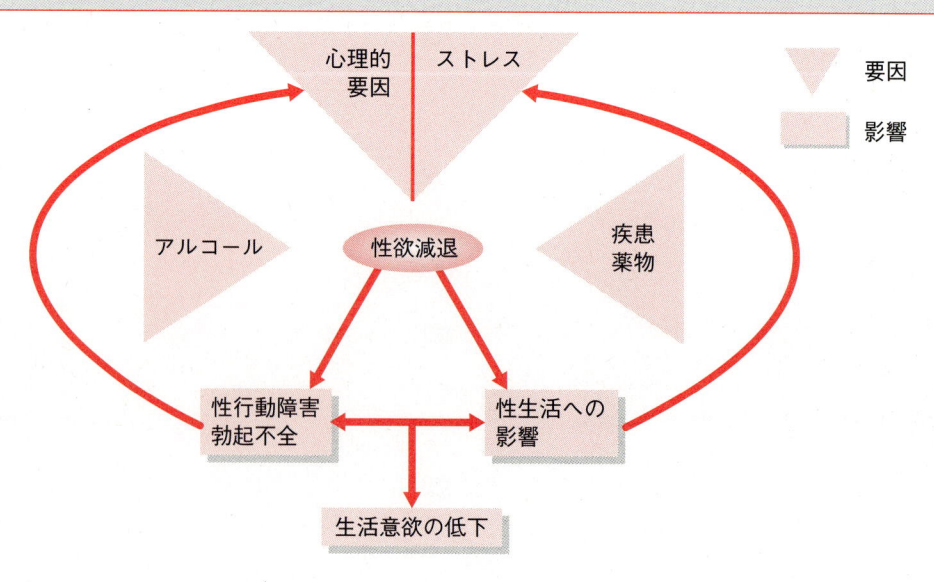

性欲減退の要因には，心理的要因，ストレス，疾患によるもの，薬物によるもの，アルコールなどがある．それぞれが単独で性欲減退をもたらしている場合もあるが，身体的要因がベースにあるときに，心理的要因が加わって生じることもある．

2 性欲減退のある人のアセスメント

性欲の有無・程度については，その人の性に対する価値観に大きく左右されるため，客観的に評価する方法がなく，対象者の自己行動をとおして推察することが重要となる．いくつもの要因がからみ合って生じていることを念頭に置いて，幅広い視点からとらえることが求められる．

性欲減退を訴えて来院する人は少なく，勃起障害を訴える人のなかに性

図2-1 ●性欲減退の要因と影響

欲減退が原因の場合がある．

また，性・生殖に関するわが国の文化は，近年，大きな変化を遂げつつあるものの，いまだその底流には"秘すべきもの"という考え方が残っている．

したがって，性・生殖（というよりも生殖器）にかかわる症状を自覚しても，それが大きな身体的・精神的苦痛を伴う問題に発展するまでは，受診行動を避ける傾向が強い．また，受診行動をとった場合でも，自尊心の低下や羞恥心などの様々な感情を抱えているため，自分の症状や問題について，いくら相手が医療者といえども話すことに抵抗を感じる．

情報収集の際には，最初から性欲の減退について聞くと，羞恥心もあり，答えにくい．したがって，最初は具体的な出来事から聞き，リラックスした雰囲気をつくり，徐々に聞いていく必要がある．患者はどうしても虚勢を張り，話せないこともある．必要時，パートナーからの情報も含めてとらえていくことが大切である．また，話された内容は医療者が本人に許可なく他人や患者にも伝えることはなく，プライバシーが守られることを約束することが大切である．

(1) 性欲減退と性生活への影響の把握
①受診に至った契機と思い，性欲減退を自覚した出来事，感じ始めた時期，自分が考える要因
②性欲を感じる対象（過去，現在）
③性生活の経過と現状，性欲減退との関係（マスターベーションを含む）
④勃起障害，射精障害，オーガズム障害の有無と性欲減退の関係

(2) 性欲減退のパートナーへの影響の把握
自分自身が充実した性生活を過ごすことができないという不満だけでなく，パートナーが満足できず，良好な人間関係の維持に困難を招く可能性がある．性欲が減退しても問題として感じていない人もあり，パートナーが受診を促したりすることもある．関係性の悪さが，さらなる性欲の低下，自尊心の低下，意欲の低下へと発展し，満足した生活・人生を送れない可能性も生じてくる．

①パートナーの性欲減退に対する思い，反応
②パートナーの健康状態
③性欲減退が生じる以前と以後のパートナーとの関係の変化と，今後どのようにしていきたいと思っているか

(3) 性欲減退の要因の把握
①既婚の場合には結婚後何年経過しているか，未婚の場合は特定のパートナーがいるか，パートナーの健康状態

②挙児希望の有無（本人，パートナー，周囲の人）とそれに対する焦り，不安
③家族構成，住居の環境（家屋の構造，周囲の環境）
④生活や家族へのストレス，不満の有無・内容
⑤職場での仕事の内容，勤務形態，夜勤など，および本人の感じるストレス，ストレスに対する対処
⑥どのような性に対する考え方の環境で育ったか，それが現在の性生活にどのように影響していると思うか
⑦夢精，初交の有無と今までの性交への思い
⑧性交への不安と心配の有無
⑨宗教，宗教での性に対する教えの有無・内容
⑩現在の健康状態，既往歴，現病歴，薬物使用の有無，薬物名
⑪アルコールの摂取状況
⑫性交痛の有無・程度と性欲減退との関係がないか
⑬性行為時の動悸，息切れなど，身体への影響の有無と性欲減退との関係がないか
⑭対象への全般的な関心の減少か，性欲を感ずる対象とその変化の有無

3 性欲減退のある人の看護

1）羞恥心への配慮とプライバシーの保護

(1) 診察室の整備

患者は自尊心が低下し，羞恥心を抱いて受診していることもあるので，安心して受診できる環境に配慮することが大切である．
①受付には男性職員を配置する．
②完全予約外来制とする．
③外来診察室を，一般の外来診察室から離れた場所に設ける．
④外来診察室は，落ち着けるよう，清潔感があり，適度に明るい環境とする．外から話し声が聞こえないよう防音設備のある部屋か，それと同等の個室を準備する．

(2) 自己否定への配慮

①患者は自尊心が低下しているため，自己否定を助長させないよう，看護師は態度に気をつける．
②看護師がこそこそ話したり，何気なく笑ったりすると，患者は自分が悪く言われていると感じ，傷つくこともあるため，淡々とした態度で接し，言葉遣いには十分気をつける．
③看護師の否定的感情，威圧的態度などが患者に伝わると，患者の自尊

心はさらに傷つくので注意し，患者の思いは否定せずに受け止める．
(3) プライバシーの保護
①プライバシーの保護を約束する．
②看護師が恥ずかしそうに聞くと，聞かれた患者も恥ずかしいことだと受け取り，さらに羞恥心を強め，信頼関係を損なうため，看護師は毅然とした態度で接する．
③羞恥心が強いため，なかなか言い出せないことがあるが，話の途中で中座されると，「忙しいのに申し訳ない」と思ったり，話す気がなくなるなど，よい感情が生まれない．十分に話を聞くためにも，面接が中断されないよう時間を確保しておく．
(4) 看護師の性に対する考え方の明確化
性に関しては様々な考え方があるので，看護師が患者の話を理解できず，否定的な感情を抱いたりすると，それが伝わり，患者を傷つけることになったりする．そのような事態を避けるため，看護師自身が性についてどのような見解をもっているかを明確にし，平静に対処する．

2）パートナーとの関係性を検討するための援助

パートナーとの相互作用で症状が軽減したり，悪化したりするため，パートナーの協力が必要であることを理解し，協力が得られるよう援助する．また，パートナーに性欲がある場合は，患者に対し様々な思いが生じるためパートナーへの配慮も大切となる．
①性欲減退によるパートナーとの性生活への影響を患者が明確化できるよう援助する．
②パートナーと，今後，どのような関係性を築いていきたいかが考えられるよう援助する．
③パートナーに対して，どのような協力を依頼できるか，具体的な方法を考えるのを助ける．必要時，寝室の雰囲気を変える，体位を工夫するなどの方法を提案をすることも大切である．
④パートナーとの面接時には羞恥心に配慮し，女性看護師が対応し，患者と別の部屋で面接をする．

3）ストレスへの対応への支援

ストレスは性欲減退に影響を与えることもあるため，日々の生活のなかでストレスを感じていることを患者自身が理解し，仕事や家族，友人たちと上手に付き合う方法を検討することができるよう援助する．
①ストレスで性欲減退が生じることを説明し，日々の生活のなかで何がストレスになっているかを自分で理解できるよう，一緒に話し合う．

②どのような方法を用いてストレスを軽減しているか，自分で理解できるようにかかわり，有効なコーピングを見出すことができるよう援助する．
③ストレスの徴候について理解し，早期に対応できるよう援助する．

B 勃起不全

勃起不全は，性的刺激や陰茎への直接的な刺激によっても，陰茎の膨張がみられない現象である．なかには，腟への挿入は果たせても膨張した状態が持続せず，満足のいく性交ができない場合もある．

1 勃起不全の要因（図2-2）

勃起不全のプロセスは十分に解明されておらず，様々な要因が複雑にからみ合って起きることが多いと考えられる．

心理的要因としては，パートナーとの間のトラブル，幼少期の心的外傷などがあり，あるいは糖尿病であることや心疾患があることを告げられただけで勃起不全に陥る人などもある．これは，糖尿病イコール勃起障害という先入観，あるいは性行為は心臓に負担を強いるため危険であるといった，疾患に対する誤った理解が過剰な反応を招いた結果である．

また，副交感神経を抑制したり，交感神経を刺激する薬物や，神経の損傷，血液，陰茎の障害などの様々な疾患で影響を受けることも明らかになってきている．

図2-2●勃起不全の要因と影響

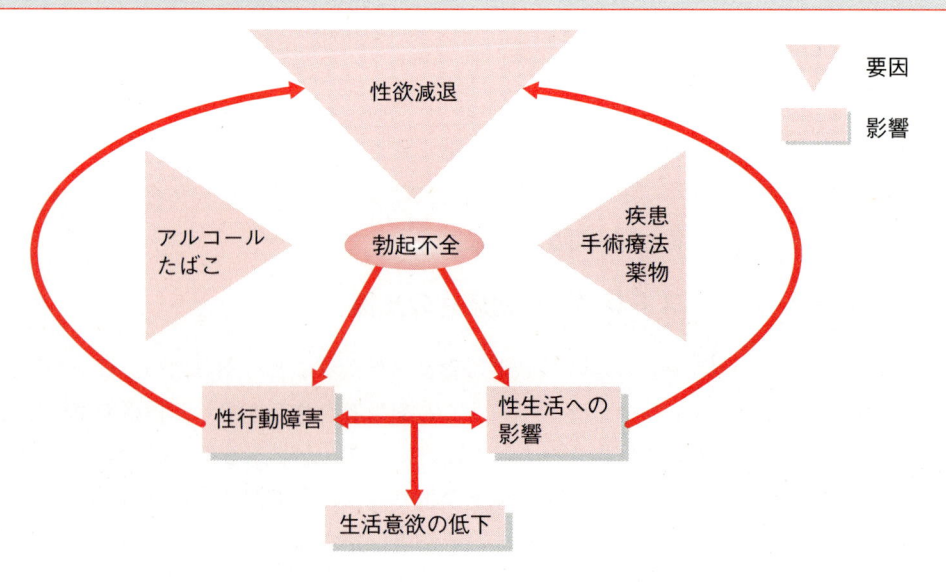

ストレス，アルコール，たばこ，自転車のサドルなど，日常生活を送るなかでの身近な出来事でさえもホルモンや神経に影響を与え，勃起不全を引き起こすことがわかっている．

2 勃起不全のある人のアセスメント

勃起不全は男性にとって，性交が可能であるか否かという性生活の場における具体的問題だけでなく，男性性の喪失，自らのアイデンティティの喪失といえるほどの重大な問題として受け止められることも多い．そのため，人間関係や生活の質に直接関係してくる．したがって，陰茎の機能を把握することに加えて，患者の思いや，今後どうしていきたいかを把握しておくことが重要である．

また，心理的影響を受けていることが多いため，勃起不全の経過や過去の性的体験などを含め，広い視野でとらえていくことが必要となる．話された内容は医療者が本人に許可なく他人や患者にも伝えることはなく，プライバシーが守られることを約束する．

(1) 勃起不全と性生活への影響の把握

要因が何であれ，勃起不全は，当事者はもちろんパートナーにとっても衝撃的な出来事である．そのため，勃起不全を訴える当事者の抱えている悩みは大きい．

①勃起不全の経過と受診に至った契機，治療への期待
②性欲の有無
③早朝の勃起はあるか，頻度の変化・程度
④ビデオ，タッチングなどの性的刺激で勃起するか
⑤勃起不全の程度（腟挿入の可否），硬度，腟挿入すると萎縮してしまうか
⑥対象により勃起に変化があるか
⑦勃起不全に対する受け止め方・衝撃の程度，勃起不全が生じて以降の生き方の変化の有無，勃起不全が生じたことで最も困っていること

(2) パートナーへの影響の把握

パートナーにとっては，互いに性欲があるにもかかわらず性交ができないと，期待を裏切られたと思ったり，不満が募ることになる．そのようにパートナーへの影響は大きく，パートナーの悩みも深いので，良好な人間関係の維持困難，生活意欲の低下などを引き起こす可能性がある．

①パートナーの勃起不全に対する反応
②パートナーの健康状態
③勃起不全が生じる以前と以後のパートナーとの関係の変化と，今後どのようにしていきたいと思っているのか（直接，パートナーの意見を

把握する必要のある場合もある）

(3) 勃起不全の要因の把握

①性欲の有無：性欲減退がある場合は，性欲減退を感じ始めた時期およびその契機となった事柄で思いつくこと，性欲を感じる対象とその変化の有無，射精障害，オーガズムの有無と性生活の状況（マスターベーションを含む）

②結婚観，結婚して何年目か，未婚の場合は特定のパートナーがいるか，パートナーへの思い

③挙児希望の有無（本人，パートナー，周囲の人）とそれに対する焦り，不安

④家族構成（同居家族，家庭における役割，家庭での過ごし方）と住居環境（住居の構造，周囲の環境）

⑤仕事，家庭で感じているストレスとストレスに対する対処

⑥アルコール・たばこの摂取状況

⑦勃起不全に影響を与える疾患・薬物の使用がないか

⑧性行為時の動悸，息切れなど，身体への影響の有無と勃起不全との関係がないか

⑨自転車に乗る頻度

3 勃起不全のある人の看護

　性・生殖に関する男性側の訴えのなかでは，勃起不全にかかわるものが圧倒的に多い．羞恥心への配慮とプライバシーの保護は性欲障害同様重要である．しかし，勃起不全の場合は当事者とパートナーの思いが複雑に絡みあうため，パートナーへの援助と協力が重要となる．

　パートナーの思いを表出できるよう，患者とは別の部屋で面接するなど，環境に配慮し，気持ちを受け止め，協力できる部分を見出していく．そしてそこで出た内容は患者にも他言しないことを約束し，プライバシーの保護に努める．

1）パートナーが協力できるための援助

(1) パートナーへの援助

①パートナーへの支援の必要性をあらかじめ患者に伝え，了解を得て対応する．

②パートナーには，勃起不全が男性，女性の双方に影響し，生活の満足感を左右する可能性があるため，共に治療に臨む必要があることを説明し，協力を得る．

③パートナーも複雑な感情を抱いているため，内容もさることながら，

表情，口調，態度を重視して観察する．
(2) 患者とパートナーへの援助
　医療者は客観的立場に立ち，2人の思いを常に念頭に入れてかかわる必要がある．

　今後，パートナーと患者がどのような関係を築き，生活を満足できるものにしていくかを一緒に考え，性交以外でお互いの精神的・身体的満足を得られる方法が見出せるよう援助する．

　いつでも相談に来てよいことを保証し，パートナーや患者と個別に話した内容は，本人の許可を得ずに相手に伝えることは絶対にしないことを約束し，プライバシーの保護に努める．

2）患者が安定した性生活を送れるための援助

　勃起不全には，様々な治療が行われる．もともと勃起不全には複雑な要因がからんでいるので，治療の成果をみながら，安定した性生活が送れるよう支援する必要がある．

①性生活では，性交だけが絶対ではないこと，生殖についても様々な方法があることを理解してもらい，勃起不全への関心と焦りを緩和する必要がある．

②日々の生活では，性生活以外に大切だと考えている事柄に取り組んでいる自分を見出し，自尊心を回復してもらうようなかかわりが求められる．

C 早漏・遅漏

　射精障害に起因する症状に，早漏，遅漏，射精の欠如などがある．

　早漏・遅漏については，何を基準にして早すぎるとするか，遅すぎるとするかの厳密な定義はない．パートナー相互の関係性のうえで自覚するものである．陰茎の挿入から射精までの時間が6分程度あれば基準を満たしているとか，あるいはそれでは短いとか，スラスト（腟内での陰茎の往復の営み）が何回あればいい，などといったものではない．

　パートナー相互のオーガズム期が一致することが，最も望ましい性の営みであり，それに要する時間が両者にとっての基準ということになる．

　射精までの時間が極端に短かったり，長かったりして，女性のオーガズム期と大きな隔たりがあり，女性の側が常に欲求不満の状態におかれているという場合以外には，あまり問題視されることはない．

1 早漏・遅漏の要因（図2-3）

1）早漏の要因

早漏は心理的要因に基づくものが多いといわれていたが，最近では，セロトニンや，陰茎・亀頭部の過敏性，易興奮性が関与している可能性が考えられている．

2）遅漏の要因

遅漏の要因には，不適切なマスターベーションの習慣（異常に強い刺激でしか射精に至らない方法），様々な心理的要因のほか，セロトニンの調整が関与している可能性が考えられている．

2 早漏・遅漏のある人のアセスメント

早漏・遅漏については，判断のための明確な基準はない．パートナーとのオーガズム期のずれが基準になっているため，千差万別である．腟挿入から射精までの時間を示すような情報や，パートナーとの見解の相違，性に対する誤った知識や理解不足が，早漏・遅漏と思わせている可能性もあるため，それらが明らかになるような情報収集を行う．なお，遅漏の場合には，男性は精力があるなどととらえ，問題視する意識は低いが，女性の場合は性交が苦痛になる可能性があり，パートナーからの不満という形で訴えられることがある．また，「男性が射精できないのは私のせいではな

図2-3 ● 早漏，遅漏の要因と影響

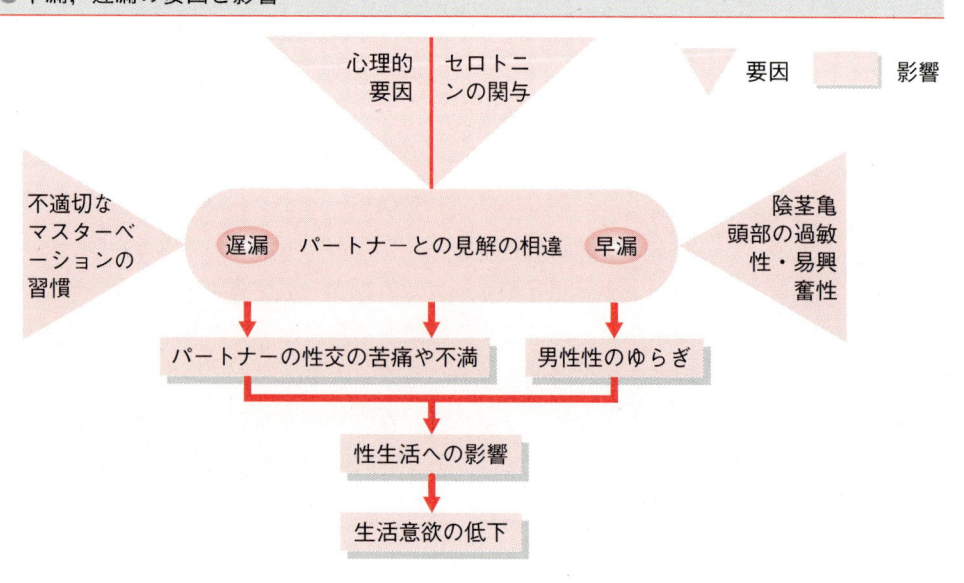

いか」と女性性がゆるがされ，自尊心の低下に結びつくなど，パートナーへの影響が大きい．

(1) 早漏・遅漏とパートナー間での不満の把握

互いの満足感が基準であるため，両者の思いを把握することが大切である．

①どのように不満をもっているか
②どうして早漏（遅漏）と考えたか
③パートナーはどのように思っていると考えているか
④今後どのような関係性を築いていきたいと思っているか

(2) 早漏の要因の把握

①過去の性体験でマイナスイメージになっているもの
②マスターベーションの方法
③射精までの時間

3 早漏・遅漏のある人の看護

早漏は，男性として相手を満足させられないのではないかなど，男性性をゆるがされ，女性は満足できないと不満を抱き，良好な人間関係の保持が困難となり，生活意欲，自尊心の低下が生じる可能性がある．

性について，きちんとした知識をもち，パートナーと共に解決できるよう援助する．

プライバシーが配慮された部屋で，患者の思いを拒否せず，受け止める．どちらが悪いわけでもなく，タイミングの問題であることを伝え，自分をせめたりしなくてもよいことを伝える．

患者の思い過ごしのことがあるため，具体的な射精の時間を聞き，一般的な見地と合わせて判断する．

保険適用はないが，治療法があることを伝え，パートナーと共に選択するよう説明する．男性看護師が対応する配慮も大切である．

D オーガズム障害

まれにではあるが，射精時，オーガズムの減退や欠如，射精痛を伴う場合がある．

1 オーガズム障害の要因 （図2-4）

オーガズムのメカニズム自体が解明されておらず，要因も不明である．
オーガズムの減退や欠如は，向精神薬の使用や，後部尿道炎，脊髄障害の人にみられ，射精痛は，前立腺炎，前立腺腫瘍などで生じると考えられ

図2-4 ● オーガズム障害の関連要因

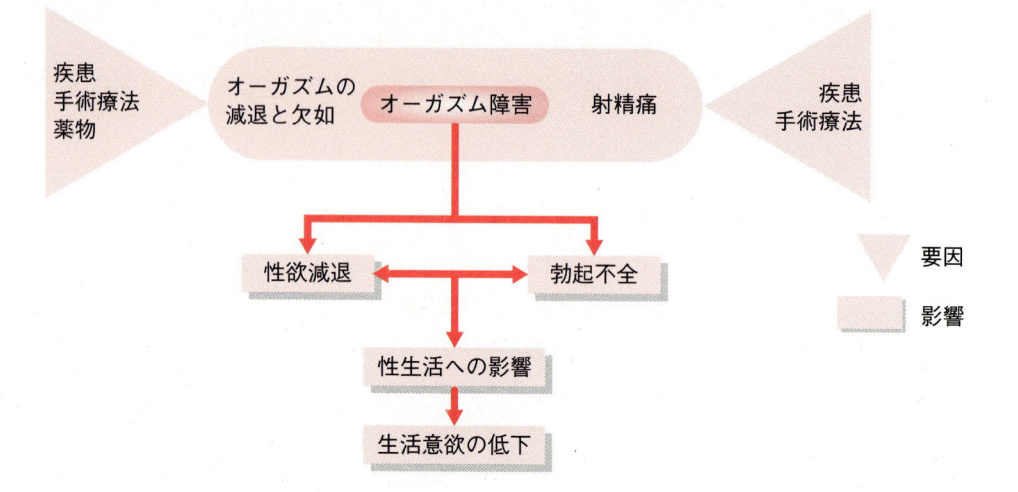

ている．

2 オーガズム障害のある人のアセスメント

　情報収集の焦点はオーガズムに当てるが，オーガズムの減退や欠如により，性欲低下，勃起障害を引き起こすことを念頭に入れて行う必要がある．

(1) オーガズム障害と性生活への影響の把握
①射精の有無とオーガズム障害（減退，欠如，射精痛）の症状と程度
②オーガズム障害が生じて以降の生活の変化と，最も困っていること
③性欲，勃起の有無と性生活の状態（マスターベーションを含む）

(2) パートナーへの影響の把握
　オーガズムが得られないため，性交時の満足感が減少する可能性がある．その満足感の減退や欠如が性欲低下などを引き起こし，パートナーとの関係性を悪くすることにつながる可能性がある．
①オーガズム障害に対するパートナーの反応
②オーガズム障害が生じる以前と以後のパートナーとの関係の変化と，今後どのようにしていきたいと思っているか

(3) オーガズム障害の要因の把握
①オーガズム障害を感じるようになった時期
②オーガズム障害に影響を与える疾患，薬剤の使用がないか

3 オーガズム障害のある人の看護

1）オーガズムを補うための援助

オーガズムを補い，満足した生活を送れるように援助する．

オーガズムがないことのつらさや思いを十分に受け止める必要がある．そのうえでパートナーへの説明は，今後の関係性の第一歩を築く大切な機会なので，患者から伝えてもらうようにし，強制しないほうがよい．オーガズム以外で満足できる方法を，パートナーと共に考え，実行できるよう援助する．

パートナーが満足していることで，男性の自尊心を保持できることがあるため，満足感を患者に伝えられるように援助する．

2）尿道炎などを早期に治療し，オーガズムを回復するための援助

後部尿道炎などがあるときには，早期に治癒すればオーガズムが回復する可能性が高いため，早期対応ができるよう援助する．

また，後部尿道炎などから生じている場合，泌尿器科を受診していることが考えられる．受診時，羞恥心からオーガズム障害のあることを言いそびれていることも考えられる．炎症の影響を調べる際に必ず項目としてオーガズム障害を加えておく必要がある．

E 不妊（男性側の要因による）

成熟した精子の形成と腟内への精子の排出に障害を起こすと不妊となる．不妊カップルの原因の約半分が男性側にあるといわれている．そのうち，多くが成熟した精子の形成の障害といわれているが，原因が明らかになっていないことが多い．不妊とは，生殖機能の障害であるため，こどもを望んでいる人々にとっては非常に大きな問題となる．周囲からの期待なども加わるとパートナー間だけの問題ではなく，周囲との良好な人間関係の形成に影響を与えることもある．また，性機能も生殖のみを目的とするものとなり，性機能の障害も引き起こす可能性がある．

1 不妊の要因（図2-5）

1）成熟した精子の形成の障害

性染色体異常による疾患，性ホルモンを分泌する視床下部や下垂体，精子を形成する精巣の疾患，手術，精子の運動を妨げる感染などがある．ま

図2-5 ● 成熟した精子の形成と，腟内への精子の排出の障害の要因と影響

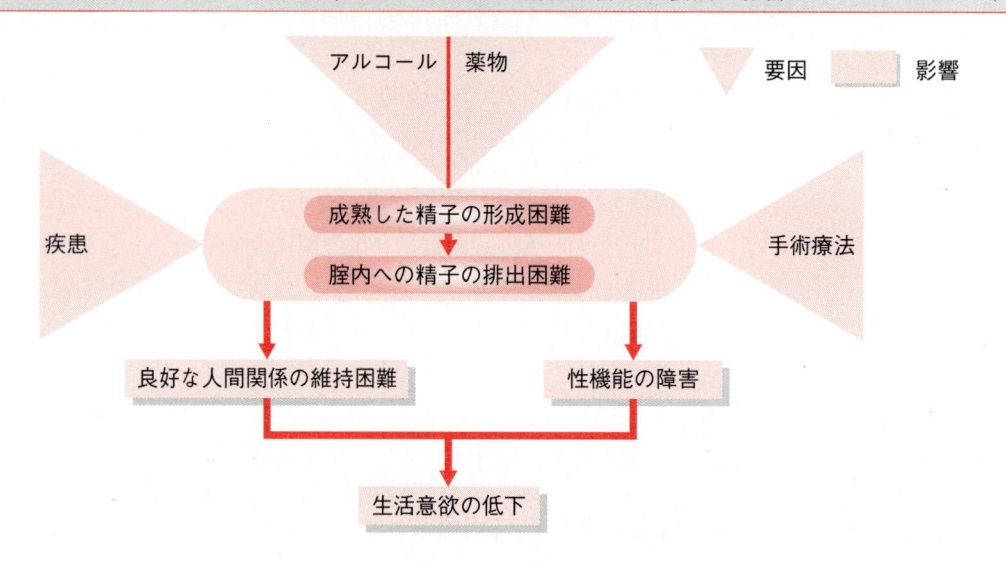

要因：アルコール，薬物，疾患，手術療法

影響：成熟した精子の形成困難 → 腟内への精子の排出困難 → 良好な人間関係の維持困難／性機能の障害 → 生活意欲の低下

た，放射線や体重減少，薬物などがホルモンの分泌，精子の形成に影響を与える．

2）腟内への精子の排出の障害

精巣上体尾部に蓄えられた精子が体外へ排出される精路の欠損，狭窄がある．また，内尿道口の閉鎖不全は精子が腟内に排出されず膀胱内に排出される．

2 不妊のある人のアセスメント

小児期の停留精巣手術後に精管閉塞を起こし不妊になったりする．半分はパートナーの原因でもあるため，他のパートナーのときの状態を聞くことも重要である．また，生殖機能はパートナーの協力が不可欠となるためパートナーの援助も大切である．

(1) 不妊の原因の把握
①現病歴だけではなく，既往歴，手術歴，治療歴，服薬の有無
②不妊の期間
③性機能障害が影響していることがあるため，性欲，勃起障害，射精障害，精液が尿道口から排出されているか
④過去のパートナーとの妊娠の有無
⑤飲酒，禁煙の有無　程度

(2) パートナーの把握
①パートナーの同席を求め，パートナーの健康状態を把握する

②挙児への互いの思いを把握する
③不妊についての互いの思いを把握する

3 | 不妊のある人の看護

　多くの人は，受診に到るまでに多くの精神的苦痛を経験している．不妊は自分のせいなのだろうかという不安，医療者であろうとプライベートなことを表出することへの抵抗や羞恥心を抱えながら受診している．そのため，専門職である医療者の何気ない言動に傷つく人が多い．また，様々な情報が氾濫しているため，今後の検査や治療への期待や諦めなど複雑な思いを抱いている．パートナーとも決して同じ考えとは限らない複雑な環境が取り巻いている．これらの状況を理解し，羞恥心への配慮，プライバシーの保護に配慮し，パートナーと共に思いを表現し互いが協力できるように援助することが重要である．

　最近は生殖補助医療が進歩している．不妊の治療を行い自然妊娠も一つであるが，不妊検査，治療の内容や期待する期間，経済的な情報を提供し，自分たちの年齢，状況に合った方法をパートナーと共に選択できるように援助する．しかし，染色体が原因で不妊となっているときには，不妊の遺伝子が子孫に伝わる可能性があることが注目されてきているので，必要であれば遺伝子カウンセリングなどを紹介する．

　パートナーと共に援助しているからといって，互いの情報が共有できているとは限らない．それぞれの情報は，当事者の許可がないときはパートナーには伝えてはいけない．

❷ 女性に現れる症状と看護 (図2-6)

　女性の性・生殖機能障害に起因する状態には，自尊心の低下，パートナーを含めた他者との良好な人間関係の維持困難，生活意欲の低下などがあげられる．

　性機能の担い手に起因して現れる症状として，性欲の減退，性的興奮障害，オーガズム障害，性交痛，性交困難があげられる．

　また，性・生殖機能の担い手に起因して現れる症状には，成熟した卵の形成障害，排卵の障害，受精の障害，着床の障害がある．

　そのほか，性・生殖機能障害の要因に関連して現れる症状としては，腟分泌物の減少や腟の萎縮などがあるが，これは性機能障害の担い手の障害へと直接関連し，症状もほぼ同じものとなる．

　そこでここでは，

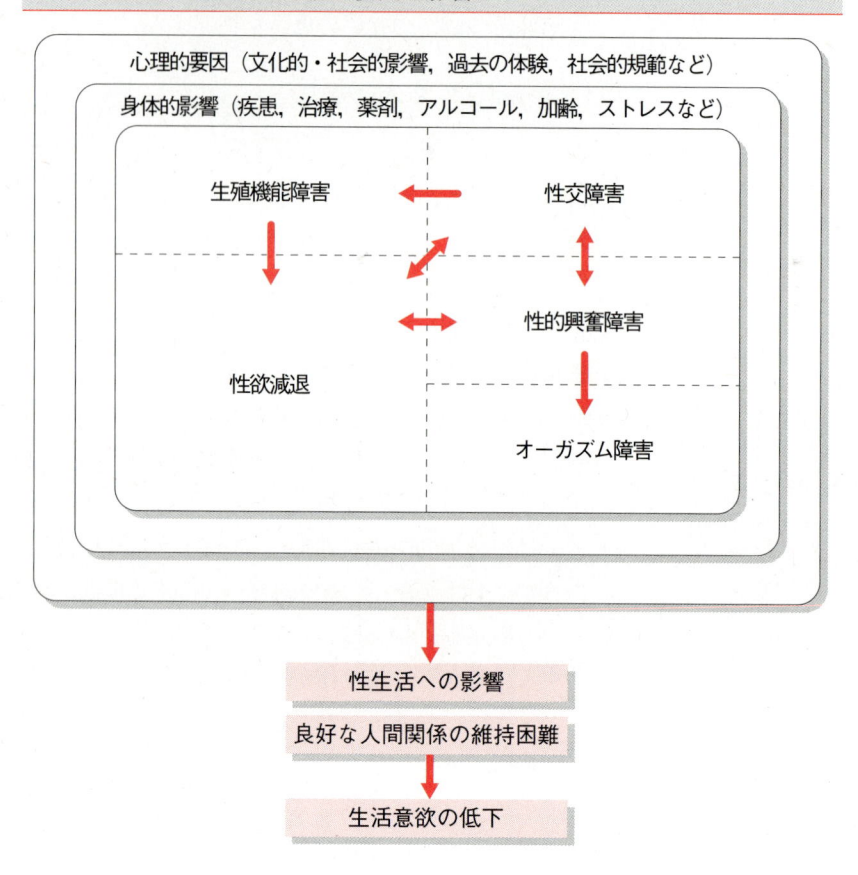

図2-6 ● 性・生殖機能障害の要因と影響

心理的要因（文化的・社会的影響，過去の体験，社会的規範など）
身体的影響（疾患，治療，薬剤，アルコール，加齢，ストレスなど）

生殖機能障害　　性交障害
　　↓　　　　　　↓
　　　　　　　　性的興奮障害
性欲減退　　　　　↓
　　　　　　　　オーガズム障害

性生活への影響
良好な人間関係の維持困難
生活意欲の低下

①性欲の減退，
②性的興奮障害：心理的な快楽の抑制と身体的な性反応の障害，
③オーガズム障害，
④性交障害：器質的な性交困難や性交疼痛，腟痙攣，
の4つの障害にまとめて性機能障害の症状を説明する．また，生殖機能障害には，卵の形成，排卵，受精，着床にかかわる様々な機能障害があるが，それらが複雑にからまって不妊症という症状が発生するため，これらをまとめて不妊症として取り上げることとする．

A 性欲の減退

　性欲が減退すると，スムーズな身体の性反応が起きず，性的興奮障害やオーガズム障害，性交痛などの障害に影響を及ぼす．また，パートナーとの間に性的な交わりをもつ機会が減少することによって，関係悪化につながることもある．

1 性欲減退の要因（図2-7）

　性欲減退の要因には，男性と同様，心理的要因，社会的規範，ストレス，疾患，治療，薬物，アルコールや加齢などがある．

　女性の場合，体型の崩れなどのように，性的活動に直接かかわりのない身体的な問題と思われがちなものでも，ボディイメージや自尊心の低下によって性欲が減退することもあり，心理的要因が強く影響する．

2 性欲減退のある人のアセスメント

　男性と同様に，性欲の有無や程度は，その人の性に対する価値観に大きく影響を受けている．そのため，わが国のように，性を「いやらしい」「汚らしい」とする考えが根深くある文化においては，女性の場合，性欲が減退していることを問題としてとらえる意識が低く，なかなか性欲減退を主訴として病院を受診することは難しい．そのため，受診に至らないケース，性交痛など別の症状を訴えて受診するケースが多い．

1）性欲減退と性生活の影響の把握

①受診に至った契機と思い，性欲減退を自覚した出来事，感じ始めた時期，自分が考える要因
②性欲を感じる対象（過去，現在）

図2-7 ●性欲減退の要因と影響

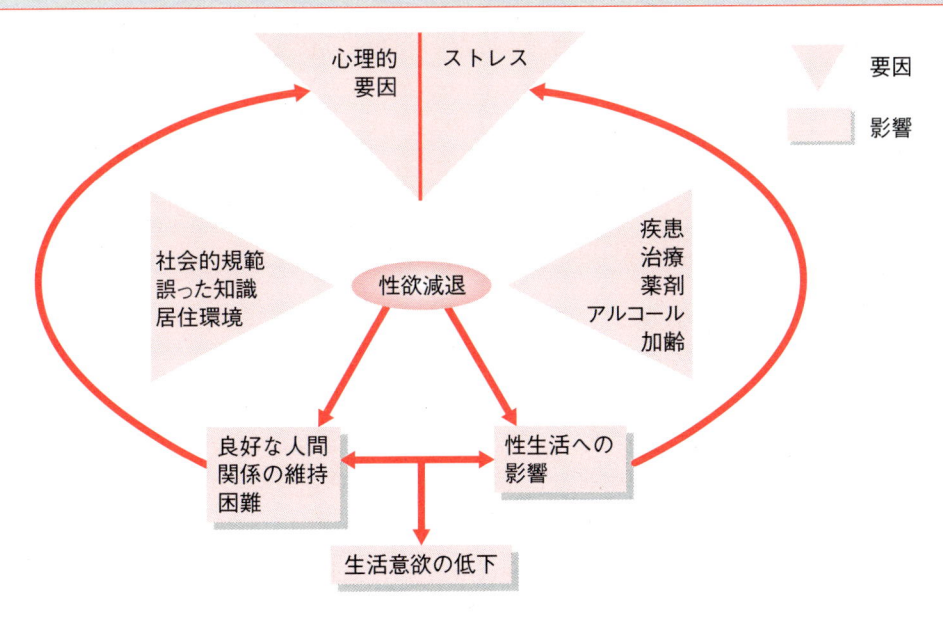

③性生活の経過と現状，性欲減退との関係（マスターベーションを含む）
④性的興奮障害，オーガズム障害，性交痛の有無と性欲減退の関係

2）性欲減退のパートナーへの影響の把握

①パートナーの性欲減退に対する反応
②パートナーの健康状態
③性欲減退が生じる以前と以後のパートナーとの関係の変化と，今後どのようにしていきたいと思っているか

3）性欲減退の要因の把握

①結婚歴，パートナーの存在の有無，パートナーの健康状態や性機能障害の有無
②パートナーとの関係，パートナーに対する感情
③初経，月経の周期，挙児希望の有無（本人，パートナー）とそれに対する焦り，妊娠への不安，妊娠・出産歴，婚外性交への罪悪感
④性交痛の有無・程度と性欲減退との関係はないか
⑤性行為時の動悸，息切れなど，身体への影響の有無と性欲減退との関係はないか
⑥生育環境，幼少期の性に対する教育，両親の夫婦関係，現在の性に対する考え，快楽を感じることへの否定的な考え
⑦性的虐待，心的外傷，苦痛な性的体験の有無，人工妊娠中絶や流産などの経験，つらい出産体験，婦人科での不快な体験
⑧現在の健康状態，既往歴，現病歴，薬物使用の有無，薬物名
⑨家族構成，住居の環境（家屋の構造，周囲の環境）
⑩仕事の内容，勤務形態，ストレス，ストレスマネジメント
⑪アルコールの摂取状況

3　性欲減退のある人の看護

1）羞恥心への配慮とプライバシーの保護

　男性と同様に，診察室などの環境整備，相手の尊重やプライバシーの保護は女性でも同じなので，p.228を参照されたい．

　女性の場合，性欲に限らず性機能障害を診断するためには問診が非常に重要となる．そのため，十分に患者から情報を引き出すには，看護師が患者に受け入れられる存在にならなくてはならない．患者が，何を発言しても責められず，脅されず，理解し受け入れてもらえるという安心感をもつ

ことが重要である．看護師は，相手を理解しようとする姿勢，肯定的に受け止める態度や，相手の考えに対する敬意をもった態度で接する必要がある．

2）パートナーとの関係性を検討できるための援助

女性の性欲障害には，パートナーとの関係が強く影響していることが多々ある．したがって，パートナーとの関係を見つめ直すことが大切である．この場合，できればパートナーにも受診をしてもらい，双方から情報を得る必要がある．

看護師は，パートナーと一緒に受診するよう促したり，男性が受診しやすいように，時間に配慮したり，待合室や診察室などの環境の整備も必要である．

また状況によっては，個別に面接を行うなど，2人で協力して治療が受けられるよう，パートナーとの関係を調整することも重要である．

その他，詳細は，「本章①−A−3性欲減退のある人の看護」を参照されたい．

3）ストレスへの対応への支援

性欲減退に影響するストレスは，女性にも存在する．そのストレッサーは個人によって違う．この忙しい現代社会では，無意識のうちにストレスを感じていることを認識し，自分なりのストレスマネジメントを行っていけるように支援する．

詳細は「本章①−A−3−3）ストレスへの対応への支援」を参照されたい．

4）正しい知識の提供

骨盤内手術を行うなどによって腟の短縮などの性機能の担い手の障害が生じた場合，性的な行動に対して恐怖を抱き，性欲が低下する場合がある．

性行為とは，性交を行うことだけではなく，そのカップルそれぞれが楽しめる性の形があるはずである．

看護師は，性機能障害を訴えてきた患者だけでなく，その要因をもつ患者に対しても，信頼関係を結びながら，性機能について配慮しつつかかわり，正しい知識を提供する必要がある．

B 性的興奮障害

　性的興奮が障害された場合，性交痛を生じたり，満足した性体験を得られないことによって性欲の減退が生じ，性生活に影響を与え，パートナーとの関係が悪化したりしやすい．また，オーガズム障害にも直接，影響を及ぼす．

1 性的興奮障害の要因（図2-8）

　性的興奮障害の要因には，心理的要因，社会的規範，ストレス，疾患，治療，薬物，アルコールや加齢など様々なものがからみ合っている．特に，文化的に，女性が性的な快楽を得ることを否定的にとらえる社会で育ってきた場合，「女性が快楽に身をゆだねるのはみっともない」といった，性に対して抑制的な考えが刷り込まれてしまう．その結果，性的興奮が高まると，「快楽を感じている自分を見て，相手はどう思うだろう」という不安が生じ，無意識に興奮を抑制してしまうターンオフメカニズムが生じることがある．

2 性的興奮障害のある人のアセスメント

　要因で述べたように，性的興奮障害は，単に身体的な加齢などによって

図2-8 ● 性的興奮障害の要因と影響

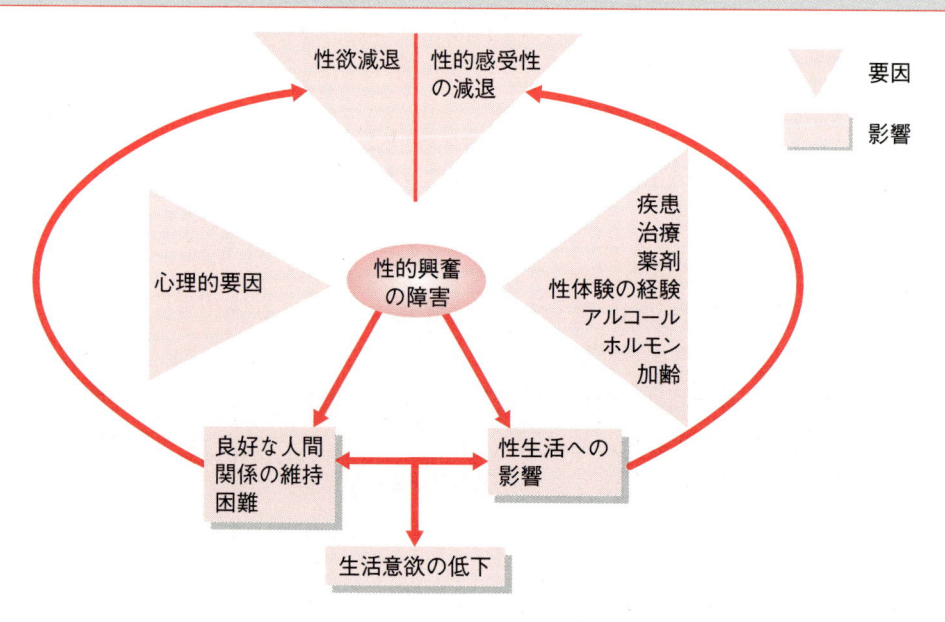

反応が低下するのではなく，無意識のうちに自己を抑制し，快楽にブレーキをかけてしまう心理が働いている場合が多い．したがって，生育環境や両親の夫婦関係，性に対する考えを培ってきた幼少期の体験など，個人的な問題について深く聞いていく必要がある．そのためには，プライバシーの確保や，話ができる環境をつくることが重要になる．

1）性的興奮障害と性生活への影響の把握

①性的興奮障害の経過と受診に至った契機，治療への期待
②性行為中の心理的快楽の有無・程度
③具体的な身体の性的反応の有無・程度
④マスターベーションの経験の有無と，そのときの心理的・身体的な性反応の有無・程度
⑤性的興奮障害の受け止め方

2）パートナーへの影響の把握

①パートナーの性的興奮障害に対する反応
②パートナーとの関係の変化，今後の関係性への希望

3）性的興奮障害の要因の把握

①結婚歴，パートナーの存在の有無，パートナーの健康状態や性機能障害の有無
②パートナーとの関係，パートナーに対する感情
③初経，月経の周期，挙児希望の有無（本人，パートナー）とそれに対する焦り，妊娠・出産歴，妊娠への不安，婚外性交への罪悪感
④性交痛の有無・程度と性欲減退との関係はないか
⑤性行為時の動悸，息切れなど，身体への影響の有無と性欲減退との関係はないか
⑥生育環境，幼少期の性に対する教育，両親の夫婦関係，現在の性に対する考え，快楽を感じることへの否定的な考え
⑦性的虐待，心的外傷，苦痛な性的体験の有無，人工妊娠中絶や流産などの経験，つらい出産体験，婦人科での不快な体験
⑧性的興奮障害に影響を与える疾患，薬物使用の有無，薬物名
⑨性欲の有無：性欲減退がある場合は，性欲減退を感じ始めた時期およびその契機となった事柄で思いつくこと，性欲を感じる対象とその変化の有無，オーガズムの有無と性生活の状況（マスターベーションを含む）
⑩家族構成，住居の環境（家屋の構造，周囲の環境）

⑪仕事の内容，勤務形態，ストレス，ストレスマネジメント
⑫アルコールの摂取状況

3 性的興奮障害のある人の看護

　性的興奮障害についても，性欲の減退と同様に，問診から情報を得ることが大切になる．また，その情報も，身体の性反応などのように，きわめてプライベートな情報を収集する必要がある．そのため，「A性欲の減退」の項でも述べたように，プライバシーの確保や患者の尊重が大切である．それらの点については，「第1章②－A－4性機能障害とその要因」を参照されたい．

　女性は，パートナーが快楽に身をゆだねている自分を見て，どのように感じるだろうかという不安を抱えている．パートナーに，そのような女性の姿を受け入れ，肯定的な言葉をかけてもらうことで，安心感につながる．そのように，パートナーから協力を得ることが大切だが，その点については「本章①－B勃起不全」の項を参照されたい．

C オーガズム障害

　男性がオーガズムを感じることで射精ができ，それが生殖機能へ影響するのと違って，女性の場合は，オーガズムがなくても，生命の維持や生殖に大きな影響は与えない．しかし，性体験の満足感に影響し，ひいては性生活への影響，パートナーとの良好な人間関係の維持困難へとつながる可能性がある．

1 オーガズム障害の要因（図2-9）

　オーガズム障害は，性的興奮が障害されれば，直接，影響を受けるため，性的興奮障害と同様の要因が考えられる．そこには，心理的要因，社会的規範，ストレス，疾患，治療，薬物，アルコールや加齢などの様々なものがからみ合っている．

2 オーガズム障害のある人のアセスメント

1）オーガズム障害と性生活への影響の把握

①オーガズムの経験の有無，オーガズム障害が生じた時期，頻度
②オーガズム障害の生活への影響，最も困っていること
③性欲減退，性的興奮障害の有無と性生活の状態
④マスターベーションの経験，マスターベーション時のオーガズムの有

図2-9 ● オーガズム障害の要因と影響

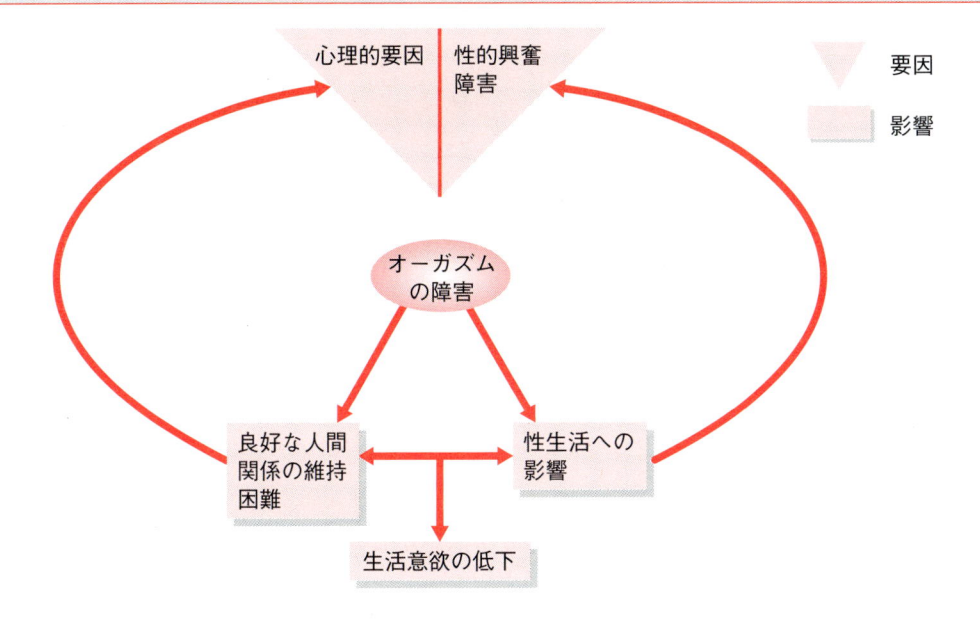

無

2）パートナーへの影響の把握

①オーガズム障害に対するパートナーの反応
②オーガズム障害からくるパートナーへの思い，パートナーとの関係の変化や今後の希望

3）オーガズム障害の要因の把握

オーガズム障害は性的興奮障害に影響を受けるため，「B 性的興奮障害」の項を参照されたい．

そのほかに，オーガズムの担い手である骨盤底筋群が加齢によって老化することや，オーガズムに対する間違った知識からくる不適切な性的刺激，女性の性的感受性の未熟性も要因にあげられる．

3 オーガズム障害のある人の看護

1）オーガズムの感受性を高めるための援助

女性のオーガズムの感受性は，生来的に獲得している能力ではない．気持ちのよい性体験を繰り返すことにより，性的刺激に対する感受性が高まり，オーガズムを得られやすくなるのである．

オーガズムを得るためには，女性自身が性器をさわったり，マスターベ

ーションをすることによって，快楽への感度を高めたり，自己を開放するようにする．また，パートナーの協力のもと，性の快楽を楽しむようにすることも大切である．

オーガズムを感じる能力を獲得するには時間がかかるので，患者自身が治療に対して焦る気持ちをもたないように援助する．また，その間，パートナーが根気よく治療に協力してくれるような関係の調整が必要である．

D 性交障害

性交障害には，器質的に性交ができないものや，疼痛によって性交ができないものなど，様々な要因がある．しかし要因が何であれ，性交障害は性欲の減退や性的興奮障害，オーガズム障害といった性機能だけでなく，生殖機能にも影響を与える．さらに，性交痛のような苦痛な性的体験への心理的な反応により，腟分泌液の分泌が抑えられ，さらに性交痛が増強するといった悪循環を繰り返してしまう．

1 性交障害の要因（図2-10）

性交障害の要因としては，そのほかの性機能障害と同様に，心理的要因，社会的規範，ストレス，疾患，治療，薬物，アルコールや加齢など様々なものがあげられる．特に，陰茎を腟の中に挿入できない性交障害について

図2-10 ● 性交障害の要因とその影響

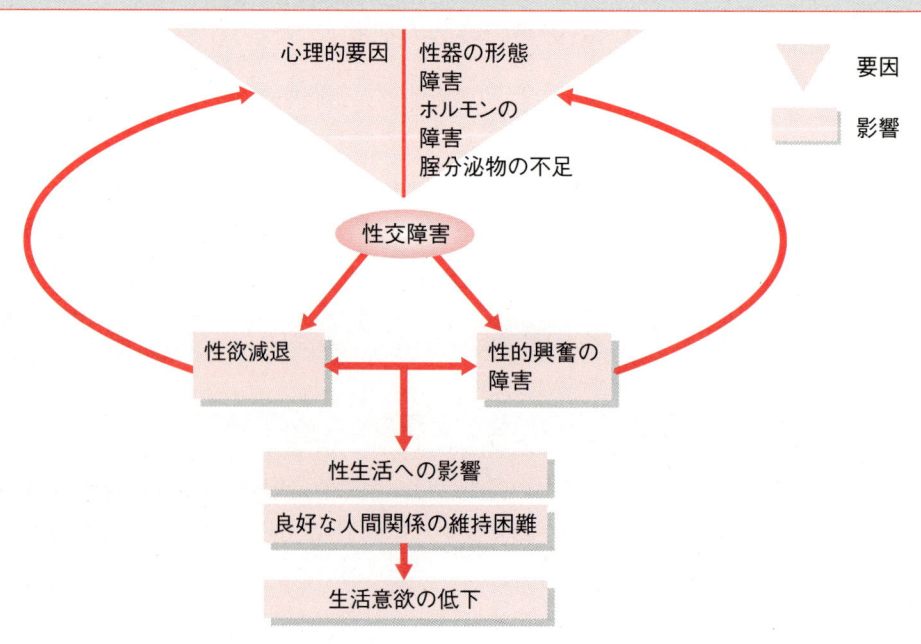

は，腟や生殖器の器質的な問題がある場合が多い．

2 性交障害のある人のアセスメント

これまでの性機能障害と同じく，様々な要因についてアセスメントを行う．特に，腟の炎症や潰瘍，狭窄などの障害，卵巣摘出などに伴うエストロゲンの低下によるものや，放射線の照射など，疾患や治療によって，性交の担い手の障害が起きていることがある．

そのほか，広汎性子宮全摘出術での腟の切除などにより，腟の収縮障害や分泌障害が起き，性交時に短縮感，痛みを感じることが多い．

腟以外の要因としては，子宮内膜症が子宮支持組織（仙骨子宮靱帯）に発生すると，性交時に支持組織に緊張が加わることで痛みを感じる．

男性が勃起状態にならなければ性交ができないのとは違い，女性は腟の奇形や異常がないかぎり，性交自体は成立する．

女性の場合には，痛みの程度にもよるが，性交により身体的満足を得ることより，パートナーとの一体感といった精神的満足を感じていることもある．また，パートナーに痛みを伝えることによって生じる問題（愛情表現の不足，関係性の不安感）を避けるために，我慢して性生活を続けているというケースもある．さらには，重大な疾患があるのではないかと心配する可能性もあるので，パートナーとの関係についてアセスメントすることが大切である．

1）性交障害と性生活への影響の把握

①性交痛の有無，疼痛を感じる時期・状況，痛みの部位・程度，体位との関係
②腟痙攣の有無・程度，腟痙攣と疼痛の関連
③性交痛に対する受け止め方
④性生活の変化，性交以外での性の楽しみ方
⑤パートナーの理解と関係，今後，どのようにしていきたいと思っているか

2）パートナーへの影響の把握

①性交障害に対するパートナーの反応
②性交障害からくるパートナーへの思い，パートナーとの関係の変化や今後の希望

3）性交障害の要因の把握

①性交障害に影響を与える疾患の有無，薬剤の使用および治療がなされ

ていないか
②性欲の有無，性的興奮の有無，オーガズムの有無
③適切な性的刺激の有無，パートナーは腟の浸潤を待って性交を行っているか

3 性交障害のある人の看護

　文化的・社会的な影響により，女性は特に性について話すことに羞恥心をもち，抵抗を感じる．これに加え，問題の部位が陰部であり，また性交に伴うものであることから，患者は羞恥心や，何か重大な疾患があるのではないかという複雑な思いを抱いて受診する．そのような患者が，心を開いて相談できるような，安心できる環境を提供することが重要である．
　環境を整えたうえで，快適な性生活を目指すことは大切であること，そのために性交痛や腟痙攣は解決されるべきであることを伝える．
　器質的に性交障害がある場合は，性・生殖器の疾患により婦人科を受診している人も多い．しかし，いくら受診していても，いざ性交に関する問題となると羞恥心があり，性交痛や，性交がうまく行えないこと，性交に対する不安などは言いづらいと考えられる．そのため，看護師のほうから，性の問題に配慮しつつ質問することも必要である．

1）性交障害を相談できるための援助

　性交障害は，性欲の減退や性体験の満足度の低下を招き，パートナーとの関係に影響し，生活意欲の低下を生む．また性交障害は，生殖機能の障害にも直接，影響する．そのため，性交障害は生活の質に影響を与える重要な問題であると認識すべきであり，だれもが，他の身体の問題と同じように，気軽に相談できるようなものでなければならない．
　この点については，「A性欲の減退」以下，他の項でも述べてきたので，詳細は割愛する．

2）性交障害をもちながらも性行動を楽しめる方法を相談できるための援助

　性交障害のうち治療できるものもあれば，他の疾患の治療などで，その障害をもち続けなければならない場合もある．性交ができなくても，満足のいく性行動がとれれば，性欲の減退やパートナーとの関係悪化などの問題は生じにくい．
　パートナーと一緒に新しい性行動の楽しみ方を見つけられるよう，以下のように援助する．
①患者がパートナーに説明できるか否かを確認し，できないのであれば，

パートナーに来院してもらい，看護師が説明する．男性にとってもショッキングな体験になるため，パートナーの思いも十分に受け止める．

②どのような方法（体位など）をとれば性交痛が生じないかを，パートナーと考えるよう指導する．

③腟の分泌物が不十分な状態での性交は避け，腟が十分に潤ってから性交するように説明する．または潤滑ゼリーの使用を指導する．

④パートナーとの関係性を良好に保つ方法は性交だけではないことを説明し，性交をしなくても性行動を楽しめるような方法が見つけられるよう援助する．

3）治療への援助

腟痙攣などの性交障害では，治療によって障害を解決できるものもある．治療にパートナーと一緒に取り組めるように援助する．

①疾患による影響が明らかになると，女性性の喪失を生じる可能性があるので，疾患，性交，女性性の喪失に対しての思いを聞く時間をとり，感情表出を促す．また，疾患について理解し，生活の工夫ができるよう援助する．

②治療を受けることで改善する可能性があることを説明し，治療が受けられるよう援助する．

E 不妊（女性側の要因による）

1 不妊の要因 (図2-11)

不妊の要因には，疾患，治療，薬物などがあるほか，「子どもが欲しい」というプレッシャーからストレスを感じて性交ができなかったり，自律神経に障害が起きることなどがある．

1）成熟した卵形成の障害と排卵の障害

疾患では，染色体異常，性ホルモンの障害，卵巣の障害があげられる．卵巣腫瘍などの治療や，子宮内膜症の治療で卵巣機能を低下させることで，生殖機能に障害が起きることもある．

2）受精と着床の障害

疾患では，
①性感染症などの卵管の炎症や子宮外妊娠による卵管破裂などによる卵

図2-11 ● 生殖機能障害の要因とその影響

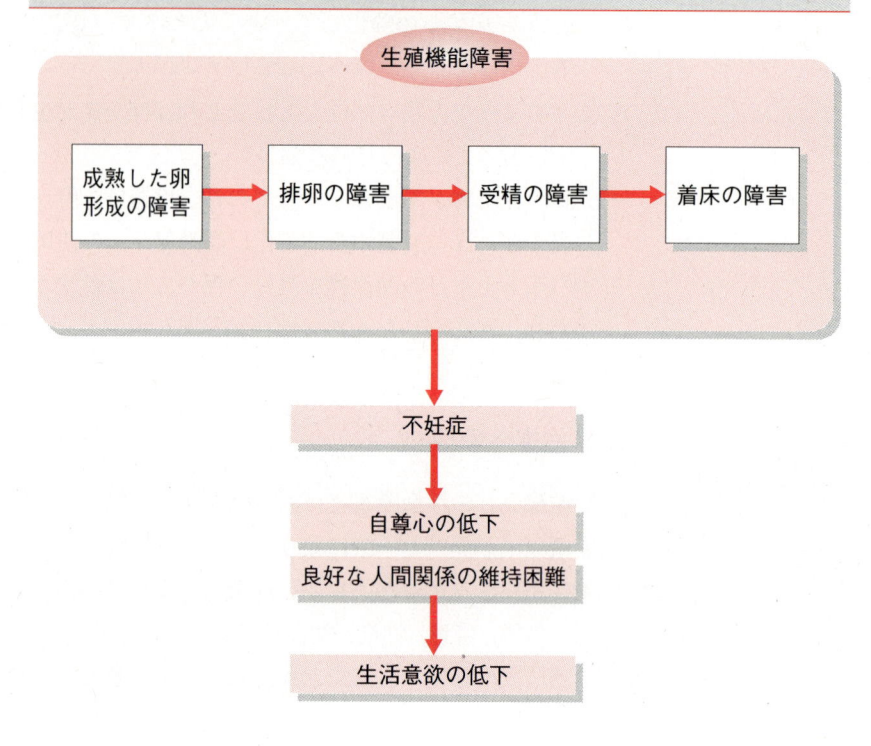

生殖機能障害
- 成熟した卵形成の障害 → 排卵の障害 → 受精の障害 → 着床の障害

↓
不妊症
↓
自尊心の低下
良好な人間関係の維持困難
↓
生活意欲の低下

　管の疎通性の障害，
②卵巣機能の低下によって黄体ホルモンが十分に分泌されず，子宮内膜が着床に十分な増殖ができない，
③双角子宮などの子宮の奇形や子宮内膜癒着によって着床が妨げられる，
などがある．

2 不妊のある人のアセスメント

　不妊は，カップルが挙児を希望しなければ生じない問題である．しかし，希望しているにもかかわらず願いがかなわないことは，当事者にとって非常につらいことである．子どもをもつ，もたないはカップルの問題ではあるが，カップルの選択の範疇（はんちゅう）を超え，親や親戚などを含めて大きな問題となるなど，周囲からの妊娠へのプレッシャーは計り知れない．

　不妊の要因は，疾患や治療など身体的問題が中心だが，不妊のある人をアセスメントするには，心理的な問題も含めることが大切である．

　また，不妊治療が進むにつれて費用もかさんでくる．そのため，治療の経過によっては経済的な問題もアセスメントに取り上げる．

1）不妊の要因の把握

①初経年齢，月経周期，月経持続期間，月経量
②年齢
③結婚歴
④妊娠・分娩歴，人工妊娠中絶や自然流産の有無
⑤既往歴，手術歴，治療歴，服薬の有無
⑥性交の有無，頻度，タイミング

2）パートナーや周囲の人との関係

①パートナーの健康状態，性機能障害の有無
②挙児への考え，協力度
③カップルでの治療への意思決定
④周囲の妊娠への期待
⑤親からの金銭的援助

3）不妊の生活や心理面への影響

①不妊に対する考え，理解
②不妊治療への取り組み，受診行動，不妊学級への参加，治療による生活の変化
③仕事，趣味，やりがい，生きがい，ストレスマネジメント
④経済状況，補助金の受領

3 不妊のある人の看護

　不妊は，カップルが挙児を希望したときに診断される問題であるため，不妊のある人は治療を希望し，行っている場合が多い．不妊の看護は専門性が非常に高い領域であり，詳しくは成書を参考にされたい．

1）適切な受診行動がとれるための援助

　女性の高学歴化，晩婚化によって不妊で悩む女性は増えている．不妊のある人は，原因がわからず妊娠できないことへの不安や，妊娠したくても時間だけが過ぎていき，妊娠可能な年齢のタイムリミットがどんどん近づいてくる焦りなどを感じ，複雑な心理状態である．そのような気持ちをまずは受け止め，受診や治療へとつなげていくことが重要である．
　また近年，生殖医療技術の向上に伴い，不妊治療も日々進歩している．不妊専門の診療所も多くあり，不妊を専門とする医師や不妊コーディネーター，不妊看護のできる認定看護師もいる．これらの専門職と適切に連携

をとって有意義な看護に努めたり，場合によっては紹介する必要もあるだろう．

2）治療を行いながら豊かな生活ができるための援助

　不妊の要因が男性側にある場合でも，基礎体温を毎朝チェックしたり，人工授精，体外受精の採卵などでは，排卵直前に行うため，卵胞の成熟度合をみるために頻回に受診したり，排卵誘発剤の注射を受けるなどの治療を担うのは女性である場合が多い．そのため，女性は度重なる受診などで生活パターンが大きく変化する．また，不妊治療が生活の中心になることで，夫婦関係が悪化したり，不妊治療からストレスを感じることがある．

　そのような点を考慮して，納得のいく治療決定を行うための支援や，日常生活との両立，子どもをもつこと以外の生きがいをつくるといったストレスマネジメント，自助グループの紹介，夫婦や親との関係の調整といった援助を行う．また，地方自治体によっては給付金による助成制度があるので，その紹介も行う．

4 治療の終了に向けての援助

　加齢や金銭の問題などで，妊娠に至らなくても治療を終了しなければならないときがくる場合がある．このようなときは，子どもをあきらめるのではなく，もたない人生を選択するという肯定的な考えをもてるように支えることが大切になる．

第3章

性・生殖機能障害の検査・治療に伴う看護

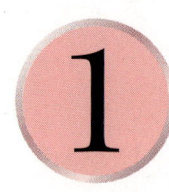

1 性・生殖機能の検査に伴う看護（男性）

　男性の性・生殖機能を把握するための検査では，勃起と射精の検査が主である（図3-1）．

　検査は性器を対象に行われるため，患者の羞恥心を強めることになる．したがって，プライバシーが守られるよう環境の整備を行い，患者が少しでも安心した気持ちで検査に臨めるよう援助することが大切である．

1 血中ホルモン検査

　勃起，射精，成熟した精子を形成するのに必要なホルモンの血中分泌状況をみることが目的である（表3-1）．ホルモンは血中濃度の変化が睡眠，覚醒により異なり，日内変動をするので，同じ時間帯に採血することが大切である．

図3-1 ● 男性の性・生殖機能別検査

性機能障害を把握する検査
- 勃起障害を把握する検査
- 射精障害を把握する検査

生殖機能を把握する検査

- 血中ホルモン検査
- 男性性・生殖器の形態の触診
- 陰部神経と脊髄の神経反射の検査
- 心理テストと夜間勃起検査
- バイアグラテスト
- プロスタグランジンE₁テスト
- 精管・精嚢造影検査
- 精液検査，精巣生検

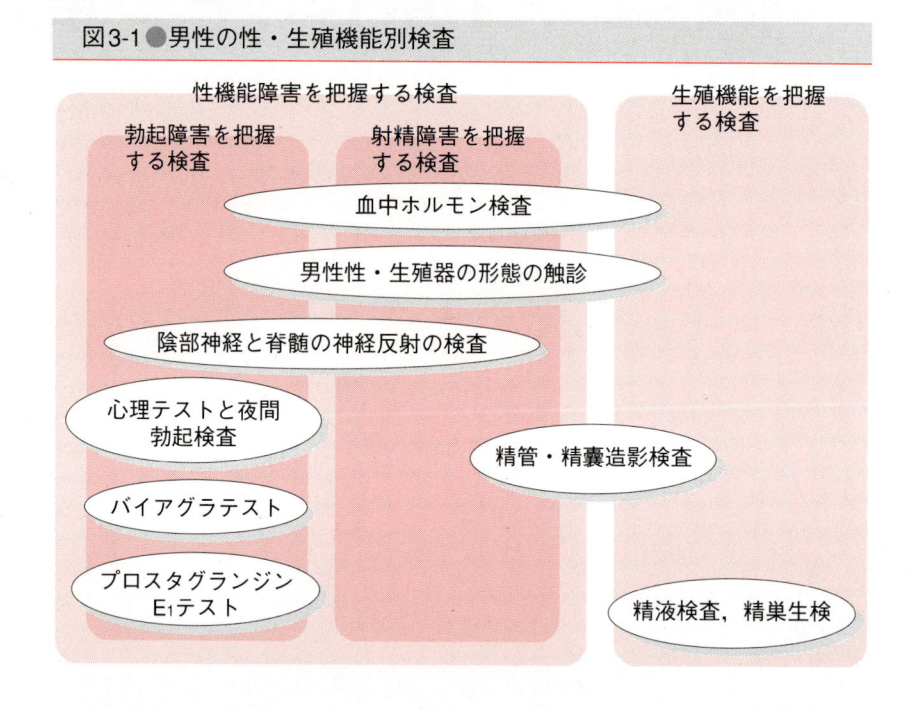

表3-1 ● 血液検査の対象となる血中ホルモン

- 黄体形成ホルモン（LH）
- 卵胞刺激ホルモン（FSH）
- プロラクチン（PRL）
- テストステロン

2 男性性・生殖器の触診

陰茎などの視診および，精巣，精巣上体，精管，前立腺の触診，直腸診，肛門括約筋の緊張状態，球海綿体筋の反射状態，下肢・大腿の動脈触知，精管造影などにより，形態的な変調が性・生殖機能障害に要因として作用しているか否かを判断することが目的である．なお，不妊の原因である精索静脈瘤を確認するときは立位で診察を行う．

(1) **羞恥心への配慮と，検査方法の理解ができるための援助**

他者の目を気にしないで済むように，壁で仕切られている個室を準備し，検査方法を説明する．男性の医療者が検査方法の説明を行うような体制が望ましい．

必要物品はあらかじめ準備しておくことが大切である．

検査時は，股が開いているズボン形の検査着を準備したり，診察時，不必要な露出を避けるため，タオルを使用できることを伝え，肌の露出は最小限にし，羞恥心を軽減する．

(2) **安楽に検査を受けられるための援助**

尿がたまっていると，診察時に不快感が強くなるので，診察前に排尿をしてもらうよう説明する．

触診時には，そのつど，目的と方法を説明してから行う．

直腸診では肛門に指を挿入するので，患者が緊張していると指がスムーズに挿入されない．ゼリーを使用するが，時に冷たさを感じ，患者が不快を感じることがあるので，あらかじめゼリーを温めておき，指を挿入するときは声をかけ，深呼吸を促して緊張を解くようにする．

検査後は，患者にティッシュペーパーや温めたタオルを渡し，ゼリーを拭き取ってもらう．

3 陰部神経と脊髄の神経反射の検査

性・生殖機能は主に自律神経と陰部神経が担っている．自律神経の検査はできないため，陰部神経の機能を検査することで，自律神経障害の推定ができると考えられている．検査は，主に陰茎各所に振動を与え振動量をみる亀頭部振動覚測定と，陰茎電気刺激を与え活動電位をみる球海綿体筋反射潜時測定法がある．

男性性器の形態の触診と同様の援助が必要である．それに加え，電気刺激が加わるときに，痛みを伴うのであらかじめ患者に十分説明を行う．

4 精管精嚢造影の検査

精路の通過障害が疑われる際に行う．検査後に精路などが狭窄を起こす

など侵襲が大きく，CT，MRなどの検査でカバーできるようになったためルーチンでは行わなくなった．

5 心理テストと夜間勃起検査

大脳皮質は，感覚器やイメージからの刺激を，文化的・社会的影響や過去の体験，記憶などに基づいて処理し，性中枢に伝えて性行動を起こさせる重要な器官である．そのため，過去のマイナス体験が記憶として蓄えられていると，性機能障害を起こす．

性機能の検査に先立って心理的要因の影響をみる検査が行われる．

1）心理テスト

うつ傾向，不安傾向などについて質問用紙を用いて検査する．

2）夜間勃起検査（NPT）

就寝時に陰茎に測定器を巻き付けておき，翌朝，測定器具の変化から，夜間に勃起現象がみられたか否かを知る検査である．陰茎測定器は数種類あり，Rigi Scan，ジェクスメーターが主に使用されている．Rigi Scanは，陰茎周径の増大や陰茎硬度を正確に測定できるが高価である．ジェクスメーターは，硬度は測定できないが安価で安全，簡単である．他に切手を使ったスタンプテストなど簡易的な方法もある．

検査は自宅で行うので，検査の目的，模型を使った装置の具体的な装着方法，注意点などを説明し，自宅で安心して適切に実施できるよう援助する．また，自宅で陰茎に装置を巻き付けるので，必要時はパートナー同席のもとで説明し，互いが安心して検査できるよう指導する必要がある．

これらの検査では，結果を自己申告することになるため，見栄を張ったり，障害を認めたくないなどの心理が働くので，判定が不確かになり，信頼性に欠けるという意味で問題がある．

しかし，検査結果は，疑わずに聞く．また，結果が思わしくない場合は，むやみに励ますことはせず，むしろつらさを理解して対応することが大切である．

6 バイアグラテスト

患者は，どこが障害されているのかということよりも，勃起をしたいという気持ちで受診してくる．患者の希望と，心電図や採血，問診などの結果で，バイアグラ®が使用可能な場合は，まず内服してもらい，勃起の状態をみる．それでも勃起が不良の場合は，ほかの検査を行い，障害部位を明らかにしていく．

バイアグラ®は陰茎海綿体平滑筋内の酵素に作用し，勃起を起こすため，血流神経障害のある人では効果がみられないときがある．

この検査で勃起した場合は，ほかの検査はせず，バイアグラ®で治療ができるため，患者の負担は少なくてすむ．

7 プロスタグランジンE_1テスト（PGEA）

血流の障害をみるために行われる血管作動薬であるプロスタグランジンE_1を直接，陰茎海綿体に注射し，勃起の有無，硬度をみる検査である．

注射を行うことで，血管の平滑筋が弛緩して血液が流入し，通常10～15分で勃起が生じ，1～3時間持続して消退する．

副作用として持続勃起症の発生や海綿体の線維化などがある．

(1) 検査目的と方法を理解し，検査が受けられるよう説明する

注射の痛みに対する恐怖心で勃起しないことがある．検査の手順や注射の量，針の太さ，打つ場所を，模型を使って具体的に説明し，恐怖心を取り除く．

男性が説明できる体制が望ましい．

(2) 過度の緊張を避け，安全に検査を受けられるよう援助する

緊張すると勃起しないことがあるので，患者がリラックスできるよう配慮する．なお，1回の検査で判断ができないときには，日を改めて2回目を行うこともあることを説明する．

緊張しているときは深呼吸を促すなど，患者の緊張を和らげるよう声かけを行う．注射時は，事前に声をかけ，心の準備ができるよう援助する．

(3) 副作用を早期に発見し，対応できるよう援助する

急激な血管の拡張により血圧が低下し，ショックを引き起こす可能性があるので，気分不快，低血圧症状を確認するために血圧測定を行う．

持続性勃起が生じた場合は早急に治療が必要となるため，検査終了後4時間が経過しても勃起が消退しないときは，すぐに連絡するよう伝える．

感染の危険があるため，帰宅して性交を行う場合はコンドームを使用するよう指導する．また，感染予防のため抗生物質が処方されているときは，確実に内服するよう説明し，陰茎の発赤，腫脹，発熱が出現したら，すぐ受診するよう説明する．

血流の障害をみる検査はPGEAのほか，カラードプラー，海綿体内圧測定，血管造影などがある．海綿体内圧測定は静脈，血管造影は動脈の障害の有無をみることができる．しかし，侵襲があるため必ず行われる検査ではない．

8 精液検査・精巣生検

1）精液検査

　精液の中の成熟した精子数，運動率，精子の妊孕能を把握する検査である．

　適切に精液の採取ができるよう援助する．

　禁欲生活が短いと精子濃度が低下し，長過ぎると運動率の低下につながる．精液の濃度，運動の改善には射精後3〜5日を要するため，検査前3〜5日間は性交あるいは射精をせず，その後に採取する．また精液は，時間が経つと運動性が低下するため，採取後1〜2時間以内の検査が必要である．その時間内で持ってこられる場所で採取するよう説明する．

　なお，20℃以下で精子は運動率を下げ不可逆的となり，40℃以上で精子が死滅するため，20℃以上から40℃以下に温度を保つ方法で持参する必要性を説明する．

　病院内で精液を採取する場合は，清潔感のある部屋を準備し，心理的要因で性欲減退を引き起こさないよう，性欲の刺激物（VTRの使用など）を用意し，種類もそろえておくようにする．

　精液の採取にあたり，コンドームは精子の運動性を低下させるので使用しない．性交中断の射精は，全量採取できない可能性があるため適していないことを説明する．また，精液は均一な液ではないため，全量，こぼさず容器に直接採取するよう説明する．

　2〜3回以上の精液検査を行い平均値を求めるため，性交をしない日を同じにするよう説明する．

　逆行性射精の場合は，自慰行為の後の排尿を検査し，尿中に精子がみられれば，逆行性射精と判断できる．尿中に精子が存在しないときには，精巣，精管，後尿道部までの機能障害を考える．

2）精巣生検

　精液が無精子の場合に局所麻酔下で行われ，精細管内での成熟した精子の形成障害をみる．片方の精巣で精子がみられないときにはもう片方の精巣の生検も行う．精巣組織を採取するときに肉芽組織が形成され，抗精子抗体が陽性になる危険性がある．精巣生検のときに，精巣内精子回収を同時に行い冷凍保存しておく．

2 性・生殖機能の検査に伴う看護（女性）

　女性は心理的要因が性・生殖機能障害に大きく影響するため，検査を行っただけでは，すべての性機能障害を把握することはできない．そのため，問診が重要な意味をもつ．

　問診については第2章で詳しく述べているので，ここではその他の検査について述べるが，性機能障害に関する検査は生殖機能の障害の検査とほぼ重なっている（図3-2，図3-3）．

1 | 女性性・生殖器の触診

1）内診（双合診）

　通常，左手の示指1本あるいは示指と中指の2本を腟に挿入し，右手で恥骨結合上部の腹壁上から子宮を挟むようにして診察を行う．双合診ともよばれている．

　腟，子宮，卵巣，などの内性器の形，大きさ，性状，可動性などを把握する目的で行う．正常な場合，子宮は触知できる可能性があるが，卵巣は触知できないことが多い．

　内診台を用いて砕石位（殿背位）で行うのが一般的である．

〈検査の目的と方法を説明するとともに，恐怖心と羞恥心を軽減するよう援助する〉

　検査方法，体位について，具体的に説明する．また，膀胱を空にすることで下腹部の緊張を解き，患者の不快感を軽減し，診察を確かなものにするため，問診前に排尿し，内診に臨むよう説明する．ただし，状況によっては尿検査を行う場合もあるので，医師に確認してから排尿を促す．

　内診台に上がる前に下着を脱いでもらうが，内診台へ乗ることへの恐怖心，羞恥心があるため，スカート形の検査着を準備し，羞恥心の軽減を図る．また，診察室は清潔感のある個室を準備する．

　診察者との間を区切っているカーテンを開けていることで，検査者の顔が見えるので安心という患者と，逆に羞恥心が強くなるという患者がいるので，患者の意向に沿って開閉を決める．

　露出部分を最小限にするため腹部や両足にバスタオルを掛け，保温や羞恥心に配慮する．内診台に上がってからは，待たせない．

　内診台の上では，安楽に診察を受けられるよう，股間を十分に開き，両手を胸に置き，静かに口呼吸して腹壁を弛緩させるよう指導する．

図3-2 ● 女性の性・生殖機能検査

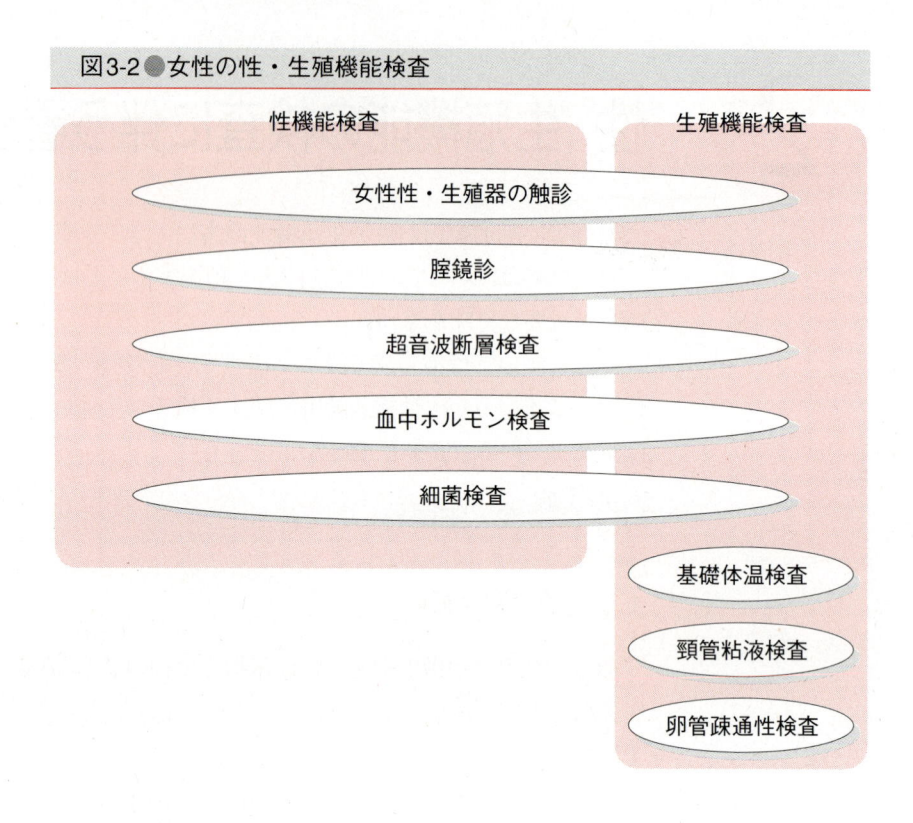

性機能検査 / 生殖機能検査

- 女性性・生殖器の触診
- 腟鏡診
- 超音波断層検査
- 血中ホルモン検査
- 細菌検査

- 基礎体温検査
- 頸管粘液検査
- 卵管疎通性検査

図3-3 ● 女性の性・生殖機能別検査

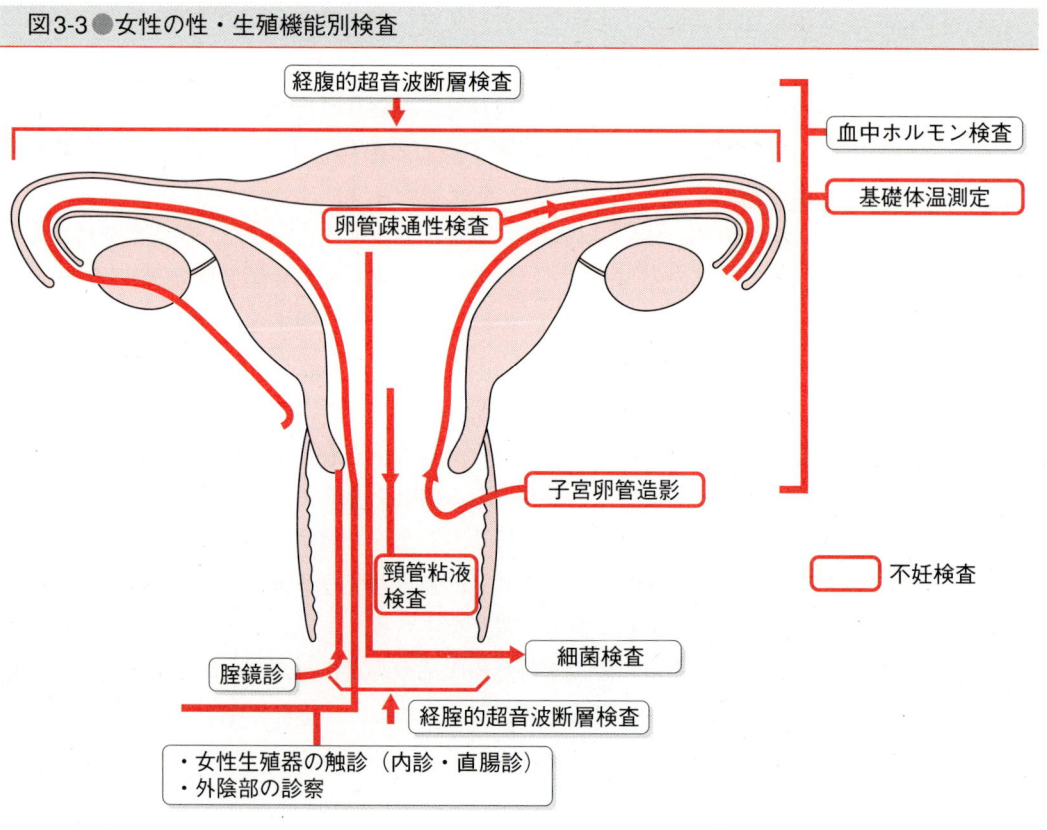

- 経腹的超音波断層検査
- 血中ホルモン検査
- 基礎体温測定
- 卵管疎通性検査
- 子宮卵管造影
- 頸管粘液検査
- 腟鏡診
- 細菌検査
- 経腟的超音波断層検査
- ・女性生殖器の触診（内診・直腸診）
- ・外陰部の診察

☐ 不妊検査

内診中は，看護師は患者から見える位置に立ち，不安感が強い人に対しては，手を握るなどの方法で不安が軽減するよう援助する．

今何がなされているか，次に何をするのかを理解することで緊張感が軽減し，心の準備ができるので，そのつど，声かけを行いながら検査を進めることも大切である．

腟痙攣の患者などで恐怖を感じている人の場合，外性器に触れられるだけで疼痛を訴えることもある．無理をせず，診察がトラウマになって性機能障害を増悪させないよう配慮する．

2) 外陰部の診察

外陰部の炎症やヘルペスなどの性感染症がないかを確認するために行う．

外陰周囲全体を視診し，示指と母指を使って小陰唇を開き，陰核，尿道口，腟口などを確認しながら，湿疹，炎症，白斑，萎縮や腫瘤の有無について観察する．

〈検査の目的や方法を説明し，苦痛なく検査が受けられるよう援助する〉

検査への援助は内診の場合と同様である．

外陰部には多くの神経が走っているので，炎症などがある場合，触れられることで疼痛が生じる．診察後に外陰部を拭くときは，患者の苦痛が最小限ですむよう優しくする．

3) 直腸診

指を肛門から直腸内に挿入し，子宮後面，骨盤結合組織の状態などを知る目的で行う．

〈検査の目的や方法を説明し，安心して検査が受けられるよう援助する〉

内診に準じるほか，緊張感や抵抗感を和らげて検査に臨めるよう，肛門から指を入れて診察すること，疼痛緩和のためにゼリーを使用すること，深呼吸をしてリラックスすることをあらかじめ説明する．

肛門括約筋が弛緩し，指を挿入しやすくするため，また患者の苦痛を軽減するため，指を挿入するときは排便時と同じように腹圧をかけるよう説明する．

2 腟鏡診

腟鏡診は，腟鏡（クスコ）を腟入口部から挿入し，子宮頸部に達したところで開き，腟，子宮頸部，外子宮口およびその周辺の状態を視診し，腟

や子宮頸部の炎症や損傷，子宮腟部のびらんの有無などを観察する．また，分泌物や帯下の有無や量，性状，出血などの状態も観察する．

〈検査の目的と手順を説明し，協力が得られるよう援助する〉

内診に準じるほか，腟鏡の挿入時に違和感があることを伝え，深呼吸を促してリラックスを図り，痛みが軽減できるよう常に声をかける．

腟鏡も異なったサイズがあるので，年齢，性体験や分娩経験の有無などで適切なサイズを選ぶ．腟痙攣のように診察に手間がかかったり，患者が苦痛を感じやすい場合は，耳鼻科用鼻鏡や肛門鏡を使用する．

腟鏡が冷たいと不快感，緊張感が強まるので，保温して使用する．

3 女性生殖器の超音波断層検査

超音波断層検査は，経腹的あるいは経腟的に，探触子を用いて下腹部ないし骨盤内の腫瘍の有無・位置・大きさ・形状，腫瘍内容の判定などを目的に行う．また，生殖機能検査では，卵胞の成熟度や排卵の確認，子宮内膜の厚さを測るために行われる．

超音波は患者にほとんど侵襲を与えないため，画像診断法の第1選択として用いられる．

経腟的検査の特徴は，高周波の超音波を用いているため，探触子の近くは鮮明に描出できるが，探触子から離れると描出力が弱くなることである．

経腹的検査では，探触子から離れた部分でも描出できる．

〈検査の目的と流れを説明し，理解し，協力してもらえるよう援助する〉

経腟的検査では，膀胱内に尿がたまっていると内性器が探触子から離れ，画像が得られない．したがって，検査の前に，排尿するよう指導する．

経腹的検査では，内性器を描出しやすくするため，膀胱に尿を充満させ，腸管を圧排した状態で検査を行う．そのため，検査の2時間くらい前に500mlほどの水分摂取を促し，排尿をしないよう説明する．膀胱が満たされていないときは，膀胱内に，体温程度に温めた生理食塩水を約400ml注入して検査を行う．

また，探触子は使い捨てではないので，経腟的検査の場合は探触子にコンドームをつけて感染を予防する．コンドーム以外でも，水平感染を予防できるものであれば何でもよいが，デリケートな部分に挿入することになるので，できるだけ肌に優しい素材を用いるよう気をつける．

探触子と皮膚の間のすきまをつくらないためゼリーを使用する．衣服に付着しないよう気をつけ，検査後は温かいタオルあるいはティッシュペーパーで拭き取る．皮膚が露出するので，タオルを用いて羞恥心と保温に配慮する．

4 血中ホルモン検査

月経周期はホルモンにより調節されているため，ホルモン測定を行い，ホルモン療法に用いる．

主な検査対象には，テストステロン，エストロゲン，プロゲステロン，卵胞刺激ホルモン，黄体化ホルモン，プロラクチンなどがある．血中エストロゲンやプロゲステロンは黄体中期（高温相の7日目前後）に測定を行うなど，月経周期のホルモンの変動を考慮して行う必要がある．

5 細菌検査

帯下の異常など感染が疑われる場合に，腟分泌物，頸管分泌物，子宮内分泌物に対して行われる検査である．腟鏡を用いて，滅菌綿棒で分泌物を採取し，塗抹標本で顕微鏡検査を行い，細菌，真菌，原虫などの有無，種類を調査する．

細菌を培養する培養検査は顕微鏡検査より優れており，細菌の同定や薬物感受性をみることができる．

〈検査の目的と方法を説明し，協力が得られるよう援助する〉

内診に準じるほか，どんな細菌の検査をするのか，いつ頃に結果が出るのかなど，検査の内容を事前に説明する．また，検体採取前は，外陰部，腟の洗浄，清拭は行わないよう説明する．

腟鏡は乾燥したものを用いる．検査によっては出血する場合もあるので，その可能性がある場合はナプキンを当てる．

6 基礎体温測定

身体活動の影響を受けない最も完全な平静状態である睡眠覚醒直後（布団から出る前，覚醒時であれば同一時刻でなくともよいが，できれば前後2時間以内が望ましい）の体温を，婦人体温計を用いて，舌下もしくは腋窩の同一部位で毎日，測定・記録したものである．

健常な成熟女性の基礎体温は，排卵以前は低体温（低温相）であり，排卵後は黄体が形成されるためプロゲステロンが血中に急増し，プロゲステロンが体温中枢を刺激して体温を上昇させるため高体温（高温相）となる．両相の差が0.3℃以上あれば，排卵があると考えられる．

卵巣機能の状態の判定や，卵巣機能不全，不妊症，月経異常などの原因および治療効果の判定などに用いられる．また，妊娠の早期診断，排卵の有無の判定などにも活用できる．しかし，体温には他に影響する因子があるため，日々の体温測定の誤差を考慮すると，正確な黄体機能を反映しているとはいえない．そのため，血中ホルモン検査や超音波検査などを併用

して信頼性を高める必要がある．

7 頸管粘液検査

1）頸管粘液検査

頸管粘液検査では，腟鏡を用いて注射器などで頸管粘液を採取し，頸管粘液の量，粘稠度（ねんちゅう），牽糸性，結晶形成の変化などを調べる．

頸管粘液は，エストロゲンの増加によって排卵が近づくと量が増え，粘稠度が低下，牽糸性の増大，シダ葉状結晶の形成が起きる．そのため，排卵を推測する検査方法として，超音波検査での卵胞形成の観察と併せて用いられる．

2）ヒューナーテスト

精子が頸管粘膜内に侵入し，子宮腔に上昇していくかどうかをみる目的で行われる．精子濃度を正常に戻すため，3～4日前から性交を禁止し，精子の通過性の最もよい排卵期に性交し，性交後2～3時間後に頸管粘液を採取して，頸管粘液中の精子の数と通過率を鏡検する．運動精子が認められれば，精子と頸管粘液は適合していることがわかる．

〈検査の目的と方法を説明し，パートナーの協力が得られるよう援助する〉

ヒューナーテストでは，前もって卵胞の成熟や頸管粘液の変化を確認し，排卵の時期を予測するために，女性に受診してもらう．また，検査当日の朝に性交を行うことが望ましいため，パートナーに検査の目的を説明し，協力を求める．

8 卵管疎通性検査

ガスや造影剤などを子宮腔内から卵管に注入し腹腔内への拡散をみることにより，卵管が開通しているかどうかを調べる検査である．方法としては，卵管通気法，卵管通水法，子宮卵管造影法などがある．

施行時期は，月経終了2～3日後から排卵までの間に行い，性器出血，排卵後は禁忌である．感染症のある人は上行感染を引き起こす可能性があるため感染症の治療後に行う．

(1) 卵管通気法（ルビンテスト）

子宮外口より子宮腔内にガスを注入し，子宮内圧の変動を描記装置で記録し，そのガスが卵管から腹腔内に漏れる音を聴診することで，卵管の開通を確認する方法である．

卵管通気法では，両側性の閉塞のみ診断ができる．

(2) 卵管通水法

子宮腔内に10mL以上の水を注入し，その抵抗をみて判断する．卵管が閉塞していると数mLの注入でも抵抗が強い．

ほかに経腟超音波下で水が卵管を通過し，ダグラス窩にたまることを確認し，開通の有無をみる方法や，造影剤を水に溶いて注入し，開通をみる方法などがある．

(3) 子宮卵管造影法

子宮腔内に造影剤を10mL注入し，子宮の形状と大きさ，卵管の走行および疎通性，骨盤腹膜の状況，癒着の有無，卵巣腫瘍の有無などをX線撮影によって観察する方法である．卵管周囲の癒着，閉鎖部位を知る利点がある．

女性の内性器の状態や病変の有無を把握するほか，不妊症の診察には不可欠な検査法である．

造影剤には水性と油性があるが，油性は塞栓を生じる危険がある．

腟鏡を挿入した後，カニューレやバルーンカテーテルにより子宮腔内に造影剤を注入し造影する．その後，水性の場合には20分後，油性の場合には24時間後に造影して，腹腔内における拡剤状況を観察し，癒着の有無を判定する．

〈検査の目的と流れを説明し，協力が得られるよう援助する〉

内診に準じるほか，ヨード造影剤の使用により，悪心・嘔吐が出現する可能性があるので，検査前は禁食とし，4時間前からは絶食するよう説明する．

検査後は水分を多く摂り，造影剤の排出を促す．また，悪心・嘔吐，瘙痒感などの症状の出現に注意しつつ観察を行う．

3 性・生殖機能障害の治療に伴う看護（男性）

男性の性・生殖機能障害の治療は，性機能障害の治療と生殖機能障害の治療に分かれる．

性機能障害については，勃起障害の治療（図3-4）と射精障害である早漏・遅漏の治療が多い．薬物，疾患により性機能障害を引き起こしているときには，可能であれば薬剤を変更，中止し，疾患への治療を優先する．

生殖機能障害では，不妊症の治療として，成熟した精子の形成障害，腟内への精子の排出障害への治療がある．

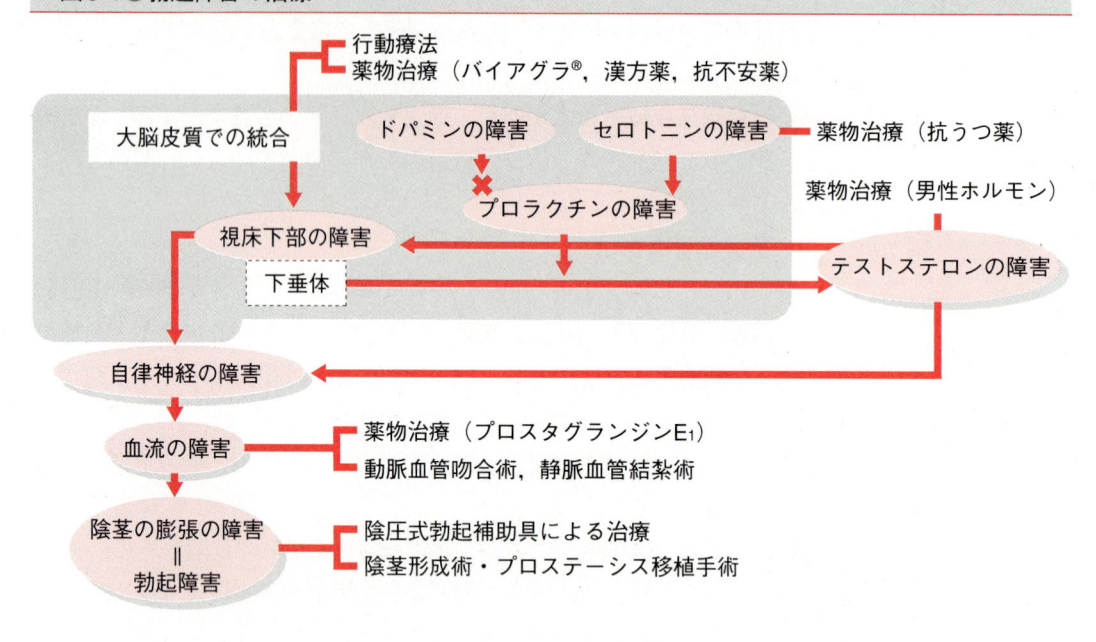

図3-4 ● 勃起障害の治療

- 行動療法
- 薬物治療（バイアグラ®，漢方薬，抗不安薬）
- 大脳皮質での統合
- ドパミンの障害
- セロトニンの障害 ― 薬物治療（抗うつ薬）
- プロラクチンの障害
- 視床下部の障害
- 下垂体
- テストステロンの障害 ― 薬物治療（男性ホルモン）
- 自律神経の障害
- 血流の障害 ― 薬物治療（プロスタグランジンE_1）/ 動脈血管吻合術，静脈血管結紮術
- 陰茎の膨張の障害 ＝ 勃起障害 ― 陰圧式勃起補助具による治療 / 陰茎形成術・プロステーシス移植手術

A 勃起障害の治療

1 勃起不全に対するカウンセリング・行動療法

　勃起不全は多くは心理的要因で生じるため，患者の思いを受容し，肯定的にとらえ，必ずよくなると保証を与え，性行為に自信をもたせて回復させる方法である．

　なお，幼少年期の心的外傷，成育上の問題，心の奥底に潜む抑圧された感情・葛藤などは，精神の領域で専門的に取り扱う．

〈ノンエレクト行動療法〉

　陰茎の皮膚感覚は，勃起するより半勃起のほうが優れているため，陰茎を勃起させない状態で亀頭部だけを腟に挿入し，腟の柔らかさを楽しむことが特徴である．可能であれば，女性上位を勧める．勃起しないでよいといわれると気持ちも楽になる．

〈パートナーと共に治療を受けられるよう援助する〉

　パートナーの協力が必要不可欠であるため，プライバシーや羞恥心に配慮した環境で，パートナー同席のもとに説明を行い，理解してもらう．その際，女性看護師が同席し，女性の立場での不安，思いを受け止め，理解を助けることが大切である．

パートナーが欲求不満になる可能性があるので，ノンエレクト療法の終了後は，パートナーに感謝の意を込めてサービスすることが重要になる．パートナーと話し合ってその方法を考えるよう勧める．

2 勃起障害に対する薬物治療

(1) 勃起不全治療薬

クエン酸シルデナフィル（バイアグラ®），塩酸バルデナフィル水和物（レビトラ®）は勃起を起こし，それを維持するための薬物であり，陰茎海綿体平滑筋の酵素に作用し，勃起を起こす．

一方で様々な随伴症状あるいは副作用の危険があるために，慎重に適応を考慮する必要がある（表3-2）．硝酸剤，一酸化窒素（NO）供与剤を服用している人は，勃起不全治療薬の使用により血圧低下をきたし，死に至ることがある．

〈安全に薬物治療を受けられるよう援助する〉

既往歴および現病歴を確認し，現在使用している薬剤を持参してもらい，患者の現在の状況を把握する．

硝酸剤，一酸化窒素（NO）供与剤は，内服薬だけではなく，舌下錠，スプレー，貼り薬などにも使用されているため，使用している薬をすべて確認する必要がある．

禁忌項目を理解し，その項目に該当した場合にはバイアグラ®の内服を中止し，医師に相談することができるよう援助する．また，副作用を理解し，出現時には内服を中止し，医師に相談することができるよう援助する．

性行為の1時間前に内服することを伝える．

(2) 漢方薬

様々な漢方薬が用いられる（表3-3）．このうち八味地黄丸，補中益気湯，桂枝加竜骨牡蛎湯，柴胡加竜骨牡蛎湯は保険適用となっている．

桂枝加竜骨牡蛎湯，柴胡加竜骨牡蛎湯は，心理的抑制に効果があるといわれている．

投与は対象者の自覚症状と他覚症状に基づいて行われる．

表3-2 ●勃起不全治療薬の副作用と禁忌

副作用	禁忌
バイアグラ®：視覚異常 レビトラ®：鼻炎が一過性に出現 共通：顔面のほてり，頭痛，頭重	硝酸剤，一酸化窒素（NO）供与剤の使用，本剤または添加物への過敏症がある人，重篤な肝機能障害，低血圧，未治療の高血圧症，脳梗塞，脳出血，心筋梗塞，網膜色素変性症

表3-3 ● 勃起障害に使用される漢方薬

八味地黄丸
補中益気湯
桂枝加竜骨牡蛎湯
柴胡加竜骨牡蛎湯
六味地黄丸
牛車腎気丸
大柴胡湯

(3) 抗不安薬

心理的要因から生じている不安を軽減させることを目的とする．

ブロマゼパム（レキソタン®），メダゼパム（レスミット®）などが用いられる．

〈安心して治療を受けられるよう援助する〉

安心して内服できるよう，副作用（持続性勃起，低血圧，眠気）とその対応について説明する．

持続性勃起は早期に対応しないと機能的な勃起不全になるため，4時間以上にわたり持続するときは医師に連絡する必要があることを説明する．

急に立つと低血圧を生じやすいので，臥位から座位，立位へとゆっくり動作するよう指導する．

内服により眠気が誘発されるので，車の運転は避けるよう説明する．

(4) 抗うつ薬

塩酸トラゾドン（レスリン®）が用いられる．

セロトニンの再取り込みを阻害することにより勃起を促す．

持続性勃起，低血圧，眠気の副作用がある．

援助の方法は抗不安薬に準じる．

(5) 男性ホルモン

テストステロンの欠乏を改善し，勃起を促す．2週間ごとの筋肉注射が行われる．しかし，癌細胞の発育を促進する作用があるため，前立腺癌の検査を行い，腫瘍マーカーで確認してから治療が開始される．

この治療法は，肝障害や脂肪の代謝異常を招く危険があるので注意する．

(6) プロスタグランジンE_1

血管拡張薬は陰茎海綿体平滑筋を弛緩させることで勃起を起こす．血管拡張薬にはプロスタグランディン®，パルクス®などがある．バイアグラ®が出現するまでは第1選択薬であり，バイアグラ®の適応にならない人には現在も使われている．

副作用に，持続性勃起（6時間以上の勃起）がある．

なお，注射と内服の方法があるが，陰茎に直接注射したほうがより高い

効果が得られる．また，日本では静脈注射と同様に考えられていることから，自己注射が許可されていないため，外来で注射し，近くのホテルで性交するケースも多い．ただし，医師の厳重な管理のもとで自己注射を認めている施設もある．

〈安全に薬物治療を受けられるよう援助する〉

注射後10〜15分で勃起するため，自宅で適切に行える手技をマスターできるよう指導する．

必要物品の準備，刺針部の理解，清潔操作ができるよう指導する．

アンプルから注射液を注射器に入れ，注入できるかどうかを確認する．

使用した注射器，アンプルは医療廃棄物であるため，外来に持参するよう依頼し，持参しないときは新しいセットは渡せないことを説明する．

副作用である持続性勃起，陰茎痛，海綿体線維化，不整脈，めまい，低血圧，眠気についての早期対応について説明し，理解してもらう．

3 陰圧式勃起補助具による治療

内服薬が使用できない人への治療であり，勃起障害の要因がどのようなものであっても使うことができる．

シリンダー内に陰茎を挿入し，ポンプ（手動もしくは電動）で吸引し，シリンダー内を陰圧にすることで海綿体内の血流を高め，勃起状態にする．その後，リングで陰茎根部を絞扼して勃起を持続させる．

この治療に用いられる器具は，数種類が厚生労働省の許可を受けてはいるが，保険適用外とされている．

ビデオで使用方法を見ることができ，大きな副作用がなく，いつでも何回でも使用できるので経済的である．

慣れないうちは陰嚢までシリンダー内に吸収してしまったり，リングを絞めることで疼痛や不快が生じることがある．なお，血流を止めているためパートナーは陰茎を冷たく感じ，ムードに欠ける可能性がある．また，陰茎が虚血状態になり，血流不全により壊死などを起こす危険性があるため，30分以上の使用は危険であり，射精時に不快感が伴うこともある．ほかには皮下出血，血腫形成，皮膚の亀裂などが生じる可能性がある．

〈パートナーと共に治療を選択し，安全に使用できるよう援助する〉

性交に使用するため，パートナーの理解が必要である．器具の使い方，利点，欠点，副作用について模型を使って具体的に説明し，経済性を含め，2人で相談して使用する器具を決めてもらう．パートナーが安心できるよう女性看護師が同席し，羞恥心に配慮した環境で説明することも必要である．

〈安全に使用できるための援助〉

患者が手技を習得し，危険なく使用できることを確認する．

30分以上は使用しないこと，皮下出血，血腫形成，皮膚の亀裂が生じる可能性について理解してもらい，副作用の出現時は使用をやめ，早期に受診するよう説明する．

4 勃起障害に対する外科的治療

動脈血管吻合術，静脈血管結紮術，陰茎形成術，プロステーシス移植手術などがある．薬物による療法，陰圧式勃起補助具による治療が適応でない人に用いられる．

1）動脈血管吻合術

陰茎海綿体に流入する血液量を増加させる目的で，以下の血行再建術が行われる．

血行再建術には，陰茎亀頭への過剰な血流，陰茎浮腫，持続性勃起症，陰茎知覚低下，感染などの合併症，副作用がある．

2）静脈血管結紮術

陰茎から流出する血液量を減少させる目的で，流出静脈の切除，結紮や塞栓術が行われる．

陰茎の知覚障害，陰茎の短縮，感染などの合併症，副作用があり，勃起障害の再発率が高い．手術後は創部離開を防ぐため，約1〜2か月は性行為を禁止する．

3）陰茎形成術

陰茎彎曲症が強く，腟内への挿入が困難，抜けやすい，性交痛があるときに行う．

硬結切除，静脈移植手術などを行う．手術後2か月は性行為を禁止する．

4）プロステーシス移植手術

薬物療法，陰圧式勃起補助具療法が適応ではない人に用いられる．

プロステーシスを陰茎に挿入することで勃起を維持する方法である．

陰茎海綿体が破壊されてしまうため，他の治療で効果のみられなかった人に対する最終的手段となる．ノンインフレータブル型，インフレータブル型の2つのタイプがある．

(1) ノンインフレータブル型

プロステーシスを陰茎海綿体に直接挿入する方法で，日帰り手術が可能

なため費用が少なく，個々の陰茎の長さや太さに応じて調節できるなどの利点がある．

日常的に陰茎は長くなっているが，屈曲させておくことができるため邪魔にならず，性交時に陰茎を伸展させて固定でき，性交が可能になる．ただし，屈曲するときに音がするという欠点がある．

(2) インフレータブル型

プロステーシスを陰茎に，ポンプを陰嚢に，リザーバーを膀胱の前方あたり（レチウス腔）に挿入する方法で，入院して腰椎麻酔，硬膜外麻酔を行ったうえで実施する．

必要時に陰嚢内のポンプを押すことでリザーバー内の液体がプロステーシス内に移動し勃起を起こす．不要になれば，陰嚢内の皮下にある弁を押し，液体を戻すと勃起が消退する．

利点は，自然な勃起が得られることだが，入院しての手術が必要となるため，ノンインフレータブル型より費用がかかるという欠点がある．また，器具のトラブルが生じるという問題もある．

手術による合併症があり，必ずしも患者の期待どおりにはならない場合がある．合併症には，一過性の陰茎の浮腫，感染，組織の圧迫壊死または循環不全によるプロステーシスの脱出，プロステーシスの故障，性交時の陰茎が小さい，冷たい感じ，異物感，痛みなどがある．

術後1～2か月は性交を禁止する必要があり，その後の性交時にはゼリーを使用しなければならない．また，射精感が改善するとはかぎらない．

B　射精障害の治療

早漏・遅漏のうち，遅漏に関しては，パートナーの不満（オーガズム期のズレや性器の痛みなどによる）が特に強い場合でなければ，当事者には"精力がある"という自信につながるため，受診の対象になることはあまりない．逆行性射精は，挙児を希望するとき治療の対象となる．

1 早漏に対する行動療法

早漏に対する行動療法としては，セマンズ法とスクイーズテクニック法が知られている．陰茎の刺激に対する閾値を上げることによって，射精を遅らせる方法である．

(1) セマンズ法

パートナーが男性性器を用手的に刺激し，射精感が生じたら刺激を中止する．その後，射精感が弱まったら再び刺激を加えることを繰り返し，射精感をコントロールしていく方法である．

(2) スクイーズテクニック法

パートナーが用手的に陰茎を刺激し，射精感が生じたらパートナーが陰茎を強く圧迫し，また射精感が弱まったら再度，刺激を与えるという形で射精感をコントロールしていく方法である．

2 早漏に対する薬物治療

抗うつ薬は，セロトニンの再取り込みを阻害することにより早漏の改善を図る目的で使用される．マイレン酸フルボキサミン（デプロメール®，ルボックス®），塩酸パロキセチン（パキシル®）などの薬物が用いられるが，低血圧症状や眠気などの副作用が生じることがある．

なお，陰茎・亀頭の神経過敏を抑制する薬物として，リドカインとプリロカインのクリームがある．

〈安全に薬物治療を受けられるよう援助する〉

低血圧症状，眠気などの副作用のあることを理解して安全に内服し，対応できるよう指導する（「本節A－2 勃起障害に対する薬物治療」の項参照）．女性のオーガズム前に射精が終了し，女性が満足できない可能性があるので，お互いが性交以外で身体的・精神的満足が得られる方法を見出せるよう援助する．

3 逆行性射精に対する薬物治療

内尿道口閉鎖を引き起こすために，塩酸イミプラミン，塩酸エフェドリンを使用する．安全に薬物治療ができるような援助が必要である．

C 不妊（男性側の要因による）の治療

成熟した精子形成の障害と腟内への精子の排出障害についての治療の場合は，治療効果をみるために1～2年の期間が必要となる．最近，生殖補助医療技術が進んできているが，患者，パートナーの年齢や経済的状態，人生設計を踏まえ適切な治療を選択できるように，情報提供を行うことが大切である．

1 成熟した精子形成の障害に対する薬物治療

成熟した精子形成の改善が期待できるときに行う．精子形成の1クールは74日間であるため，約3か月間は治療を行い効果をみる必要がある．

(1) ゴナドトロピン補充療法

テストステロンの生成を促進する作用があるhCGと精子の形成を促進する作用があるhMGを併用する．自分で筋肉注射を週に2～3回行う．

投与期間は2年間程度である．

(2) **抗エストロゲン療法**

視床下部と下垂体に働きかけ，テストステロン産生を促進するためにクエン酸クロミフェンを投与する．

(3) **ブロモクリプチン療法**

プロラクチン分泌抑制作用がある．

(4) **ビタミン剤**

ビタミンB_{12}，ビタミンEがあり，精巣組織の代謝，循環動態を活性し精子の形成，運動能の改善，維持を目的としているが，根拠については不明な点が多い．

(5) **漢方療法**

補中益気湯，八味地黄丸，牛車腎気丸があり，精子濃度，精子運動率の改善効果があるといわれているが，根拠については不明な点が多い．

(6) **抗菌剤**

感染症の場合に服用する．

2 成熟した精子形成の障害に対する外科的治療

精索静脈瘤や停留精巣のときに造精機能の改善が期待できる場合に行う．精索静脈瘤は，全身麻酔下で静脈を結紮する．精液所見の改善には1年以上を要する．

3 腟内への精子の排出障害に対する外科的治療（精路再建術）

挙児を希望する場合，閉塞した精路を吻合して精液の中に精子を出現させる．手術後は，出血防止のために24～36時間は安静を保つ必要がある．精液所見の改善には1年以上を要する．

4 性・生殖機能障害の治療に伴う看護（女性）

女性の性・生殖機能障害の治療は，男性と同様に，性機能障害の治療と生殖機能障害の治療に分かれる．

性機能障害には心理的要因が多く関係しており，それらについては，共感，保証により，患者が自身の問題に気づき，整理していけるよう支援する．また，性交だけが性行為ではないこと，愛撫などの性交以外の行為や，それによって得られる満足感，カップルの間で生まれる連帯感の大切さを伝える．

生殖機能障害でも，治療の経過によってはストレスを強く感じる場合が

ある．そのため，心理的な問題が大きいときは，精神領域の専門家へ紹介するなど，他職種と連携して治療にあたる必要がある．

A 性欲障害の治療

1 性欲障害に対する行動療法

性機能障害では，行動療法が主な治療になることが多い．行動療法の目的は，患者自身が変わっていくのを援助することであり，手術のように，治療者が患者を変えることはできない．

1）行動療法を行ううえでの注意点

行動療法を行ううえでの看護の注意点は以下のとおりである．
①行動療法では，患者が家で行う練習が大きな意味をもつ．練習の課題を決める場合は，まずは少しの努力でできるものから始める．患者と一緒に練習の内容や目標，ペースを決め，患者が積極的に参加できるように計画する．
②練習は，いつ，どこで，どのように行ったかを記録に残すように説明する．練習の結果は詳しく聞き，失敗などを参考に計画を修正する．
③失敗については，患者自身を責めず，患者が非難されていると感じないようにする．計画のなかに問題がなかったか検討するようにする．
④あらかじめ，練習を行ううえで発生しやすい問題について説明し，問題が生じたら，いつでも相談にのることを伝えておく．練習に伴う否定的な感情を傾聴する．
⑤カップルの間での治療に対する意欲や，治療の負担の違いを評価し，関係を調整する．
⑥練習をとおして，「障害を治してもらおう」という気持ちから，自分で治そうとする自立した態度へと変化できるように支援する．

2）性的空想

恋愛小説やコミックを読んで性的雰囲気に浸ったり，ポルノグラフィーなどを使って性的空想を行う．空想の内容はどのようなものでもよい．
性的空想やポルノグラフィーなどから与えられた性的刺激から，心理的な性的興奮が生じるようになれば，感覚集中訓練に移る．

2 性欲障害に対する薬物療法

女性の性欲にはテストステロンが重要であり，性欲障害の場合はテスト

ステロンの補充療法を行う．わが国では，男女混合ホルモンのデポー剤であるテストステロン4.76mg（ボセルジョンデポー®），エナント酸テストステロン50.2mg（ダイホルモンデポー®）などの筋肉注射が用いられるが，現在はまだ，適切な製剤がない．

男性ホルモンの量がやや多いため，長期使用では，多毛や声の低音化といった男性化作用や，にきびが現れる．

そのほか，内服薬としてメチルテストステロン25mg（エナルモン®）があるが，肝障害の危険がある．

〈継続して治療を受けられるよう援助する〉

長期間（3～6か月）投与を続けることで効果が現れるため，ホルモン治療を中断することなく，確実に受けることが必要であることを説明する．そのため，ホルモン療法の目的，投与方法が理解できるよう，わかりやすく説明する．

B 性的興奮障害の治療

1 性的興奮障害に対する行動療法

性的興奮障害の行動治療の中心になるのは感覚集中訓練（sensate focus exercise）である．

感覚集中訓練は，性的な快楽に身体の感覚を集中すること，特に女性は心理的な抑圧を取り払い，快楽にエゴイスティック（利己的）になることを学ぶのが目的である．

この訓練は，その他の性機能障害にも有効である．

感覚集中訓練は5つの段階に分かれている（表3-4）．

表3-4 ● 感覚集中訓練

感覚集中訓練（以下，SF）は5段階に分けて行う．	
SF Ⅰ	性器を除いてお互いのからだを交互に愛撫し，相手のことを配慮せず，利己的に全神経を与えられた感覚や官能に集中し，タッチングを受け入れることを楽しむ
SF Ⅱ	SF Ⅰに性器へのタッチングを加えたもの．オーガズムには至らない程度で行う
SF Ⅲ	女性上位で，何度か，短時間挿入する．自己刺激またはパートナーからの手や口による刺激でオーガズムに至る
SF Ⅳ	女性上位で，オーガズムに至るまでペニスを腟内にとどめる
SF Ⅴ	男性上位で，オーガズムに至るまでペニスを腟内にとどめる

出典／中村幸雄，勝又木綿子：日産婦誌，55（12）：408，2003．より，一部改変．

2 性的興奮障害に対する薬物療法

1）女性ホルモン補充療法

閉経によるエストロゲンの欠乏にはホルモン補充療法（HRT）が行われる．子宮内膜癌の発生リスクを低くするために，結合型エストロゲン（プレマリン®）0.625mg/日と，酢酸メドロキシプロゲステロン（プロゲスチン®）2.5mg/日を内服する．または，エストリオール腟坐薬（ホーリン®）1mgを2回/週投与する．乳癌，心血管疾患，骨粗鬆症のリスクを回避しつつ，腟粘膜萎縮を防止できる．

〈継続して治療を受けられるよう援助する〉

毎日飲み忘れないようにする必要がある．そのため，ホルモン療法の目的，投与方法が理解できるよう，わかりやすく説明する．

副作用として，悪心，食欲不振・亢進，体重増加などの症状や，血栓を起こすことがある．それらの副作用について理解し，自己判断で中止することがないよう説明し，副作用を軽減でき，治療を継続できるよう援助する．

2）抗不安薬，抗うつ薬

不安のため，感覚集中訓練がうまく行えない場合は，抗不安薬や抗うつ薬を用いることがある．

この場合，副作用の低血圧や眠気に注意するよう説明する．

C オーガズム障害の治療

1 オーガズム障害に対する行動療法

オーガズム障害の行動療法には，性的空想，感覚集中訓練，マスターベーション，骨盤底筋群の訓練がある．性的空想と感覚集中訓練は，「A性欲障害の治療」と「B性的興奮障害の治療」の項を参考にされたい．

1）マスターベーション

マスターベーションでは，外性器の小陰唇と陰核を，最初は手で優しく刺激する．徐々に刺激を強くし，性的緊張が増してオーガズムが得られるようにする．時にはバイブレーターを勧める．

性に対する罪悪感や不潔感があり，マスターベーションに対して抵抗を感じる人もいる．そのため，マスターベーションという言葉を用いず，

「自分へのタッチング」と表現したり，オーガズム反射を起こすにはマスターベーションによって感覚を開発する必要性があることを説明する．

心理的抑圧が強く，オーガズムを開放できない場合には心理療法を考慮する．

2）骨盤底筋群の訓練

オーガズム障害の要因として，加齢による骨盤底筋群の劣化があげられる．

性的刺激を受けても腟周囲の筋が弛緩しているとオーガズムに至らない．そこで，骨盤底筋群の筋力回復を目的にゲーゲル体操を行う．これは，腟周囲の筋肉を収縮させ，数秒後に弛緩させることを繰り返すものである．最初はこの感覚がわかりにくいので，排尿中に排尿を止めるようにするとよい．

D 性交障害の治療

1 性交障害に対する行動療法

性交障害の行動療法には，身体の観察，感覚集中訓練，腟への挿入練習がある．

1）身体の観察

誤った解剖学的知識から，性交に対して強い不安を抱いていることがある．そのような場合には，意識的に外性器や腟を見るように指導し，性器に対する現実的な感覚を養う．

2）腟への挿入練習

腟痙攣などの器質的な問題がないにもかかわらず，腟への陰茎の挿入ができない場合は，陰茎の挿入を治療目標として，段階的な課題を設定しながら練習を始めていく．

患者本人およびカップルの課題として，性器に触れる，腟への綿棒の挿入から始め，タンポンのアプリケーター，指1本，指2本，サイズの違う腟ダイレーター，最終的には陰茎の挿入へと段階的に練習していく．

2 性交障害に対する薬物療法

加齢などで腟分泌が低下している場合は，女性ホルモン療法に併用して，水溶性の腟潤滑ゼリー（リューブゼリー®，K-Yゼリー®など）を使用す

る．清潔な指に適量のゼリーをとり，女性の腟入口部や，男性の陰茎に十分に塗る．

腟潤滑ゼリーは無香料であるため，かぶれる心配はない．また水溶性なので，簡単に拭くか洗い流すことができる．ただし，薬物が入っているわけではないので，避妊の効果はないことを十分に説明しておく必要がある．

3 性交障害に対する外科的治療

生殖器に器質的な問題があり，性交が障害される場合には外科的治療が適応となる．具体的には，人工造腟術，会陰裂傷修復術などがある．

ここでは，器質的な問題が生じた後の治療について述べる．

広汎性子宮全摘出術のように，あらかじめ性交への障害の発生が予測される場合には，疾患の治療が優先されるのはもちろんだが，腟再建術の検討や性交障害についての説明，術後のフォローも大切である．

1）人工造腟術

腟欠損や腟閉鎖に対して，円滑な性生活を可能にするために行う．腟入口部を切開し，膀胱，直腸の間を剝離し，腟管に相当する部分を作成する．術後，腟狭窄を予防するために腟ダイレーターを挿入する．

〈適切な治療を受けられるよう援助する〉

人工造腟術は腟の形成を行うものなので，不妊の治療にはなりえない．患者には，パートナーを含めて，治療の内容，限界，予後などについて十分な説明を行う．

生殖器の器質的な障害を抱えた人は，プライベートな問題であるだけに他人に相談することもできずにいることがある．同じ障害をもった患者同士，わかりあえる部分も多くあるので，必要時には，先天的腟欠損症のサポートグループや患者会の紹介も行う．

2）陳旧性会陰裂傷修復術

会陰裂傷や切開の傷が瘢痕化して性交痛が生じることがある．このような場合，腟壁や直腸壁の瘢痕部に沿って切開し，直腸壁の瘢痕部を十分に切除，会陰の再形成を行う．

術後は創部の清潔を保つことが大切である．

E 不妊（女性側の要因による）の治療

不妊症の治療は，排卵のタイミング指導，排卵刺激，人工授精，生殖補

助技術による体外受精と段階を経て進んでいく．また，これらのほかに，子宮や卵管に器質的な障害があれば，卵管形成術や子宮筋腫核出術などの治療を行う．

通常，排卵の有無を確認し，排卵のタイミング指導を経て，排卵刺激や人工授精に進んでいくのは，治療を開始して半年くらい経ってからである．生殖補助医療技術に進んでいくのは，その後さらに2年程度経過してからである．この間，妊娠への期待や，なかなか妊娠できないことへの不安や焦りを感じながらも，頻回な受診のために生活を変え，検査や治療を受けている．その経過のなかで，治療に対する夫婦間の考えの違いや，金銭的問題などの危機を乗り越えながら，納得のいく治療や意思決定ができるように支援していく必要がある．

なお，生殖補助医療技術や，生殖器の器質的障害への治療は専門書を参考にされたい．

1 成熟した卵形成の障害と排卵の障害への治療

1） 排卵のタイミング指導

基礎体温の変動と，超音波断層検査による卵胞の発育状態を経日的に調べること，尿中エストロゲンの測定，頸管粘液検査によって排卵を予測する．

基礎体温では，排卵は，低温相の最終日とその前後3日間に起きることが多い．また，卵胞の発育では，卵細胞の直径が18〜20mmになったところで排卵が起きる．これらを観察し，排卵のタイミングで性生活をもつように指導する．

2） 排卵刺激

無排卵症あるいは黄体機能不全のある患者に対して行う．使用する薬剤によって治療の方法や作用に若干違いがある．また，卵巣過剰刺激症候群や多胎妊娠などの問題もあり，副作用を含めた説明を十分に行っておく必要がある．

(1) クロミフェン療法

クロミフェンは抗エストロゲン薬であり，視床下部のエストロゲン受容体に作用して，ゴナドトロピンの分泌を刺激する．

ゴナドトロピン療法に比べて副作用が少なく，また連日の投与を必要としない．

(2) ゴナドトロピン療法

月経の第3〜5日目からヒト閉経期尿性ゴナドトロピン（hMG*）の筋

hMG：human menopausal gonadotropin

注あるいは皮下注射の連日投与を開始する．途中，超音波断層検査で卵胞の成熟度を確認し，血中エストラジオール値を測る．卵胞が十分に成熟した時点で，ヒト絨毛性ゴナドトロピン（hCG*）の投与を行う．

ゴナドトロピン療法では，多胎妊娠や卵巣過剰刺激症候群のリスクが高くなる．そのため，患者に治療内容や副作用，腹部膨満感，下腹部痛，悪心，嘔吐，尿量減少，体重増加などの卵巣過剰刺激症候群の症状を事前に十分説明しておく必要がある．

hCG：human chorionic gonadotropin

2　受精と着床の障害への治療

1）人工授精

排卵期であることを確認し，経腟的に，精子を人工的に女性の子宮腔内へ注入する．注入後は骨盤高位にして約1時間，安静にさせ，感染予防のために抗生物質を内服させる．

精子の運動性が悪い場合は，遠心分離法によって精液を凝縮させたり，運動精子を選別するなどの処理を行った後に注入する．

2）着床障害への薬物療法

(1) 黄体機能の障害に対する薬物療法

黄体機能不全によって子宮内膜が十分に増殖しない場合には，黄体ホルモン製剤（プロゲスティン®）の投与を行う．

(2) 不育症への薬物療法

妊娠はするが流産を繰り返してしまうものを不育症という．自己免疫異常や，胎児や胎盤を異物としてとらえてしまう同種免疫異常が要因である．このような場合，免疫抑制療法として妊娠初期からプレドニン®，アスピリン，ヘパリンの投与や夫リンパ球皮内免疫療法*などを行う．

夫リンパ球皮内免疫療法：同一パートナーとの間に3回以上連続する自然流産があり，そのうち2回以上は児の染色体異常を伴っていない患者に対し，パートナー（夫）のリンパ球を4～6週間おきに2回以上皮内注射する方法．

第4章

性・生殖機能障害をもつ患者の看護

A 前立腺癌（性機能障害）患者の看護

　前立腺癌の多くは，前立腺の外腺に発生する腺癌である．加齢とともに発生頻度が高くなるが，その一方で，血中の男性ホルモンが少なくなると癌は萎縮するという特徴もある．早期には症状が乏しく，まったく無症状のこともあるが，最近は腫瘍マーカーのPSA値の異常を指摘され，精査の結果，前立腺癌と診断されるケースが増加している．

1）前立腺癌の症状と治療

(1) 前立腺癌の症状

　尿道に浸潤すると，排尿困難，膀胱刺激症状（頻尿），血尿，尿閉などの症状がみられ，さらに浸潤が進むと，会陰部の不快感，疼痛などの症状がみられるようになる．また，膀胱浸潤が両側尿管に及ぶと，水尿管症，水腎症となり，腎不全による尿毒症症状が現れる（図4-1）．

　さらに，リンパ節転移や骨転移もしばしば起こる．リンパ節転移が生じた場合には，その部位の腫脹や疼痛が生じる．一方，骨転移の場合は，初期には無症状であるが，骨転移の部位が骨折を起こしたことで癌の存在に

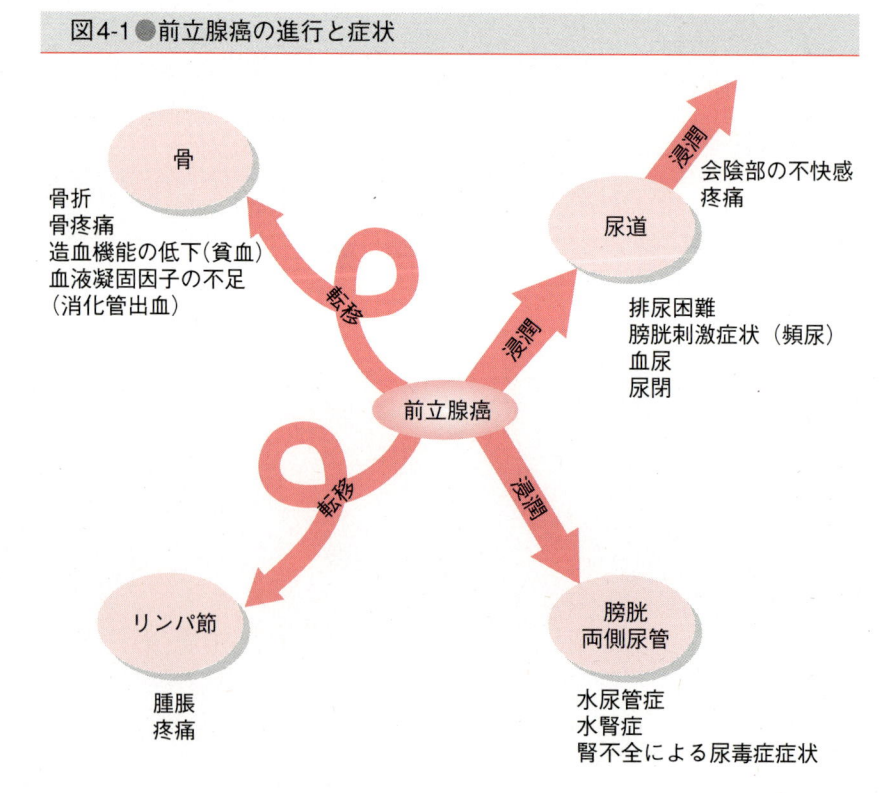

図4-1●前立腺癌の進行と症状

骨
骨折
骨疼痛
造血機能の低下（貧血）
血液凝固因子の不足
（消化管出血）

尿道
浸潤
会陰部の不快感
疼痛
排尿困難
膀胱刺激症状（頻尿）
血尿
尿閉

前立腺癌
転移
浸潤

リンパ節
腫脹
疼痛

膀胱
両側尿管
水尿管症
水腎症
腎不全による尿毒症症状

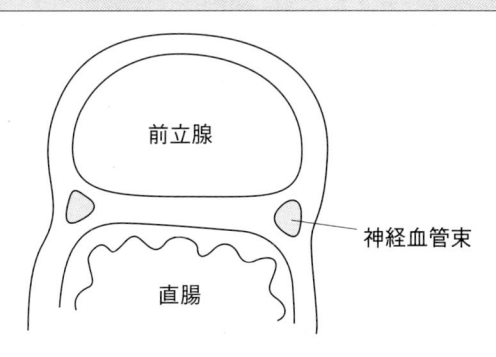

図4-2 ● 前立腺と神経血管束の位置

気づくこともある．骨転移の末期には，耐えがたい骨疼痛を生じるとともに，骨髄における造血機能の低下による貧血，血液凝固因子の不足による消化管出血を起こすこともある．

(2) **前立腺癌の治療**

前立腺の治療には，根治的前立腺摘除術がある．

根治的前立腺摘除術は，従来は臓器の切除時に，前立腺に隣接している神経血管束（自律神経の末梢枝である海綿体神経を含む）を一緒に切除していたため，性機能障害，失禁などがみられた（図4-2）．現在は，生活の質を考え，癌の進行度に応じて神経を温存する方法が行われるようになっている．しかし，勃起機能不全や失禁は，まだ完全に解決されていないのが現状である．

患者にとっては，癌になったことで生命の危機への恐怖を抱くだけでなく，男性性の喪失からパートナーとの関係の維持困難，生活意欲の低下が生じる可能性もある．また，パートナーにとっても，生活を変えざるをえない出来事となる．

2）アセスメントの視点と情報収集

(1) 手術後の縫合不全と出血の危険性，および防止の理解の把握

膀胱と尿道の縫合不全を防止するため，術後は止血目的で膀胱留置カテーテルを下肢に固定し，牽引する．患者が牽引の目的と下肢の伸展位保持の必要性をどのように理解しているかを把握し，観察を行う．

また，前立腺周囲は血管に富んでいるため，術後は吻合部からの出血により，血尿の可能性がある．したがって，術前には血液データで出血傾向を把握し，術後は創部からの出血の推察と尿の性状を観察する．

(2) 尿閉の予防の情報収集

膀胱尿道吻合部の安静と，出血による尿道の閉塞を予防するために尿道カテーテルを留置する．

閉塞を起こすと膀胱内圧が高まり，吻合部の安静が保てず，治癒が遅れ，ひいては患者がつらい思いをする．

手術前に，患者が尿閉の症状と対応をどのように理解しているかを把握することが大切である．また手術後は，患者の自覚症状や，尿量，腹部膨満感，外尿道口からの尿漏れを観察する．

(3) 手術により生じる勃起不全の理解と受け止め方の把握

手術による神経の損傷から，勃起不全を引き起こす可能性がある．男性性の喪失のみならず，自尊心の低下や羞恥心を抱くことにつながり，パートナーを避け，良好な関係の維持が困難となりかねない．

したがって手術前に，患者およびパートナーが勃起不全と性生活の変化を理解し，どのように受け止めているかを明らかにしておくことが大切である．また手術後は，創部が落ち着き，余裕が出始めたら，患者とパートナーがどのように受け止め，行動変容を起こそうとしているかを把握するようにする．

(4) 手術により生じる失禁の理解と受け止め方の把握

手術による外括約筋の損傷や，膀胱留置カテーテルにより，尿道括約筋の機能低下を招き，失禁が起きる可能性がある．失禁は，自尊心の低下や羞恥心を引き起こすおそれがある．また頻尿や尿臭を気にし，生活活動範囲が限局されることにより生活意欲が減退し，生活の質に大きな影響を与える．

手術前から，失禁をどのように理解し受け止めたか，また尿取りパッドを使用することへの思いなどを確認しておくことが大切である．

また，手術後，創部が落ち着き，余裕が出てきた段階で，失禁や生活への影響についての思いを確認するとともに，生活の工夫を具体的に考えるためにも，自尿の量，失禁の量，時間帯など，排尿のパターンを把握することが大切である．

なお，失禁の改善には骨盤底筋体操が有効であるといわれている．手術後は体操と失禁の状況を把握する．

3）生じやすい看護上の問題

①手術後の縫合不全および吻合部からの出血の可能性がある．
②手術後の出血による尿閉の危険の可能性が考えられる．
③手術後の勃起障害により，自尊心の低下，生活意欲の減退が生じ，パートナーとの生活の変容を生じることがある．
④手術後の尿失禁により生活活動範囲が縮小する可能性がある．

4）目標と看護

(1) 手術後の縫合不全と出血を防止するための援助

手術に関する説明のなかで，膀胱と尿道の縫合不全を防止するために膀胱留置カテーテルを下肢に固定し，牽引することを伝え，牽引を行っている下肢を屈曲させると効果がないため，伸展を保つよう説明する．また，牽引で下腹部に痛みが誘発される可能性があるので，我慢せず伝えるよう説明する．

手術後は，牽引が確実に行われているか（膀胱留置カテーテルを固定し，牽引している下肢が伸展保持できているか）を確かめる．伸展保持がつらいときは，牽引ができる範囲で他動的に動かしたり，マッサージ，体位変換を行い，安定が図れるよう援助する．

(2) 尿閉を予防するための指導

膀胱留置カテーテルが屈曲していないか，からだの下になっていないかを常に確認し，尿の排出を促すよう指導する．

適宜，ミルキングを行い，排出を促す．ミルキングのときに，創痛，いきみ感などがあるので，刺激にならないよう，ゆっくり行う．

尿量が少ないときは膀胱留置カテーテルのルートを確認し，ミルキングを行う．下腹部の膨満感，外尿道口からの尿漏れを確認する．

また，それらを患者に説明し，自己観察ができるように指導する．

下腹部の膨満感を自覚し，外尿道口からの漏れを認めたら，早めに医師の治療が必要であることを説明する．

(3) 患者とパートナーが勃起障害に対応するための援助

医師から，勃起障害の可能性についての説明が患者と家族に対してなされる．

医師からの説明をどのように受け止めたか，患者とパートナーから別々に話を聞き，相手には言えない感情を表出できるよう配慮するとともに，否定せず，思いを受け止めることが大切である．

かかわる看護師は同一とし，受持ち看護師もしくは信頼関係が形成されている看護師が担当する．

時間を十分にとり，他者の目が気にならない個室を用いる．

手術前に，パートナーとゆっくり話せるよう配慮する必要がある．

勃起不全の専門外来があること，保険適用外ではあるものの治療法はあり，紹介できることを伝え，パートナーと共に考えてもらう．

性交は難しいが，ほかの性機能は残っているため，性交に代わる方法で，お互いが充実し，満足する生活が送れる方法を見出せるよう援助する．

勃起不全に対して羞恥心があり，患者からは訴えにくいので，手術前か

ら，患者が落ち着いたときに声をかけ，援助していく．失禁のストレスもあるため，膀胱留置カテーテル抜去前に話すか，失禁がある程度落ち着いてから話すかは，患者の個別性に合わせるようにする．

(4) 失禁を予防するための援助

手術後の失禁について，医師から患者と家族に説明される．医師からの説明をどのように受け止めたかを確認し，否定せず，思いを受け止めることが大切である．失禁の状態を具体的に想像できているか確認し，理解を助ける．

尿取りパッドなどを使用することへの思いを傾聴し，失禁は改善可能であり，治療薬があることを説明する．

失禁は膀胱留置カテーテルを抜去すると現れる．

膀胱留置カテーテル抜去後に，おむつやパッドをすぐに着用してもらい，衣服の汚染などによる羞恥心の増強を防ぐ．しかし，おむつやパッドの着用，および現実に失禁に直面すると動揺することもあるので，しばらくは付き添い，思いを受け止める．

尿意を我慢すると圧がかかり，よけいに漏れやすいため，尿意を感じたらすぐにトイレに行くよう説明する．

失禁状況を記録して排尿パターンを見出し，時間を決めて排尿する，寝る前は飲水を控えるなど，日常生活で失禁を避ける工夫ができるよう援助する．

失禁の改善には骨盤底筋体操が有効であるが，3か月は効果が出ないこと，長期にわたる場合もありうるため，焦らないよう説明し，希望時は方法を指導する．

カフェインには軽度の利尿作用があるので，飲んだ後は早めに排尿するよう説明する．飲酒や香辛料使用は，尿道括約筋の緊張を低下させるので控えるよう説明する．

B 子宮内膜症（性機能障害／生殖機能障害）患者の看護

子宮内膜症は，子宮の内膜組織が何らかの機序で，正常の子宮内膜層以外の骨盤内臓器に増殖する疾患である（日本産科婦人科学会編「子宮内膜症取り扱い規約」，1993年）．

子宮筋層内で増殖する疾患を子宮腺筋症といい，区別して考えられている．

発生の原因は不明だが，エストロゲンに依存する疾患であるため，20歳代から閉経までの幅広い成人期の女性に発生し，閉経になると子宮内膜は増殖・発達をやめる．

1）子宮内膜症の症状と治療

⑴ 子宮内膜症の症状

症状は，発症部位，広がり，癒着の程度により異なり，無症状（20～30％）から急性腹症まで様々である．

子宮内膜症の好発部位は，卵巣，子宮漿膜，ダグラス窩，仙骨子宮靱帯などの骨盤内が多いが，時に，腹壁，腟壁，臍，肺，腎などの腹膜外にも認められる（表4-1）．

卵巣嚢胞形成が膨大したものを卵巣チョコレート嚢胞という．

卵管や卵管采周囲に子宮内膜症が発生すると，癒着によって器質的に卵管の疎通性が障害され，不妊症となる．子宮内膜症が原因の不妊症は，全不妊の30～50％といわれる．子宮内膜症によって生じる疼痛は，子宮内膜や月経血中にあるプロスタグランジンが平滑筋を収縮させることと，病巣と周囲組織との癒着によって起こる．疼痛は子宮内膜症の自覚症状として多くみられる．常時あるいは月経前，月経時に起こる（表4-2）．

表4-1 ●子宮内膜症の発症部位と症状

分 類	発症部位	症 状
腹膜内（骨盤内）子宮内膜症	子宮漿膜，卵巣，ダグラス窩，仙骨子宮靱帯，骨盤腹膜，子宮広間膜，卵管漿膜など	月経困難症，月経前・中・後の骨盤痛，腰痛，仙骨痛，性交時痛，排便時痛，性器出血，月経時の発熱，不妊症など
腹膜外子宮内膜症	臍，腟，子宮腟部，外陰，会陰，手術瘢痕，膀胱，腎，直腸，S状結腸，リンパ節，鼠径部，虫垂，大網，小腸，肺，胸膜，筋肉，骨など	血尿（尿路系），下血（腸管），血痰（肺），臍出血（臍），月経随伴性気胸（胸膜）など

表4-2 ●子宮内膜症の疼痛の特徴

症 状	特 徴
月経痛	月経時の痛み（癒着による骨盤内の血液循環の悪化）．月経の出血より1～2日前から始まることが多い．症状がひどいときは寝込んだり転げ回るほどで，救急車を呼ぶこともある
月経時以外の下腹部痛（骨盤痛）	腹腔内の痛み．月経終了後から排卵過ぎまでの1週間と月経前の1週間に起こる
性交痛	性交時，腟の奥から腹腔内にかけて，特に後ろ側に走る激痛がある．性交の後まで残る鈍痛がある
腰痛	月経痛や月経時以外の下腹部痛があるときに腰に痛みを感じることがある
肛門奥の疝痛・排便痛	排便時の瞬間の痛み・ひきつれ（腸に癒着）．排便したくなる1時間～10分前に起こる（便やガスが移動し，腸の病巣や癒着付近の通過時に起こる）
背中や足の痛み	下腹部痛が背中や足に放散する

疼痛に伴う随伴症状には，消化器症状（悪心・嘔吐，下痢），下腹部膨満感（周辺の臓器に癒着し，臓器の動きが阻害される）がある．
　子宮内膜症の診断には，
①問診と内診（双合診）所見，直腸診，
②子宮卵管造影，
③画像診断法（超音波断層法，CT，MRI），
④腹腔鏡検査，
⑤マーカー（CA125，CA602），
などがある．

(2) 子宮内膜症の治療

　治療は，
①疼痛の除去，
②子宮内膜症病巣の除去，
③不妊治療，
を目的として，ホルモンによる治療と，手術による治療がある．
　ホルモンによる治療は閉経と同様の状態をつくり出し，エストロゲンの産生や分泌を抑制し，子宮内膜症組織を萎縮させて症状を改善させる．しかし，のぼせ，発汗，自律神経失調症，腟の乾燥感，骨塩量減少，耐糖能・肝機能低下などの合併症を引き起こすことがある．
　手術による治療は，重症例や再発を繰り返す場合，妊娠に影響する場合に行われる．腹腔鏡下手術と開腹術がある．
　治療法は，年齢や病変の進行程度，妊娠希望の有無，治療歴などによって選択される．患者のおかれている状況を踏まえ，患者自身の意見や希望を尊重した話し合いのもとで行う．妊娠を望むなら卵巣・子宮を温存する保存療法を，望まないなら卵巣・子宮すべてを摘出する根治手術，閉経前卵巣を少なくとも1つ残す準根治療法を行う．

2）アセスメントの視点と情報収集

(1) 生じている苦痛と日常生活や性機能障害への影響の把握

　激しい疼痛のために心理的に不安定になり，学業や家事，仕事が遂行できない，対人関係に支障をきたすなど，日常生活への影響が大きくなる場合もある．また，性行動が活発な時期に発症するため，性交痛による性機能障害が重大な問題になる．
　疼痛の頻度，持続時間，痛みの程度，月経に伴い増強しているか，月経時以外の下腹部痛，腰痛，性交痛，排便痛の有無と程度を把握する．疼痛や苦痛の程度は，本人しかわからない主観的なものであるため，周囲の人

の理解が得られず，そのことがさらに苦痛を増強させる．その点を考慮しつつ，疼痛による生活への支障の有無と程度を把握する．

(2) 治療法の選択への理解と希望の把握

治療には，ホルモン療法，手術療法などがある．子宮内膜症は不妊の原因になるため，挙児を希望する人は妊孕性を失わないうちに治療を受ける必要がある．

また，ホルモン療法，根治療法（卵巣の摘出）はエストロゲンの低下を招くため，合併症を引き起こすことがあり，これらの副作用により治療を中止すると再燃しやすい．そのため，患者自身がそれぞれの治療の効果と副作用，合併症，内膜症の発症部位，症状，生活への影響を理解したうえで，治療法を選択しているかどうか把握することが大切である．

(3) 不妊治療の希望と女性性に対する受け止め方の把握

20〜30歳代の妊娠・出産を行う年代に好発するので，挙児を希望した場合，疾患や治療を通じて，不妊症で苦しむことになる．また，生殖機能の障害は自己のアイデンティティをゆるがす大きな問題である．また，疾患が不妊にかかわっているため，女性性の喪失をきたす．そのため，カップルでどのような治療を望んでいるのか，疾患や女性性に対する受け止め方を把握する．

(4) 疾患の理解とセルフケアへの取り組みの把握

疼痛や下腹痛などの苦痛により，学業や仕事，家事に支障をきたし，さらにパートナーおよび周囲の人々との良好な対人関係にも影響を及ぼす可能性がある．また，治療は長期間にわたり，治療による副作用も人によっては強く出現する．そのため，疾患や治療に対する理解度やコンプライアンス，症状に対するセルフケアの取り組みができているか把握する．

3) 生じやすい看護上の問題

①疼痛や治療の副作用によって日常生活に支障をきたす可能性がある．
②長期にわたって治療を継続しなければならない可能性がある．
③性機能障害や不妊によって，女性性の喪失や自尊心の低下が生じ，周囲との人間関係が悪化する可能性がある．

4) 目標と看護

(1) 疼痛や苦痛を除去・緩和し，日常生活の支障を軽減し，安楽に過ごせるための援助

痛みは主観的なものであるため，今訴えている痛みについて共感的に理解し，客観的なアナログスケール*などを使用して相互の共有を図る．

鎮痛薬は，痛みが増強してからではなく，痛みが始まったときから服用

アナログスケール：痛みのない状態を「0」，最高の痛みを「10」として，今の痛みを数値化してもらうなど，お互いが共有できる痛みの強さの「定規」．視覚的アナログスケール（VAS），数値的評価スケール（NRS），フェイススケールなどがある．

すると効果的な作用が得られることなど，内服の方法について説明する．

疼痛時，学業，仕事，家事をどのようにしているか，またそのときの精神的ストレスと対応方法（近くにある部屋にこもる，など）が及ぼす周囲への影響を聞き，患者の自己理解を助ける．

できるだけ周囲の人に自分の状況を説明し，理解を得ることの大切さを説明する．また，新しい対処方法をみつけられるよう援助する．

必要時，精神科リエゾン*や患者会を紹介する．

(2) 治療による副作用・合併症について理解し，対処ができ，治療を続けられるための援助

ホルモン治療，手術治療の副作用，合併症などや，治療の中断は症状の再燃を招く可能性があることを，パンフレットなどで具体的に説明する．

また，ささいなことではあっても不安や疑問が出現したり，生活や状況が変化したときは，不安を表出しやすく，相談しやすい部屋や場所，時間帯を準備・設定して，いつでも相談を受ける用意があることを話し，治療を継続できるよう援助する．

(3) 挙児を希望する場合の援助

挙児希望の有無を確認し，患者が自分に合った治療法を選択できるよう援助する．挙児を希望するカップルには，治療の選択にあたり，セカンドオピニオンの紹介が必要なこともある．

挙児を希望する場合は，症状の悪化で妊孕力が低下する可能性もあるため，早期に不妊外来を受診するよう説明する．

治療は長期間に及ぶ場合が多い．治療が，妊娠，性生活，パートナーとの関係性などに影響するため，パートナーとの話し合いが大切であることを伝え，治療への協力が得られるよう援助する．

(4) 肯定的に自己を受け止め，豊かな性生活をもつための援助

疾患に対する受け止め，女性性についての思いを受け止め，疾患，治療などについて具体的に説明し，患者がどのように取り組むことができるかを共に考える．

長い経過をたどるので，パートナーや家族，周囲への影響も生じるため，それらの人々との話し合いや協力を得ることが大切であることを説明する．

不妊，性交痛などの性・生殖機能の障害が引き起こされるため，パートナーと話し合い，女性性に対する広い見方ができるようかかわり，パートナー，家族と話し合い，自己の役割を理解できるよう援助する．

自尊心の低下や，子宮内膜症による骨盤内臓器の癒着で，性交痛や性欲の減退が生じることがある．パートナーに状況を理解してもらい，痛みが誘発されない体位をお互いに工夫するよう説明する．また，性交以外にお

精神科リエゾン：リエゾンとは「橋渡し」を意味しており，精神科の知識・技術を用いて患者の相談に応じ，家族や他職種との間をつなぐこと．

互いのコミュニケーションを図れる事柄，方法を新たに考え，関係性および生活の充実が図れるよう援助することも大切である．

セックスカウンセラー，患者会を紹介することもある．治療が終了しても，病状が悪化しないような生活のコントロールが必要であることを説明する．

C 性感染症（性機能障害／生殖機能障害）患者の看護

性感染症（sexually transmitted diseases；STD）とは，性行為に伴って異性間あるいは同性間で人から人へ伝染する疾患をいう．したがって，患者には，治療とともに性行為に関するセルフケアが求められる．また同時に，他者に感染させないという社会的役割も求められる．

性感染症は，病原体によって，その治療や他者への感染経路が決まってくる．性器という局所の病変だけでなく，悪化すると他臓器にも影響が拡大していく疾患も多い（表4-3）．

ここでは，最近，増加傾向にある性器クラミジア感染症を例として述べる．

1）性感染症の症状と治療

性感染症の種類と症状，薬物療法を中心とする治療を表4-3に示す．

性器クラミジア感染症は，クラミジア・トラコマチスを病原体とし，性器病巣部から子宮内へ感染する．

症状は，女性の場合，淡黄色の帯下があるが，自覚症状に乏しい．進行すると子宮頸管から骨盤内に上行感染する．

治療には，各種の抗生物質が有効である．

2）アセスメントの視点と情報収集

(1) 症状と対応の把握

性感染症は，陰部瘙痒感，疼痛，帯下の増加，排尿痛，歩行時の痛みなどの症状のあるものが多い．しかし，クラミジア感染症の場合は，感染成立時の自覚症状が乏しいため，慢性持続性感染の形をとり，抗原が検出されて初めて感染がわかることが多い．

まずは，性感染症に罹患しないよう感染予防対策をとること，感染した場合にはパートナーへの感染を防ぐことが重要であり，それらについて把握する．

(2) 上行感染と不妊の関連，および治療についての行動の理解の把握

表4-3 ● 性感染症

病名	病原体	症状と経過	病原体の存在場所と性行為以外の感染経路	治療
後天性免疫不全症候群（AIDS）	ヒト免疫不全ウイルス（HIV）	発熱，全身倦怠感→無症候性キャリア→口腔カンジダ，下痢，不明熱→カリニ肺炎	性器病巣部 血液中，唾液，腟分泌物 子宮内感染，経産道感染 経母乳感染	抗HIV薬3剤使用（HAART療法）
性器クラミジア感染症	クラミジア・トラコマチス	1〜3週間の潜伏期間 男性は，尿道炎，精巣上体炎，前立腺炎 女性は，淡黄色の帯下，無症状が多い．子宮頸管から骨盤内に上行感染し，肝へと広がる	性器病巣部 子宮内感染，経産道感染	マクロライド系，ニューキノロン系（経口薬），テトラサイクリン系（経口薬，骨盤内炎症性疾患には静注）
性器ヘルペス感染症	単純性ヘルペスウイルス	性交3〜7日後，会陰〜肛門周囲に小水疱・潰瘍形成，かゆみ・激痛がある．2〜3週間後に治癒．仙骨神経節に潜伏，過労，ストレスなどで再発	性器病変部，唾液 経産道感染	アシクロビル（静注，経口薬，軟膏），ビダラビン（静注）
尖圭コンジローマ	ヒト乳頭腫ウイルス	約3か月の潜伏期間 性器，肛門周囲に疣状・乳頭腫様皮疹，帯下の増量，熱感，瘙痒感	性器病巣部 肛門周囲 経産道感染	5-FUクリーム，ブレオマイシン（軟膏） 電気焼灼，凍結療法
梅毒	梅毒トレポネーマ（TP）	2〜3週間の潜伏期間 初期硬結（無痛性）→硬性下疳（潰瘍形成）→鼠径リンパ節腫脹（無痛性）．その後，症状消失 3か月〜2年後，扁平コンジローマの形成，3年	性器病巣部 血液・リンパ液中，口腔内 子宮内感染 経母乳感染	ペニシリン系，セフェム系，マクロライド系，テトラサイクリン系（経口薬，静注．TPの分裂増殖する時間は30〜48時間のため，10日以上の血中有効濃度の維持を図

　クラミジアによる子宮頸管炎から，さらに，子宮内膜炎，卵管炎，骨盤腹膜炎へと波及する場合がある．これらの炎症は，卵管内癒着や付属器周囲の癒着を起こし，卵管の機能障害や通過障害を招き，卵管内不妊症や子宮外妊娠の原因となる．したがって，これらの性感染症によって起きる障害についての患者の理解を把握することが必要となる．

　また性感染症では，症状の軽減だけでなく，病原体がなくなるまで治療を続ける必要性を理解しているか否かを把握することも重要である．さらに，パートナーが保菌者であれば再感染の可能性があるため，パートナーの感染や治療の有無についても把握する．

3）生じやすい看護上の問題

①無症状や羞恥心から受診が遅れる可能性がある．
②パートナーへの感染や再感染の可能性がある．
③上行感染し，生殖機能の障害が発生する可能性がある．

表4-3 （つづき）

病　名	病原体	症状と経過	病原体の存在場所と性行為以外の感染経路	治　療
梅毒		以上経つと皮膚に萎縮などが生じ，10年以上経つと中枢神経系の障害を生じる		る）
淋病	淋菌	2〜7日の潜伏期間 男性は強い排尿痛，尿道炎，精巣上体炎 女性は膿性，粘液性の帯下，無症状が多い．子宮頸管から骨盤内炎症性疾患へと上行感染を引き起こす．敗血症になることもある	性器病巣部，血液，直腸，咽頭，眼瞼結膜，精液 経産道感染	ペニシリン系，セフェム系，テトラサイクリン系，カナマイシン，スペクチノマイシン（経口薬）など
腟・外陰部カンジダ症	カンジダ・アルビカンス	外陰部の発赤，強いかゆみ，灼熱感，酒粕状の帯下	性器病巣部，尿道，直腸，口腔 帯下で汚染された手指，タオル 経産道感染，男性は亀頭	クロトリマゾール，ピマリシン（腟錠，軟膏）
腟トリコモナス症	トリコモナス	腟壁の発赤，帯下の増量（泡沫状）と悪臭，外陰部の瘙痒感，灼熱感	性器病巣部 帯下で汚染された着衣，タオル，手指，浴槽の縁，便器 男性は前立腺，精嚢，精巣，尿道，膀胱，前庭腺	メトロニダゾール，チニダゾール（経口，腟剤）

「性病予防法」［1948（昭和23）年制定］では，梅毒，淋病，軟性下疳，鼠径リンパ肉芽腫の4疾患が性感染症として規定されたが，1999（平成11）年4月に「感染症法」が施行され，軟性下疳，鼠径リンパ肉芽腫が除かれ，AIDS，性器クラミジア感染症，性器ヘルペス感染症，尖圭コンジローマなどが新たに加わった．

④感染の悪化によって内生殖器周囲の癒着を起こし，性交痛などの性機能障害が出現する可能性がある．

4）目標と看護

(1) 気軽に受診できるよう配慮した環境の提供

感染のリスクがあるときに気軽に受診ができるような環境をつくる．また，状態の報告や注意点を電話で相談でき，来院の時間帯を患者の生活に合わせて設定するなどの配慮が必要である．

診察については，差恥心に配慮した対応をする．また，他人に感染するので予防する行動が必要であり，それによる自己否定の感情も生じる．看護師は否定的な態度，言葉遣いは慎み，安心できる環境を提供する．

(2) 感染を予防するための指導

早期に治療を行えば完治するが，完治しないと上行感染を起こし，骨盤内炎症性疾患を引き起こしたり，完治しても，生殖器が癒着することによ

り不妊になる可能性があることを説明し，治療の必要性を理解してもらう．

通常は，テトラサイクリン系の抗菌薬を10〜14日内服する．内服薬は血中濃度が保たれないと効果がないので，飲み忘れがないように伝える．

パートナーとの性交でピンポン感染*が起こる可能性があることを説明し，パートナーの受診の必要性の理解を助ける．また，不特定の相手と性交をするときは，コンドームを使用し，感染を防ぐよう指導する．

(3) 挙児を希望する場合の援助

感染が慢性化すると，卵管閉塞や内生殖器の癒着などで不妊症になる場合がある．挙児を希望する場合は，性器クラミジア感染症の治療と専門医への紹介を行う．

また，妊娠している場合は，早産や前期破水，出産時の産道感染で新生児が結膜炎や肺炎を起こす危険性がある．そのため，マクロライド系の抗菌薬を使用して，妊娠期間中に治療を行う．薬剤を使用することでの胎児の催奇形性や早産などの心配に対して，十分な説明と傾聴を行う．

(4) 豊かな性生活が送れるための援助

内生殖器の癒着で，性交痛などの性機能障害が生じることがある．性機能障害は，非常にデリケートな問題なので，症状があっても，患者はなかなか相談できない．そのため，性機能の障害が予測される場合は，医療者側から信頼関係を築いたうえで話をしてみることも大切である．患者から悩みの発言があれば，性交痛が軽減できる体位や，性交以外の性の楽しみ方について説明する．

D 乳癌（性機能障害）患者の看護

乳腺の悪性腫瘍のなかで圧倒的に頻度が高い乳癌は，乳房内の「しこり（硬結）」として患者本人によって発見されることが多い．日本人女性の乳癌の罹患率，死亡率は明らかに上昇傾向にある．

乳癌発生の原因はいまだ明らかにされていないが，リスクファクターはいくつか確定されている（図4-3）．乳癌と診断された場合は本人に告知し，早期治療を促すのが一般的である．

乳癌を告知された患者は，「癌」という疾患のもつ生命への脅威と，女性の性的象徴の一つである乳房喪失への悲嘆という二重の精神的衝撃に出会うこととなる．そのため，その人が体験している喪失のプロセスや，ボディイメージの変化への適応のプロセスを十分に理解し，支援していくことが必要となる．

また，乳癌はゆっくり進行し，転移が生じやすく，手術後の治療も長期

ピンポン感染：カップル両方が性感染症にかかっている場合，片方が治療し治っても，パートナーが治療してなければ性交により再び感染すること．お互いにうつしうつされたりを繰り返すこと．

図4-3 ● 疫学による乳癌リスクファクター

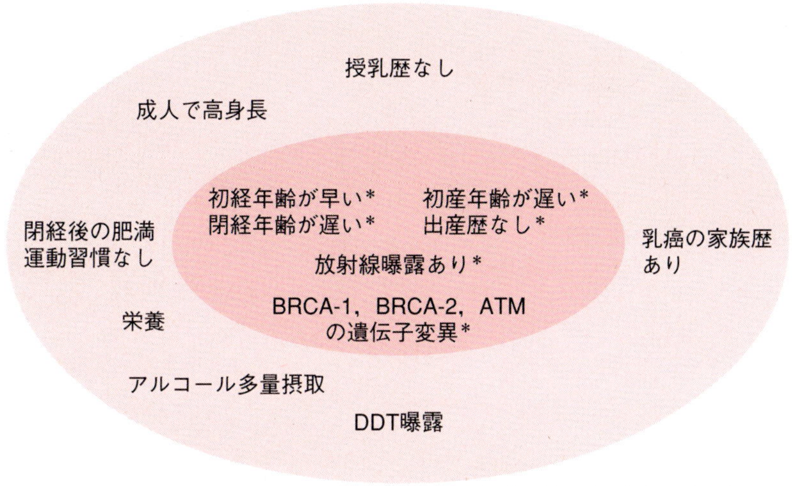

授乳歴なし
成人で高身長
初経年齢が早い*　初産年齢が遅い*
閉経年齢が遅い*　出産歴なし*
閉経後の肥満　　　放射線曝露あり*　　　　乳癌の家族歴
運動習慣なし　　　　　　　　　　　　　　　あり
　　　　　　BRCA-1, BRCA-2, ATM
栄養　　　　　の遺伝子変異*
アルコール多量摂取
DDT曝露

（*印は確定されたリスクファクター）

にわたるので，継続看護が求められる．

1）乳癌の症状と治療

(1) 乳癌の症状

　乳癌は，ほぼ球形で軟骨様の硬さをもつしこり，違和感，乳汁分泌などによって発見されることが多い．

　症状が進行すると，母・示指間で皮膚をたるませるようにつまんだとき，えくぼ様に陥没し（えくぼ症状），また，変形，乳頭の陥没を生じる．さらに進行すると皮膚の発赤，浮腫，潰瘍形成などが起こり，痛みを伴うようになる．

　乳癌は転移が起こりやすく，初期はリンパ行性で，患側の腋窩リンパ節に多く転移するが，進行すると血行性に転移する．好発臓器は，肺，骨，肝臓である．

　診断には，視・触診，細胞診（病理組織診），画像診断（マンモグラフィー，超音波）などが行われる．

(2) 乳癌の治療

　乳癌の治療には，手術のほか，抗癌薬，ホルモン，放射線による治療がある．ここでは，手術療法について述べる．

　乳癌の手術は，乳房切除術と乳房温存術の2つに分けられる（図4-4）．

① 乳房切除術

　乳房とともに大・小胸筋を切除し，腋窩リンパ節の郭清を行う方法と，乳房と腋窩リンパ節を切除するが大胸筋を温存するペイティ手術，乳房を

図4-4 ● 乳癌の手術術式と切除範囲

乳房切除術　　　　　　　　　　　　　　乳房温存術

鎖骨
鎖骨下動・静脈
腋窩リンパ節
小胸筋
癌
大胸筋
肋骨

腋窩リンパ節

大胸筋を温存する　　　大・小胸筋を温存する　　　乳頭と乳房を残す．
（ペイティ手術）　　　　（オーチンクロス手術）　　　癌腫を含む乳腺の
　　　　　　　　　　　　　　　　　　　　　　　　　　一部を切除する

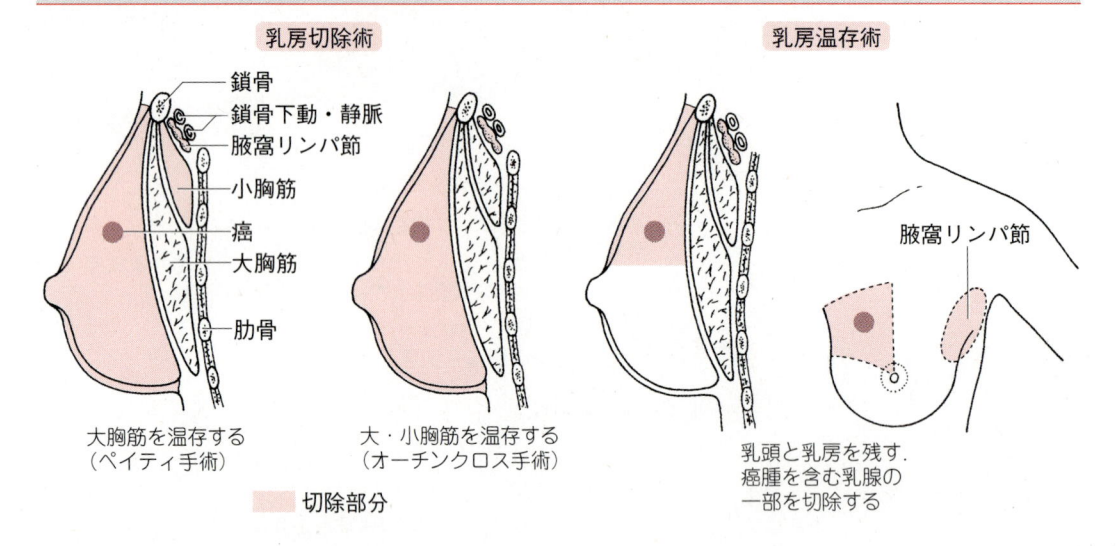

■ 切除部分

切除し，腋窩リンパ節郭清を行うが，大・小胸筋は温存するオーチンクロス手術がある．

② 乳房温存術

　乳房部分切除術ともいう．乳頭，乳輪を温存し，乳房の部分切除と腋窩リンパ節の郭清を行う方法である．術後放射線照射との組み合わせが基本となる．

　抗エストロゲン薬により腫瘍縮小が期待される．転移性乳癌でホルモン感受性が予測される場合はホルモン療法を行い，抵抗性の場合は抗癌薬治療を行う．

　術前に腫瘍縮小を目的として化学療法を行う場合がある．

2）アセスメントの視点と情報収集

(1) 乳房喪失についての思いの把握

　ほとんどの患者は外来受診時に医師から乳癌であることを告げられ，治療と手術方式（乳房切除術と乳房温存術）についての説明を受けている．しかし，外形があり，服を通しても他覚的に存在感のある乳房は，まさしく女性の性的象徴であり，その切除による精神的ストレスは想像以上のものがある．心の準備ができないまま切除すると，ボディイメージの変容を受け入れられず，女性性の喪失，自尊心の低下を招き，生活意欲にも影響してくる．

　したがって，手術により，どのように身体的に傷がつき，ボディの変化が生じると考えているか，また乳房の喪失についてどのような思いを抱いているかを把握する．さらに，今後，パートナーとの生活を豊かに保てる

よう，パートナーの思いも把握しておく．

(2) 手術後の合併症と予防に関する理解の把握

手術によりリンパ節郭清を行うため，患側上肢はリンパ液，静脈血の循環が悪くなる．上腕の浮腫は神経を圧迫し，知覚障害，しびれ，不快感を引き起こす．また，患側上肢を動かすことで循環がよくなり，浮腫も軽減する．

しかし，上腕を動かすことにより縫合不全を生じる可能性があるため，手術後は動きを制限する．したがって，制限範囲内で浮腫を軽減することが必要となる．効果的な対応がとれるためにも，手術前に患者が，浮腫とそれへの対応をどのように理解しているか把握しておく．

縫合不全を防止するために患側上肢の動きを制限するが，創痛があること，さらに手術によっては肩関節に付着している大・小胸筋の切除やリンパ節の郭清が行われるので，長胸神経が損傷され，肩の痛みを伴い，肩関節の動きがよりいっそう制限される．そのため，筋力の低下や関節の拘縮が生じる可能性がある．

手術後早期にリハビリテーションを開始し，回復を促していく．手術前から，手術後のリハビリテーションの必要性や方法をどのように理解しているか把握しておく．

(3) 手術後のボディイメージの変化に対する思いとその生活への影響についての情報収集

手術を受けるまでは，思い切って決心していたつもりでも，手術後のボディイメージの変化を現実として受け入れられるかどうかは人それぞれである．

現実を直視しつつ前向きに考えられるようにするには，患者が感じている思いについて理解する必要がある．創部の消毒のとき創部を見る表情を観察したり，何気ない会話のなかから情報を収集する．事前に，乳房の補正用品の希望を聞いておくことも必要である．また，ボディイメージの変化によって性生活を楽しめなくなったりしていないか，生活への影響についても把握する．

(4) 再発の理解と対応法の理解の把握

乳癌はリンパ性，血行性に転移するため，乳房の局所転移ばかりでなく，骨，肺，肝臓などへの遠隔転移を起こす．また乳癌の既往歴をもつ女性が再度，乳癌に罹患する率は高い．患者が再発についてどのように理解し，対処していこうと思っているのか，その情報を収集する．

3）生じやすい看護上の問題

①乳房切除を受け入れられない可能性がある．

②手術に関連した患側上肢のリンパ節浮腫の出現により，不快な思いをする．
　③筋力の低下，関節の拘縮により，患側肩関節の可動域の障害を生じる可能性がある．
　④手術後，創部の状態を受け入れられず，自己否定し，充実した生活が送れない可能性がある．
　⑤再発の可能性がある．

4）目標と看護

(1) 乳房切除について感情表出ができ，ストレスが緩和できるための援助

　疾患についての思いを受け止め，手術により乳房を切除することについて，感情表出を促す．

　患者の表情，態度などを観察し，一人になりたいときには個室を準備し，考えられる場所を提供する配慮が必要である．

　パートナーと，乳房切除について，手術前に話し合っておくことを勧める．また，パートナーから，患者がどのように思っているかを聞くとともに，パートナー自身に困っていることはないかを確認し，援助する．

　医師から疾患や手術についての説明があるときは，同席して，表情，口調，態度などを観察し，理解と受け止め方を確認する．

　また術後は，乳房切除による喪失感から，女性としての自尊心の低下，性欲の減退，性的興奮の障害が現れる場合がある．事前に，いつでも相談にのる用意のあることを伝えておく．

(2) 患側の浮腫の軽減への援助

　手術当日から数日は，浮腫や知覚障害の予防と疼痛の緩和を図るため，ベッド上では術側の肘の下にタオルを入れ，指先に向かい軽度挙上位にして循環を促す．

　患肢のリンパ液還流の促進のため，手指を握ったり開いたりし，肘関節を屈伸したりする自動運動，末梢から中枢に向けてのマッサージ，保温などについて指導する．また，弾性包帯を巻き，還流を促す．

　リンパ液や血液の循環が悪くなるため，座位・立位時は，上肢を腰から下に下げないように気をつける．また，患側では血圧測定を行わない．

　感覚障害が生じているときは，湯などの温度の高いものには気をつけるよう指導する．

　肩関節の拘縮を回復させるために，自制できる痛みの範囲のなかで運動を行い，筋の拘縮を予防する．激しい動きは創の離開を招くため，ゆっくり動かすよう伝える．スケジュールを決め，無理をしない程度で行う．

生活行動では，意識して患側を使うように説明し，歩行や食事が可能となり，徐々に体力が回復したら，疼痛のない範囲での洗面，歯磨き，着替えを指導する．肩関節の可動範囲は，術直後は外転45°程度で，3日以降は屈曲90°程度である．

　ドレーンが抜去された翌日から積極的な運動を指導する（図4-5）．各運動とも初めは5回程度とし，慣れてきたら10回程度まで回数を増やす．朝・昼・晩と1日3回行う．最初は，疼痛のない範囲で無理をせず，休まず，少しずつ動かすよう指導する．術後1〜2か月で，日常生活での患肢の使用に問題を感じなくなる程度を目安とする．

(3) 乳房切除への適応の援助

　毎日の術後の創部の消毒やドレーン管理，清拭の際は，状態を患者に伝

図4-5 ● ドレーン抜去後の運動

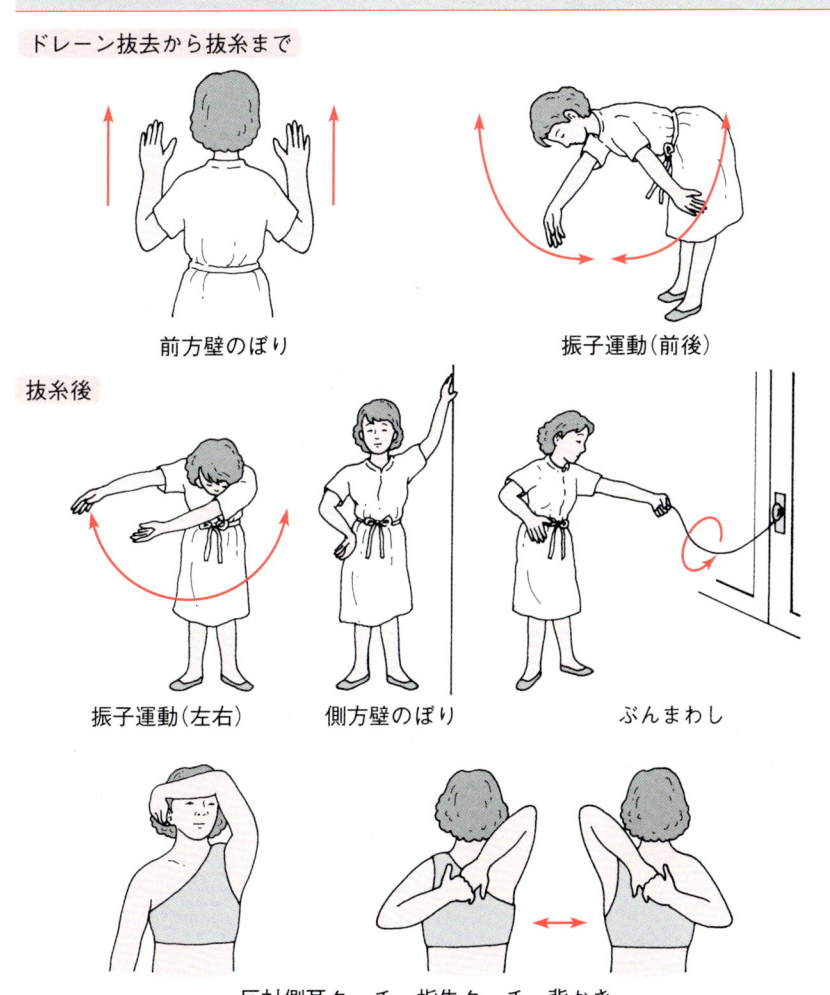

ドレーン抜去から抜糸まで
前方壁のぼり　　振子運動（前後）

抜糸後
振子運動（左右）　側方壁のぼり　ぶんまわし

反対側耳タッチ，指先タッチ，背かき

え，患者の表情，言動に注意を払い，創部の受け入れの状況を確認する．

ドレーン抜去後，創部を見る意思があるか，清拭のときに，自分で拭いてみるかどうかを確認するなど，興味をもてるよう働きかける．

外見は変化しても内面は変化しないことや，このような思いをもつことは年齢に関係ないことを話す．その際，医師や看護師，パートナーは，「女性のシンボル」とか「乳房喪失」などの表現は避ける．

患者が創部を最初に見るときは，そばにいることを伝えるとともに，乳房についての思いを表現しやすいよう配慮する．

外観を整えるために補装具や補正下着（パッド入りブラジャーなど）の活用や，胸の目立たない洋服，袖のゆったりした服装などを工夫するよう話し，必要時，利用可能な地域の社会資源や患者会を紹介する．

(4) 性機能障害への援助

乳房を切除しても内面は変化しないこと，今の状態でも十分に人間として魅力があることを伝え，自尊心の向上や，現在の自分を受け入れることができるように支援する．もしショックが強く適応が難しい場合は，精神領域の専門家を紹介する．

退院後の性生活について，他の身体部位のタッチによって性を楽しめるような工夫をし，十分に性的興奮が得られない場合は，無理に性交しなくてもよいことを伝える．また，性交以外の方法でパートナーとの性生活が楽しめるように支援する．

パートナーにとっても患者の乳房切除はショッキングな出来事なので，その気持ちを表出できる環境をつくることも必要である．

(5) 自己管理のための援助

乳癌の再発や転移について理解を促す．

図4-6 ● 乳房の自己検診法

① 仰向けになり，触診する側の肩の下に薄い枕かタオルを置く
② 手を頭の下に置く
③ もう片方の手で乳房全体を調べる

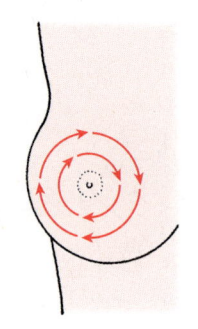

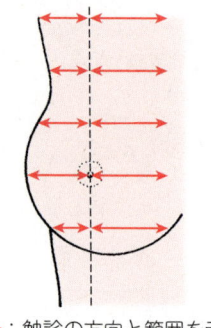

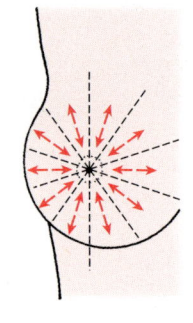

→：触診の方向と範囲を示す

定期的な治療や診察を受ける必要性を説明する．再発の早期発見のため，乳房温存術の場合は同側も含めて，乳房の自己検診を定期的に行うよう指導する（図4-6）．

　再発のリスク予防として肥満防止を図ることや，脂肪を控えたバランスのよい食事を摂ること，ストレスを避けること，定期的な運動を行うことなどを指導する．

索引

あ

RI検査　89
RAHA試験　92
RA検査　92
ROM　99, 108
IP　90
アキレス腱反射　108
悪性骨腫瘍　92
握力計　114
握力測定　114
足の変形　19
アメリカリウマチ学会の分類基準　170
アルカリホスファターゼ　90, 92

い

異常歩行の種類　47
痛みの軽減　75
痛みの原因　73
痛みの程度　74
位置覚　96
移動機能　7, 10
移動機能障害　18
移動機能障害の治療　125
移動機能障害の要因　18
移動機能の検査　104
移動機能の担い手　17
移動方法の指導　49
陰圧式勃起補助具　271
陰核　204
陰核の障害　212
陰茎　197
陰茎形成術　272
陰茎深動脈　198
陰茎測定器　258
陰茎の膨張障害　208
陰茎の勃起障害　208
陰性定量法　92
陰部神経の検査　257
陰部神経の障害　208
インフレータブル型　273

う

うつ病　208
運動覚　96
運動機能　4, 24, 95
運動機能に関係する痛み　71
運動機能に関係する痛みのある人のアセスメント　73
運動機能に関係する痛みのある人の看護　75
運動機能に関係する痛みの要因　72
運動機能の障害　24
運動機能の担い手　13
運動機能発現のメカニズム　13
運動神経伝達速度　94
運動に関連した痛み　16
運動不足　26

え

ALP　90, 92
ADL　4
SLRテスト　103
SCV　94
エストロゲン　217
エチドロン酸　116
X線単純撮影　87
X線断層写真　88
NPT　258
FIM　64
MRI検査　88
MMT　108
MCV　94
炎症　173
炎症の増悪　173

お

黄体化ホルモン　217
黄体機能の障害に対する薬物療法　282
黄体形成ホルモン　215, 217
オーガズム　199, 200, 204
オーガズム障害　208, 212, 235, 246
オーガズム障害に対する行動療法　278
オーガズム障害のある人のアセスメント　236, 246
オーガズム障害のある人の看護　237, 247
オーガズム障害の治療　278
オーガズム障害のメカニズム　209
オーガズム障害の要因　235, 246
オーガズムの欠如　235
オーガズムの減退　235
温罨法　76
温度差検査　95

か

臥位　25
外陰部の障害　213
外陰部の診察　263
介達牽引　129
外反肘　114
外腹斜筋　14
開放骨折　125, 149
海綿体動脈　198
快楽性　192
下肢骨折　125
下肢切断術　139
下肢装具　51
下肢の関節可動域テスト　108
下肢の関節の可動性の低下　18
下肢の血行不良　20
下肢の拘縮　104
下肢の循環障害　130
下肢の徒手筋力テスト　108
下肢の変形　104
下肢の骨　14
下肢離断術　139
下腿義足　143
下腿長　105
肩関節固定術　163
カッツ・インデックス　64
ガリウムシンチグラフィー　89
仮義足　143
カルシウム　90
加齢　208, 212

感覚集中訓練　277
関節　14, 72, 78
関節液　107
関節覚　96
関節可動域　99
関節鏡　106
関節腔　72
関節拘縮　79, 81
関節障害　168
関節造影　106
関節痛　72
関節の痛み　72
関節の痛覚神経　72
関節の不活動　82
関節の不活動状態　79
関節の変形予防　172
関節リウマチ　62, 74, 92, 168
関節リウマチの治療　168
感染　93
漢方薬　269
漢方療法　275

き

利き手交換　166
起座困難　32
起座困難に伴うストレス　33
起座困難のある人のアセスメント　33
起座困難のある人の看護　34
起座困難の原因　33
起座困難の要因　33
器質的な性交障害　250
義手　157
義手の種類　159
義手の着脱方法　159
義足　143
義足装着の方法　147
義足による歩行訓練　147
義足の種類　143
義足の手入れ　147
基礎体温測定　265
亀頭部振動覚測定　257
機能再建術　161, 163
機能的自立度評価表　64
ギプスコルセット　118
ギプス装着に伴う合併症　152
ギプスベッド　118

基本肢位　5
逆行性射精に対する薬物治療　274
脚長差　104
脚長差の測定　104
球海綿体筋反射潜時測定法　257
筋萎縮　81
筋ジストロフィー　62
筋生検　93
筋前損傷患者　164
筋電図検査　94
筋肉　14, 79
筋肉痛　73
筋肉の易疲労性　184
筋肉の痛覚神経　73
筋の廃用性萎縮の予防　81
筋力発現困難　18
筋力評価　101

く

薬の副作用　175
屈曲拘縮　156
グラーフ卵胞　217
クリーゼ　185
車椅子　50
クロミフェン療法　281

け

頸管粘液　266
頸管粘液検査　266
経腟的検査　264
経腹的検査　264
月経　217
結合組織の炎症　171
血清補体価　92
血中ホルモン検査　256, 265
血中ホルモンの障害　211
血流の障害　208
牽引　129
牽引法　129
幻影肢　141
幻肢痛　141
原始卵胞　217

こ

抗うつ薬　270, 278
抗エストロゲン療法　275

抗核抗体定性法　92
抗菌剤　275
項靭帯　14
巧緻性確保の障害　22
巧緻性の確保　9, 21
抗不安薬　270, 278
後部尿道の障害　208
硬膜外造影　97
股義足　143
骨萎縮　81
骨塩定量測定　89
骨塩定量法　89
骨格筋の易疲労性　185
骨吸収マーカー　91
骨形成マーカー　91
骨腫瘍　72
骨シンチグラフィー　89
骨折　72
骨接合術　127
骨折の接合方法　149
骨粗鬆症　15, 19, 89, 116
骨粗鬆症の治療　116
骨代謝マーカー　91
骨痛　72
骨軟骨腫　19
骨盤牽引　120
骨盤神経　198
骨盤底筋群の訓練　279
骨盤内の血流障害　211
ゴナドトロピン補充療法　274
ゴナドトロピン療法　281
根治的前立腺摘除術　285
コンパートメント　93
コンパートメント症候群　93
コンパートメント内圧測定　93

さ

細菌検査　265
砕石位　261
座位の形成　34
座位の保持　34
作業機能　8, 11
作業機能障害　21
作業機能障害の要因　22
作業機能の代行　164
作業機能の代償　164
作業機能の担い手　21

坐骨神経伸展検査　103
坐骨神経痛　73
3次元CT　88

し

Ca　90
CT検査　88
C反応性たんぱく　91
ジェクスメーター　258
子宮内膜症　288
子宮内膜症患者の看護　288
子宮内膜症の好発部位　289
子宮内膜症の症状　289
子宮内膜症の診断　290
子宮内膜症の治療　290
子宮内膜の障害　223
子宮の障害　213
子宮卵管造影法　267
事故予防　77
支持基底面　6
四肢近位筋の麻痺　184
視床下部の障害　205
自助具　59
姿勢　6
姿勢機能　5, 9, 103
姿勢機能障害　15
姿勢機能障害の要因　15
姿勢機能の検査　97
姿勢形成の障害　15
姿勢の形成　5, 103
姿勢の形成の働き　10
姿勢の保持　5, 103
膝蓋腱反射　108
膝関節液検査　107
膝関節鏡検査　106
膝関節の変形　19
失禁　286
しているADL　99
射精　199
射精管の障害　220
射精障害　208
射精障害の治療　273
射精に至る機序　199
重症筋無力症　62, 118, 182
重症筋無力症患者　182
羞恥心への配慮　228
手指の関節可動域　111

手指の拘縮　114
手指の変形　114
受精　218
受精の障害　251
受精の態勢の障害　219, 222
受精卵　218
上肢切断術　154
上肢長　111
上肢長差　110
上肢長の測定法　111
上肢の関節可動域　111
上肢のギプス　151
上肢の骨折　62, 149
上肢の動作困難　22
上肢の徒手筋力テスト　111
上肢の廃用性変化　62
上肢の骨　14
上肢離断術　154
上皮小体ホルモン　90
静脈血管結紮術　272
上腕長　111
褥瘡　35, 37, 44
初経　193
女性性器の触診　261
女性生殖器の触診　261
女性の性機能　193
女性の性機能障害　204
女性の生殖機能　193, 217
女性の生殖機能障害　219
女性の性欲　202
女性の性欲障害　209
女性の性欲障害の要因　211
女性ホルモン補充療法　278
触覚検査　95
自律神経の障害　205, 208, 211
自立性の確保　35
指令伝達不能　16, 19
神経修復術　162
神経症　208
神経叢の切断　20
神経伝達速度測定　94
神経の再生速度　164
人工股関節　133
人工股関節全置換術　133
人工授精　282
人工造腟術　280
振動覚　96

深部感覚検査　96
深部腱反射　108
深部痛覚　96
心理的要因　211
心理テスト　258

す

髄液漏　123, 124
髄核　175
髄膜刺激症状　98
スクイーズテクニック法　274
スタンプテスト　258
ストレスへの対応　229
スワンネック変形　114

せ

性　192
性遺伝子　214
精液　199, 216
精液検査　260
精液の射出　199
精管精嚢造影の検査　257
性感染症　293
性感染症患者の看護　293
性感染症の種類　293
性感染症の症状　293
精管の障害　208, 220
性器クラミジア感染症　293
性機能　192
性機能の検査　256
性機能の障害　204
性機能の成熟　192
性交障害　207, 212, 248
性交障害に対する外科的治療　280
性交障害に対する行動療法　279
性交障害に対する薬物療法　279
性交障害のある人のアセスメント　249
性交障害のある人の看護　250
性交障害の治療　279
性交障害の要因　248
性交痛　204, 213
性行動　193, 202
性交不能　204
精細管　215
精子　199, 215

索引　307

精子形成の障害に対する外科的治療　275
精子形成の障害に対する薬物治療　274
精子の形成　215
精子の形成障害　218, 219, 237
精子の妊孕力　216
精子の排出障害　218, 238
精子の排出障害に対する外科的治療　275
成熟断端　142
生殖　194, 214
生殖機能　192, 214
生殖機能検査　264
生殖機能障害の要因　219
生殖機能の完成　193
生殖機能の検査　256
生殖機能の障害　218
生殖機能の成熟　192
生殖細胞　214
生殖性　192
生殖の過程　214
精子を排出する障害　220
精巣　215
精巣上体　215
精巣上体の障害　220
精巣上体尾部の障害　208
精巣生検　260
精巣の障害　219
性的空想　276
性的興奮　202
性的興奮障害　211, 244
性的興奮障害に対する行動療法　277
性的興奮障害に対する薬物療法　278
性的興奮障害のある人のアセスメント　244
性的興奮障害のある人の看護　246
性的興奮障害の治療　277
性的興奮障害の要因　244
性的な欲求の担い手　201
性的欲求の低下　210
性に対する嫌悪　210
性の過程　196
性ホルモン　201

性欲　197
性欲減退のある人のアセスメント　226, 241
性欲減退のある人の看護　228, 242
性欲減退の要因　226, 241
性欲障害　209
性欲障害に対する行動療法　276
性欲障害に対する薬物療法　276
性欲障害の治療　276
性欲の減退　226, 240
性欲の高まり　193
生理的アラインメント　6
精路再建術　275
脊髄造影　97
脊髄の神経反射の検査　257
脊髄浮腫　123
脊柱　14
脊柱起立筋　14
脊柱の可動性の低下　16
脊柱の関節可動域テスト　99
脊柱の骨の構造の破壊　16
赤血球沈降速度　91
節後損傷患者　164
切断　139, 154
セマンズ法　273
セルフケア不足の解消　77
セロトニン　206
線維輪　175
前立腺癌　284
前立腺癌患者の看護　284
前立腺癌の症状　284
前立腺癌の治療　285
前腕長　111

そ

臓器機能低下　170
双合診　261
装飾義手　158
早漏　204
早漏に対する行動療法　273
早漏に対する薬物治療　274
早漏のある人のアセスメント　234
早漏のある人の看護　235
早漏の要因　234

た

ダーメンコルセット　124, 181
体位変換困難　36
体位変換困難のある人のアセスメント　37
体位変換困難のある人の看護　40
体位変換困難の原因　37
体位変換困難の要因　36
体幹のギプス固定　118
体幹の筋力低下　16
対抗牽引　129
大腿義足　143
大腿四頭筋等尺性運動　81
大腿長　105
第2次性徴　192
大脳皮質　205
脱臼　19, 62, 135
探触子　264
男性器の触診　257
男性生殖器の触診　257
男性の身体的成熟　193
男性の性機能　193, 196
男性の性機能障害　204
男性の生殖機能　193, 215
男性の生殖機能障害　218
男性の性欲障害の要因　205
男性の生理的成熟　193
男性ホルモン　270

ち

遅延痛覚　95
知覚神経伝導速度　94
知覚麻痺　164
腟鏡　263
腟鏡診　263
腟痙攣　205, 212
腟潤滑ゼリー　280
腟の形成障害　212
腟の障害　213
腟への挿入練習　279
着床障害への薬物療法　282
着床の障害　251
着床の態勢の障害　219, 222
超音波断層検査　264
腸腰筋　14
直達牽引　129

直腸診 263
直立位 5
遅漏 204
遅漏のある人のアセスメント 234
遅漏のある人の看護 235
遅漏の要因 234
陳旧性会陰裂傷修復術 280

つ

椎間板 175
椎間板造影 97
椎間板ヘルニア 15, 175
椎間板ヘルニア患者 175
椎間板ヘルニア摘出術 122
痛覚検査 95
痛風性関節炎 19
杖 50
つまみ動作 57

て・と

できるADL 99
テストステロン 197
テストステロンの障害 206
テストステロンの補充療法 276
テンシロンテスト 95
電動ベッド 35
転倒予防 116
殿背位 261
転落事故予防 35
等尺性運動 133
動脈血管吻合術 272
動力駆動義手 157
徒手筋力テスト 101
ドパミン 206

な

内固定法の種類 127
内診 261
内診台 261
内生殖器の障害 213
内転拘縮 156
内尿道口の障害 209, 220
内反肘 114

に・の

握り動作 57

日常生活活動 4, 63
日常生活活動困難 32, 63
日常生活活動困難のある人のアセスメント 64
日常生活活動困難のある人の看護 69
日常生活活動困難の原因 67
日常生活活動困難の程度 67
日常生活活動困難の要因 63
日常生活活動の評価 64
２点識別法 97
乳癌 296
乳癌患者の看護 296
乳癌の症状 297
乳癌の治療 297
乳房温存術 298
乳房切除術 297
乳房の障害 212
乳房部分切除術 298
尿道の障害 208, 220
尿閉の予防 285
妊娠の成立 214
妊孕力 193
ノンインフレータブル型 272
ノンエレクト行動療法 268

は

バーセル・インデックス 64
パートナーとの関係性 229
パートナーとの相互作用 229
パートナーへの影響 227
バイアグラテスト 258
肺拡張不全 122
廃用性変化 19, 24, 35, 71, 78, 124
廃用性変化のある人のアセスメント 79
廃用性変化のある人の看護 81
廃用性変化の要因 78
廃用性変化の予防 77, 124
排卵刺激 281
排卵の障害 219, 221, 222, 251
排卵のタイミング指導 281
跛行 46, 104
把持困難 57
把持困難のある人のアセスメント 57
把持困難のある人の看護 58

把持困難の原因 58
把持困難の程度 57
把持困難の要因 57
白血球数 91
ハンギングキャスト法 150
反射性勃起 199
板状筋 14

ひ

BI 64
PGE₁ 259
PTH 90
腓骨神経麻痺 123, 130
肘の拘縮 114
肘の変形 114
ビタミン剤 275
ピックアップ式歩行器 50
皮膚書字試験 97
ヒューナーテスト 266
表在感覚機能検査 97
表在感覚検査 95
疲労骨折 19

ふ

不育症への薬物療法 282
不活動の原因 79
不感症 205
不完全骨折 149
腹横筋 14
副甲状腺ホルモン 90
複合知覚 96
副子の種類 165
腹直筋 14
プッシュアップ運動 35
不妊 237, 251
不妊症 289
不妊のある人のアセスメント 238, 252
不妊のある人の看護 239, 253
不妊の治療 274, 280
不妊の要因 237, 251
プライバシーの保護 228
ブラガード徴候 103
ブラガード徴候陽性 103
ブレーデンスケール 37
プロゲステロン 217
プロスタグランジンE₁ 259, 270

プロスタグランジンE₁テスト　259
プロステーシス移植手術　272
ブロモクリプチン療法　275
プロラクチン　206

へ・ほ

閉鎖骨折　149
歩行　10
歩行器　50
歩行困難　46
歩行困難のある人のアセスメント　46
歩行困難のある人の看護　49
歩行困難の原因　46
歩行困難の程度　47
歩行困難の要因　46
歩行時の方向転換　18
歩行周期　18
歩行中の体重支持　8, 17
歩行の安全性　53
歩行のための力の発現　8
ボタンホール変形　114
勃起　197
勃起障害　207
勃起障害に対する外科的治療　272
勃起障害の治療　268
勃起障害の要因　207
勃起神経　198
勃起の消退するプロセス　199
勃起のプロセス　198
勃起不全　230, 286
勃起不全治療薬　269
勃起不全のある人のアセスメント　231
勃起不全のある人の看護　232

勃起不全の要因　230
骨　78
骨の痛覚　72
ホルモンの障害　219, 221
本義足　143

ま・む・め

マスターベーション　278
松葉杖　50
松葉杖での歩き方　50
マレット指　114
無機リン　90
免疫グロブリン　92

も

網羅性確保の障害　22
網羅性の確保　9, 21
網羅性の障害　60
網羅性の低下　60
網羅性の低下のある人のアセスメント　60
網羅性の低下のある人の看護　61
網羅性の低下の原因　61
網羅性の低下の程度　60
網羅性の低下の要因　60

や・ゆ・よ

夜間勃起検査　258
有性生殖　214
誘発筋電図　94
腰椎ダーメンコルセット　124
腰椎椎間板ヘルニア　122

ら

ラセーグ徴候陽性　103
ラセーグテスト　103
ラブ法　122

卵管　218
卵管采　218
卵管采の障害　222
卵管疎通性検査　266
卵管通気法　266
卵管通水法　267
卵管の障害　222
卵管膨大部　218
卵形成の障害　251
卵子　215, 218
卵子の数　217
卵巣　217
卵巣チョコレート嚢胞　289
卵巣の障害　222
卵胞形成の障害　219
卵胞刺激ホルモン　215, 217
卵胞の形成　217
卵胞の形成の障害　221
卵胞ホルモン　217

り

リーチャー　62
リウマチ因子の定量検査　92
リウマチ体操　174
Rigi Scan　258
離断　139, 154
良肢位　5
良眠への援助　77

る・れ

ルビンテスト　266
冷罨法　76
連帯性　192

わ

腕神経叢　161
腕神経叢損傷　161

新体系 看護学全書 別巻
機能障害からみた成人看護学⑤
運動機能障害／性・生殖機能障害

2003年3月7日	第1版第1刷発行	定価（本体2,900円＋税）
2007年1月12日	第2版第1刷発行	
2022年2月4日	第2版第20刷発行	

編　集　　野口美和子・中村美鈴Ⓒ　　　　　　　　　　　　　　＜検印省略＞

発行者　　小倉　啓史

発行所　　株式会社 メヂカルフレンド社

https://www.medical-friend.co.jp
〒102-0073　東京都千代田区九段北3丁目2番4号　麹町郵便局私書箱48号　電話 (03) 3264-6611　振替00100-0-114708

Printed in Japan　落丁・乱丁本はお取り替えいたします　　印刷／(株)太平印刷社　製本／(有)井上製本所
ISBN978-4-8392-3265-8　C3347　　　　　　　　　　　　　　　　　　　　　　　　　　　　000665-061

本書の無断複写は，著作権法上での例外を除き，禁じられています．
本書の複写に関する許諾権は，㈱メヂカルフレンド社が保有していますので，複写される場合はそのつど事前に小社（編集部直通 TEL 03-3264-6615）の許諾を得てください．

■■■■■■■新体系看護学全書■■■■■■■

専門基礎分野

人体の構造と機能❶ 解剖生理学
人体の構造と機能❷ 栄養生化学
人体の構造と機能❸ 形態機能学
疾病の成り立ちと回復の促進❶ 病理学
疾病の成り立ちと回復の促進❷ 微生物学・感染制御学
疾病の成り立ちと回復の促進❸ 薬理学
疾病の成り立ちと回復の促進❹ 疾病と治療1　呼吸器
疾病の成り立ちと回復の促進❺ 疾病と治療2　循環器
疾病の成り立ちと回復の促進❻ 疾病と治療3　消化器
疾病の成り立ちと回復の促進❼ 疾病と治療4　脳・神経
疾病の成り立ちと回復の促進❽ 疾病と治療5　血液・造血器
疾病の成り立ちと回復の促進❾ 疾病と治療6
内分泌／栄養・代謝
疾病の成り立ちと回復の促進❿ 疾病と治療7
感染症／アレルギー・免疫／膠原病
疾病の成り立ちと回復の促進⓫ 疾病と治療8　運動器
疾病の成り立ちと回復の促進⓬ 疾病と治療9
腎・泌尿器／女性生殖器
疾病の成り立ちと回復の促進⓭ 疾病と治療10
皮膚／眼／耳鼻咽喉／歯・口腔
健康支援と社会保障制度❶ 医療学総論
健康支援と社会保障制度❷ 公衆衛生学
健康支援と社会保障制度❸ 社会福祉
健康支援と社会保障制度❹ 関係法規

専門分野

基礎看護学❶ 看護学概論
基礎看護学❷ 基礎看護技術Ⅰ
基礎看護学❸ 基礎看護技術Ⅱ
基礎看護学❹ 臨床看護総論
地域・在宅看護論 地域・在宅看護論
成人看護学❶ 成人看護学概論／成人保健
成人看護学❷ 呼吸器
成人看護学❸ 循環器
成人看護学❹ 血液・造血器
成人看護学❺ 消化器
成人看護学❻ 脳・神経
成人看護学❼ 腎・泌尿器
成人看護学❽ 内分泌／栄養・代謝
成人看護学❾ 感染症／アレルギー・免疫／膠原病
成人看護学❿ 女性生殖器
成人看護学⓫ 運動器
成人看護学⓬ 皮膚／眼
成人看護学⓭ 耳鼻咽喉／歯・口腔

経過別成人看護学❶ 急性期看護：クリティカルケア
経過別成人看護学❷ 周術期看護
経過別成人看護学❸ 慢性期看護
経過別成人看護学❹ 終末期看護：エンド・オブ・ライフ・ケア
老年看護学❶ 老年看護学概論／老年保健
老年看護学❷ 健康障害をもつ高齢者の看護
小児看護学❶ 小児看護学概論／小児保健
小児看護学❷ 健康障害をもつ小児の看護
母性看護学❶
母性看護学概論／ウィメンズヘルスと看護
母性看護学❷
マタニティサイクルにおける母子の健康と看護
精神看護学❶ 精神看護学概論／精神保健
精神看護学❷ 精神障害をもつ人の看護
看護の統合と実践❶ 看護実践マネジメント／医療安全
看護の統合と実践❷ 災害看護学
看護の統合と実践❸ 国際看護学

別巻

臨床外科看護学Ⅰ
臨床外科看護学Ⅱ
放射線診療と看護
臨床検査
生と死の看護論
リハビリテーション看護
病態と診療の基礎
治療法概説
看護管理／看護研究／看護制度
看護技術の患者への適用
ヘルスプロモーション
現代医療論
機能障害からみた成人看護学❶
呼吸機能障害／循環機能障害
機能障害からみた成人看護学❷
消化・吸収機能障害／栄養代謝機能障害
機能障害からみた成人看護学❸
内部環境調節機能障害／身体防御機能障害
機能障害からみた成人看護学❹
脳・神経機能障害／感覚機能障害
機能障害からみた成人看護学❺
運動機能障害／性・生殖機能障害

基礎分野

基礎科目 物理学
基礎科目 生物学
基礎科目 社会学
基礎科目 心理学
基礎科目 教育学